实用儿科诊疗技术与临床实践

SHIYONG ERKE ZHENLIAO JISHU YU LINCHUANG SHIJIAN

主 编 马琴琴 陈 炯 叶 微 张秋花 高瑞波

科学技术文献出版社
SCIENTIFIC AND TECHNICAL DOCUMENTATION PRESS
·北 京·

图书在版编目（CIP）数据

实用儿科诊疗技术与临床实践 / 马琴琴等主编. — 北京：科学技术文献出版社，2018.8
ISBN 978-7-5189-4751-5

Ⅰ. ①实… Ⅱ. ①马… Ⅲ. ①小儿疾病—诊疗 Ⅳ. ①R72

中国版本图书馆CIP数据核字(2018)第185032号

实用儿科诊疗技术与临床实践

策划编辑：曹沧晔　　责任编辑：曹沧晔　　责任校对：赵　瑗　　责任出版：张志平

出 版 者	科学技术文献出版社
地　　址	北京市复兴路15号　邮编 100038
编 务 部	(010) 58882938，58882087（传真）
发 行 部	(010) 58882868，58882870（传真）
邮 购 部	(010) 58882873
官方网址	www.stdp.com.cn
发 行 者	科学技术文献出版社发行　全国各地新华书店经销
印 刷 者	济南大地图文快印有限公司
版　　次	2018年8月第1版　2018年8月第1次印刷
开　　本	880 × 1230　1/16
字　　数	422千
印　　张	13
书　　号	ISBN 978-7-5189-4751-5
定　　价	148.00元

前 言

儿科学是研究婴儿、儿童、青少年的身心健康、生长发育、疾病防治的一门学科。进入21世纪以来，科学技术突飞猛进地发展，带动了医学科学的发展，儿科医学同样取得了重大发展，儿科分科、分专业越来越细，对疾病诊断和治疗的新理论及新技术不断更新。鉴于此，我们组织了数位长期工作在临床一线的儿科专家，结合自己的临床实践并参考大量国内外文献，编写了此书。

本书重点介绍了儿科基础理论、儿科用药特点、儿科重症监护及儿科常见疾病的临床诊治等内容，针对儿科常见疾病的护理及中西医结合治疗也做了相应的论述。内容丰富，资料新颖，紧扣临床，实用性强，是一本对医疗、教学和研究工作者有价值的参考书，有助于解决在儿科临床中遇到的实际问题。

在编写过程中，虽力求做到写作方式和文笔风格的一致，但由于作者较多，再加上当今医学发展迅速，因此难免有一些不足之处，期望广大读者见谅，并予以批评指正，也欢迎各位医生在使用本书的过程中不断提出意见和建议，以供今后修订时参考。

编 者

2018年8月

目 录

第一章

儿科绪论

第一节 儿科学的范畴

随着科学的发展，尤其与儿科有关的边缘学科的发展，儿科学研究的范围逐渐扩大及深入。如果以年龄来分，有新生儿学、青少年（青春期）医学。如果从临床的角度以器官系统的疾病来分，包括小儿心脏病学、小儿神经病学、小儿肾脏病学、小儿血液病学、小儿胃肠道疾病学、小儿精神病学等。从小儿发育的角度考虑有发育儿科学，从研究社会与儿科有关的问题考虑有社会儿科学等。

残疾儿童是全社会关心的问题，先进的国家已建立了残疾儿科学，由神经病学、精神病学、心理学、护理学、骨科、特殊教育、语言训练、听力学、营养学等许多专科所组成，专门讨论残疾儿童的身心健康。相信今后一定会有新的与儿科学有关的边缘学科兴起，为儿童的健康服务。

（马琴琴）

第二节 小儿年龄分期

一、概述

根据小儿的解剖、生理和心理特点，一般将小儿年龄分为七个期。由于小儿生长发育为一连续过程，各期之间既有区别，又有联系，不能截然分开。了解各年龄期的特点，有利于掌握保健和医疗工作的重点。

二、年龄分期

（一）胎儿期（fetal period）

胎儿期从受精卵形成至胎儿娩出前，共40周，胎儿的周龄即胎龄。

临床上将胎儿期划分为3个阶段：①妊娠早期（first trimester of pregnancy），此期共12周，受精卵从输卵管移行到宫腔着床，细胞不断分裂增长，迅速完成各系统组织器官的形成。此期各组织器官处于形成阶段，若受到感染、放射线、化学物质或遗传等不利因素的影响可引起先天畸形甚至胎儿夭折；②妊娠中期（second trimester of pregnancy），自13周至28周（16周），此期胎儿体格生长，各器官迅速发育，功能日趋成熟。至28周时，胎儿肺泡发育基本完善，已具有气体交换功能，在此胎龄以后出生者存活希望较大；③妊娠后期（third trimester of pregnancy），自29周至40周（12周）。此期胎儿体重迅速增加，娩出后大多能够存活。做好婚前、孕前体检，普及孕前咨询，定期监测胎儿生长发育，避免接触有害物质和滥用药物，预防感染，保持良好心情是孕妇和胎儿的保健工作的重要内容。

（二）新生儿期（neonatal period）

新生儿期自胎儿娩出脐带结扎至生后28天，此期包含在婴儿期中。

新生儿期不仅发病率高，死亡率也高，占婴儿死亡率（infant mortality）的1/3～1/2，尤以新生儿早期为高。

围生期（perinatal period）：国内定义为胎龄满28周至出生后7天。此期包括了妊娠后期、分娩过程和新生儿早期3个阶段，是小儿经历巨大变化、生命受到威胁的重要时期。围生期死亡率（perinatal-mortality）是衡量一个国家和地区的卫生水平、产科和新生儿科质量的重要指标，也是评价妇幼卫生工作的一项重要指标。切实做好围生期保健工作，通过儿科和妇产科工作者协作，控制影响围生期死亡率的因素，提高围生期保健水平，有利于降低围生期死亡率。

（三）婴儿期（infant period）

婴儿期自胎儿娩出脐带结扎至1周岁，其中包括新生儿期。

此期为小儿生长发育最迅速的时期，每日需要的总热量和蛋白质相对较高，但其消化功能尚不完善，易发生消化和营养紊乱，发生佝偻病、贫血、营养不良、腹泻等疾病。婴儿期体内来自母体的免疫抗体逐渐消失，而自身免疫系统尚未完全成熟，对疾病的抵抗力较低，易患传染病和感染性疾病。此期保健重点在提倡母乳喂养、指导合理营养和及时添加辅食、实施计划免疫和预防感染。良好生活习惯和心理卫生的培养可从此期开始。

“婴儿死亡率”是指每1 000名活产婴儿中在1岁以内的死亡人数，国际上通常以其作为衡量一个国家卫生水平的指标。中华人民共和国成立之初婴儿死亡率约在200‰，农村则更高。1959年，婴儿死亡率已降至70‰，至90年代中期，婴儿死亡率50.2‰。2000年我国婴儿死亡率为32.2‰，至2007年，婴儿死亡率降至15.3‰。

（四）幼儿期（toddler's age）

幼儿期自满1周岁至3周岁。体格生长速度减慢，智能发育加速。

开始会走，活动范围增大，由于缺乏对危险事物的识别能力和自身保护能力，要注意预防发生意外伤害和中毒，预防传染病，保证营养和辅食的添加，培养良好的饮食习惯和使用餐具的能力。

（五）学龄前期（preschool age）

学龄前期自满3周岁至6～7岁。

此时期体格发育进一步减慢，但智能发育增快、理解力逐渐加强，好奇、好模仿，可用语言表达自己的思维和感情。可进入幼儿园，学习简单文字、图画及歌谣。此时期小儿可塑性很强，应重视思想品德教育，培养他们爱劳动、爱卫生、爱集体、懂礼貌等优良品质。应开始重视眼和口腔卫生，防范发生传染病、意外事故和中毒等。

（六）学龄期（school age）

学龄期自6～7岁至青春期前。此期除生殖器官外各器官外形均已与成人接近，智能发育更加成熟，可接受系统的科学文化知识。此期应保证营养、体育锻炼和充足的睡眠，防止龋齿，保护视力。在学校与家庭配合下重视德、智、体、美、劳方面的教育。

（七）青春期（adolescence）

女孩从11～12岁开始到17～18岁，男孩从13～14岁开始到18～20岁，为中学学龄期。此期开始与结束年龄可相差2～4岁。体格生长再次加速，出现第二个高峰。生殖系统发育加速并趋于成熟，至本期结束时各系统发育已成熟，体格生长逐渐停止。各种疾病的患病率和死亡率降低，精神、行为和心理方面的问题开始增加。加强道德品质教育与生理、心理卫生知识教育，包括性知识教育和其他卫生指导，保证营养为本期保健重点。青春期高血压和肥胖可能是成年和老年期各种心血管疾病的潜在威胁，需做好防治工作。

（马琴琴）

第三节 儿科治疗方法概念

一、概述

明确了诊断以后，治疗措施是影响预后的关键。由于小儿机体代偿能力差，病情变化快，免疫功能差，疾病易于扩散到全身各系统。因此，正确、细致、全面、及时的治疗措施极为重要。根据作者 56 年从事儿科临床工作的经验。总结出一套治疗方法，概括为一、三、五，即一个正确、全面、细致、及时的治疗计划，解决三个关键问题，五个方面的治疗措施。

二、一个正确、全面、细致、及时的治疗计划

儿科多数疾病较简单，如上呼吸道感染、腹泻病等治疗方法较简单，因此，儿科医师容易养成“头痛医头、脚痛医脚”的治疗思路和方法的简单化。但儿科也有一些危重、复杂、疑难病例，这些疾病的治疗正是考验儿科医师医疗技术水平的时候。危重病例就是一个或多个器官衰竭；复杂疑难病例就是诊断未能确定或诊断确定，而其是否并发其他脏器病变未能确定。这时需要治疗措施多且有些治疗措施有矛盾（治疗矛盾）。这时应该采取哪些治疗措施，必须有一个正确的治疗计划，这一个治疗计划必须全面考虑到以下几方面：

（1）每一个治疗措施的利弊及是否有不良反应；治疗药物相互之间是否有影响。

（2）患儿机体健康情况和对治疗的反应情况，对所用药物是否过敏。

（3）治疗必须及时，但由于疾病复杂，需要用的药物多，哪个治疗在前，哪个治疗在后，必须安排好先后次序。

（4）治疗中必须考虑到水、电解质和酸碱平衡：小儿体液平衡代偿能力差，在幼婴尤其如此，重症患儿必须从静脉输入的液体多。因此必须有一个计划，患儿每天需要输入多少液体，其中多少是等张含钠液（0.9%氯化钠或1.4%碳酸氢钠），计划好哪些药物放在哪些液体内输入，哪些药物之间有配伍禁忌，必须单独输入。根据以上几个方面，安排好一个正确、全面、细致、及时的治疗计划，并且根据患儿病情变化和药物治疗反应，及时修改治疗计划。

三、解决三个关键问题

制订患儿治疗计划时，必须注意解决以下三个关键问题。

（一）发现和解决治疗矛盾

治疗矛盾是指一个患儿要用的主要治疗药物，同时对患儿该病有不良影响。此种情况甚为常见，必须及时发现，采取必要措施。由于患儿体质不同，疾病不同，治疗矛盾也不同，因此，采用的措施也不同。

如伤寒症患儿，有明显发热和中毒症状，需使用氯霉素以控制伤寒杆菌，但在氯霉素杀死伤寒杆菌的同时，伤寒杆菌的内毒素大量释放到血液，使中毒症状加重，甚至产生感染性休克，这就是治疗矛盾。这时应加用糖皮质激素以减轻内毒素的中毒症状。

又如肺炎支原体肺炎患儿谷丙转氨酶（ALT）和谷草转氨酶（AST）升高（支原体感染引起的或患儿原来有肝炎），必须使用抗支原体药物。四环素虽对部分肺炎支原体有抑制作用，由于8岁以下应用可能引起牙齿病变而禁止使用。环丙沙星类药物虽对部分肺炎支原体有抑制作用，由于可能对骨骼生长发育有不良影响，国内也不应用。因此，只能应用大环内酯类抗生素（如阿奇霉素、红霉素、交沙霉素等）。而大环内酯类抗生素对肝功能有损害，使转氨酶更加增高，这就是治疗矛盾。对这种患儿只要转氨酶升高不很严重，可使用大环内酯类抗生素，同时使用保肝药，每周复查肝功能一次。有的患儿在肺炎支原体感染被控制的同时，转氨酶可能逐步下降，这样可继续使用大环内酯类抗生素；有些患儿转氨酶继续升高，则应停用大环内酯类抗生素。

又如频发期前收缩并房室传导阻滞，使用治疗期前收缩药物如普罗帕酮、胺碘酮、莫雷西嗪、美托洛尔等都可增加房室传导阻滞。由于期前收缩后果轻，房室传导阻滞后果严重，因此，不应使用普罗帕酮或胺碘酮，定期观察心电图变化（2～4周一次）。

又如梅毒合并主动脉病变，治疗可使用青霉素，青霉素可杀死大量梅毒螺旋体，主动脉便很快愈合。但可能引起冠状动脉狭窄而发生心肌缺血，这就是治疗矛盾。因此，这时应先使用铋制剂10～14天，先缓慢、小量杀死梅毒螺旋体，这样不会造成冠状动脉口狭窄，以后再改用青霉素。

又如肺炎并脑水肿，由于患儿呕吐、进食少、尿少，有脱水、酸中毒，减轻脑水肿需用脱水剂，纠正脱水需快速补液，产生了治疗矛盾。由于脑水肿可能引起脑疝后果严重，脱水后果轻，此时应采用快脱慢补，快脱水纠正脑水肿，慢补以纠正脱水。

以上所举的病例都是一个简单的疾病，治疗矛盾容易发现，矛盾也容易解决。对一些患儿有几种疾病或一种疾病影响到几个器官，治疗矛盾发现较困难，解决矛盾也较困难。如一个6个月婴儿患先天性心脏病，有一个较大的室间隔缺损，直径0.8cm，同时患有支气管肺炎（简称肺炎）、心力衰竭（简称心衰），一般的处理方法是先治疗肺炎、心衰，控制肺炎、心衰1～3个月后治疗室间隔缺损。但由于室间隔缺损较大，大量左向右分流，使肺充血，肺炎、心衰不易控制。先手术治疗室间隔缺损，由于患儿有肺炎、心衰，手术的危险性加大，这就是治疗矛盾。由于近年来心脏手术技术的进步，采用微创手术（小切口、短体外、不停跳），手术后监护水平提高，有些患儿（如动脉导管未闭）在肺炎、心衰时可用介入治疗，也较安全。因此，在上述情况下，用抗生素和抗心衰药物治疗2周不能治愈肺炎、心衰，病情反而加重，此时可考虑手术或介入治疗先天性心脏病，当先天性心脏病治愈后，肺炎、心衰就很容易控制了。我们采取这种方法已治愈十几个病例，全国各地都有这方面经验。

解决治疗矛盾的方法和步骤是：①发现矛盾；②发现主要矛盾，就是对比所发现疾病治疗矛盾中影响病情和预后的最主要的矛盾；③解决主要矛盾，兼顾次要矛盾：对主要矛盾的治疗放在第一位，如果治疗主要矛盾同时能解决次要矛盾，那是最理想了；如果不能同时解决次要矛盾，但也不加重次要矛盾，那也没有问题。如果解决主要矛盾的方法加重次要矛盾，那就需要进一步研究是否可更换治疗主要矛盾的方法，如不能更换治疗主要矛盾的方法，那么就加用治疗解决次要矛盾的方法，并加强观察次要矛盾的变化。

（二）分清主次、轻重缓急，安排好治疗次序

一个疑难、复杂、危重患儿有很多治疗措施，分清治疗措施中主要的和次要的，哪个治疗措施在前、哪个在后对治疗效果起重要作用，并且这些治疗措施的主次随病情变化而改变。临床医师必须深入了解患儿病情，安排好治疗计划。如一般病毒性心肌炎患儿发现时已处于病毒复制后期，此时病毒感染已不是发病的主要问题，而自身免疫是发病的主要病理生理，使用糖皮质激素虽可减少心肌病理损害、减轻心肌细胞坏死和凋亡，但可使病毒复制加重且病毒在心肌内停留时间延长。因此，治疗一般病毒性心肌炎主要是用抗氧化剂（如大剂量维生素C），中药黄芪和给心肌提供能量（如果糖二磷酸钠）。对于暴发性病毒性心肌炎，此时减轻心肌病理变化及减少心肌细胞凋亡与坏死成为疾病主要治疗措施，而减少心肌病毒浓度增高和心脏内病毒停留时间延长可留待以后解决。由于暴发性心肌炎都在病毒复制早期，此时使用静脉注射丙种球蛋白（IVIG）和黄芪以抵制病毒，也成为重要治疗措施。对于已发生心源性休克或心力衰竭时，纠正心源性休克和心力衰竭成为最主要治疗措施。总之，一个危重患儿治疗中纠正器官衰竭是最主要的治疗措施，器官衰竭中最优先要考虑的是治疗呼吸衰竭和循环衰竭。危重疾病中合理安排好优先采取的治疗措施，并且根据病情变化而调整治疗措施是治疗危重患儿的关键。

（三）根据病情变化和治疗反应随时调整计划

由于疾病轻重不同，患儿机体免疫功能不同，因而对药物治疗反应不同，发生的并发症也不同。因此，虽计划很正确，仍有可能治疗效果不好。如肺炎支原体肺炎应用大环内酯类抗生素，诊断与治疗都没有错误，但由于部分肺炎支原体对大环内酯类抗生素耐药或患儿免疫功能异常，因此，部分患儿治疗效果不好，需要修改治疗计划。又如诊断明确的川崎病患儿，使用IVIG治疗，有10%左右的患儿治疗

效果不好，称为对IVIG无反应性川崎病，这时也需要更改治疗计划。上面介绍两种情况都是诊断很明确的，对有些诊断不很明确的病例，治疗效果不好，更改治疗计划的可能就更大了。如支气管肺炎、化脓性脑膜炎、感染性心内膜炎等，虽诊断明确，但其病原菌不易明确，在病原菌不明确情况下制订的治疗计划就有一定盲目性，治疗效果差，更改治疗计划的可能性就更大了。

更改治疗计划的关键是掌握恰当时机，更改早了，可能把将要生效的治疗方法撤换下来；更改晚了，可能失去了最佳的治疗时机。由于病情不同，更改治疗时机不好硬性规定，因此，教科书和文选上很少明确规定，主要是依据临床医师个人的经验而定。经验来源于实践，如果只有实践，不主动总结经验，虽实践时间很长，经验也不会丰富，并且只有零碎感性认识，不形成规律，不能举一反三；如果善于总结经验，并想一想为什么，把感性认识上升到理性认识，并且发现其变化规律，形成理论，举一反三，虽实践时间不很长，也可有丰富经验。如一般细菌感染如支气管肺炎、肠炎等疾病，使用有效抗生素，一般72小时内可生效，因此，用抗生素治疗3天未见效，即可考虑更换抗生素。但对已形成脓肿的患儿，如肺脓肿、脑脓肿、肝脓肿等，由于感染部位药物不易于渗透进去，一般用有效抗生素也需要5~7天，因此，一般用抗生素后7天未见效，才考虑更换抗生素。

药物治疗是儿科最主要的治疗措施，临床医师须掌握每个药物起效时间和疗效持续时间，这样才能在药物治疗无效时，正确掌握更改药物或加用药物的时间。一个患儿应用正确治疗药物而未见疗效，不要盲目立即更换药物，而应从以下几方面考虑：①诊断是否有误？②应用药物的剂量、方法是否有误？③医嘱是否正确执行？④患儿是否有免疫功能障碍？⑤患儿是否同时有其他疾病？⑥患儿是否出现并发症？仔细分析以上六方面都没有问题，才能考虑更改治疗计划。

四、五个方面的治疗措施

一个疾病的全面治疗计划应包括以下五个方面：①一般治疗；②病因治疗；③对症治疗（包括维护生命征象）；④维护内环境稳定；⑤并发症的治疗。根据以上五个方面的治疗措施，结合患儿病情，分出轻重缓急，制订出正确、全面、细致、及时的治疗计划。

（一）一般治疗

一般治疗包括休息、营养、治疗场所、心理治疗（在癔症，心理治疗是病因治疗）等几个方面。

1. 休息　患儿休息极为重要，尤其是危重患儿。休息有助于患儿体力恢复。在心衰患儿极度烦躁时可加重心衰，甚至发生猝死，此时应使用镇静剂。在危重患儿休息与营养比，休息更重要（因营养不足可以静脉内补充），因此，对重症肺炎患儿在安静入睡时，虽到了喂奶时间，也不要叫醒患儿喂奶。作者曾见一严重心力衰竭患儿，心衰治疗后已趋于稳定，由于大便干燥，在厕所内用力大便时发生猝死。

2. 营养　全面和充足的营养是患儿康复的重要措施，尤其是慢性消耗性疾病和慢性腹泻。患儿既因进食少、消化道吸收差，又因疾病时营养物质消耗多，因此，营养不良很常见，慢性疾病营养缺少尤为普遍和严重。营养缺乏既可有营养要素普遍缺乏，也可有某几个营养要素特别缺少，如蛋白质、维生素C、维生素D、微量元素铁、锌和矿物质钙等。

营养物质主要通过胃肠道补充，如果缺乏严重或不能由胃肠道进入（如胃肠减压、呕吐等）也可由静脉补充。

3. 治疗场所　患儿应安置在安静、空气新鲜、温湿度适当的场所。对危重患儿应安置于重症监护室（ICU），以便于及时发现病情变化和采取抢救措施。

4. 心理治疗　在年长儿尤为重要。应注意保护性医疗制度，病情严重性和病情恶化等不利消息不应让患儿知道。心力衰竭患儿至死神志一直很清楚，作者曾遇8岁扩张性心肌病患儿心力衰竭不能控制，与其母告知病情后，其母看护患儿时流泪，患儿对其母说“我要死了，你不要难受。”心力衰竭迅速加重，病情迅速恶化。一个危重即将死亡的患儿，应将其同屋的其他患儿搬到另一病室，一个患儿死亡对其同房的其他危重患儿是一个沉重的心理打击，对病情极为不利。

（二）病因治疗

病因治疗是疾病治疗中的关键治疗措施，应及早进行。在有些疾病病因不明确或病因虽明确但不易除去，或后果很严重，应先对症治疗，条件许可时再作病因治疗。如一个消化道出血的病例，可分为以下4种情况：①病因很明确，治疗较容易，出血不严重，如直肠息肉，立即切除直肠息肉，出血就止住了。②病因很明确，但后果很严重，先治疗后果，条件允许时再治疗病因，如梅克尔憩室炎并消化道出血，出血量很大形成出血性休克，应先纠正出血性休克，休克纠正后，切除梅克尔憩室。③病因很明确，但不易去除，应病因治疗和对症治疗同时进行，如胃溃疡并消化道出血，胃溃疡短时间不能治愈，可治疗胃溃疡药物和止血药同时使用。④病因不很明确，后果很严重，应先对症治疗，同时积极检查病因。如一患儿不明原因大量鲜红色血便，引起出血性休克，纠正休克后一周又大量便血，以后做结肠镜检查确诊为结肠大面积海绵状血管瘤，以后手术治愈。

（三）对症治疗（包括维护生命征象）

在病因治疗的同时应针对其出现的症状予以治疗，对疾病的恢复起到重要作用。如一个肺炎患儿有咳嗽、痰多、呼吸困难，在使用抗生素治疗肺炎同时使用止咳、化痰药和氧气吸入都起到一定治疗作用。但对细菌性痢疾患儿，腹泻且大便中有脓血，此时不能使用止泻药，因使用止泻药后大便次数减少，大便中痢疾杆菌及其毒素排出减少，加重了中毒症状。对症治疗必须分析症状发生的原因，选用有利于疾病的对症治疗措施。如发绀患儿，如：①发绀是由肺炎、肺水肿等因素引起，吸入氧气可使肺静脉含氧量增加，是有益的；②发绀是由右向左分流先天性心脏病引起的，如法洛四联征等，发绀是由于肺动脉的还原血不经过肺直接进入体循环，用氧气吸入是无益的，但也不是有害的；③发绀发生在大动脉转位并动脉导管未闭，发绀是由于右心室的还原血不经过肺直接进入体循环，因此，用氧气是无益的；不仅如此，高浓度氧气可促使未闭的动脉导管关闭，减少体肺循环交流，不仅无益并且是有害的。总之，对症治疗必须分析其发生机制，采取有效治疗方法。

对症治疗中维持生命征象稳定最为重要。生命征象包括心率、脉搏、血压、呼吸。如果这些征象出现异常，生命即处于垂危之中。因此，对危重患儿应对其生命征象进行监护，及时发现生命征象的异常，立即采取正确治疗措施。

（四）维护内环境稳定

内环境是指浸浴细胞的细胞外液，它是细胞直接生存的环境。内环境既能为细胞提供氧气和营养物质，又能接受和排泄代谢产物和CO_2。因此，细胞的新陈代谢不断改变着内环境的成分和理化特性。而内环境pH、渗透压、各种离子浓度及温度的稳定，通过神经和体液调节能实现内环境的稳定。可见内环境是在波动中实现平衡，这种变动中的稳定状态被称为稳态（homeostasis）。

由于机体新陈代谢的正常进行、生命的维持必须有稳定的内环境，内环境包括水电解质平衡、酸碱平衡、营养平衡和固定的温度。患儿有病时这些平衡被打破，造成疾病加重或发生并发症。因此，对重症患儿必须监测反映上述平衡的指标，如血液中K^+、Na^+、Cl^-、二氧化碳总量（TCO_2）、酸碱度（pH）、渗透压（Osm）、氧分压（PaO_2）、二氧化碳分压（$PaCO_2$）、氧饱和度（SaO_2）、碱剩余（BE）等（其中PaO_2、SaO_2必须抽取动脉血），以及血糖、血浆蛋白等。上述指标异常的处理方法见本书第三章。

（五）并发症和合并症的治疗

合并症是指与主要疾病同时存在的疾病，如肺炎患儿同时有佝偻病；并发症是指主要疾病所继发的，如肺炎并发脓胸。在治疗上一般合并症不急于和主要疾病同时治疗，可等主要疾病治愈后再治疗，但如果合并症过于严重，影响主要疾病治疗，则应与主要疾病同时治疗。如支气管肺炎并佝偻病，佝偻病可在肺炎治愈后再治疗。如肺炎合并严重营养性贫血，可使患儿缺氧加重，必须同时治疗，如血红蛋白低于60g/L，可考虑小量输血，输血量要小（<5mL/kg），速度要慢，将输完时不要用盐水冲，以免输入含钠液过多，而使心脏负担过重而诱发心衰。对于并发症必须同时治疗，如肺炎并发脓胸，一定要把脓液抽出来，一方面抽出脓液后，使肺受压减少，减轻中毒症状和呼吸困难，另一方面可做脓液细菌

检查和培养，明确致病菌，有利于抗生素选用。

疾病治疗过程中要注意药物的不良反应，此虽不属于并发症，但有时后果很严重，如阿奇霉素、红霉素、异烟肼、利福平等引起的肝损害；卡那霉素、阿米卡星、庆大霉素等引起的肾、前庭神经、听神经损害；氯霉素、阿司匹林等引起的白细胞减少、血小板减少、再生不良性贫血等。必须及早发现，立即停药，并给予适当治疗措施。必须指出有些药物不良反应可延续到停药后2周，称为后续效应，如阿米卡星所致耳聋可出现在停药后2周，对此必须高度警惕。

（马琴琴）

第四节 新生儿特点

新生儿期指正常新生儿从出生后脐带结扎到整28d前的一段时间。绝大多数新生儿为足月分娩，即胎龄满37周（259d）以上，出生体重超过2 500g，无任何疾病。

一、生理及病理特点

新生儿是胎儿的继续，新生儿从母体内到母体外，发生了巨大的变化，胎儿出生后生理功能需进行有利于生存的重大调整，因此必须很好掌握新生儿的特点和护理，促进新生儿健康成长。

1. 呼吸　胎儿在宫内已有微弱无效的呼吸运动，依靠脐静脉得到氧气，通过脐动脉排出二氧化碳，根本不需要肺呼吸。分娩时血液内高浓度的二氧化碳，刺激本体感受器和皮肤温度感受器，反射地兴奋了呼吸中枢，约在出生后10s内开始第1次呼吸，这就有了新生儿真正的自主呼吸。

由于呼吸中枢及肋间肌薄弱，胸腔较小，呼吸主要依靠膈肌的升降呈腹式呼吸，若胸廓软弱，则通气效能低，在早产儿中可引起窒息。呼吸表浅，呼吸频率较快，每分钟35~45次；出生头2周呼吸频率波动较大，是新生儿的正常现象。呼吸节律不齐，尤其在睡眠时，呼吸的深度和节律呈不规则地周期性改变，甚至可以出现呼吸暂停（3~5s），同时伴有心率减慢，紧接着呼吸次数增多，心率加快，与呼吸中枢不成熟有关。

2. 循环　胎儿出生后血液循环发生了如下的动力学变化，与解剖学的变化互为因果。①脐血管结扎，新生儿娩出的必需条件。②肺的膨胀与通气，使肺循环阻力降低。③卵圆孔的功能性关闭：卵圆孔是胎儿期心脏的生理性孔道，胎儿出生后随即开始呼吸，肺循环建立，胎儿循环停止。肺血管阻力的降低导致右心压力明显低于左心压力，致使卵圆孔于出生后出现功能性关闭。有的新生儿最初数天听到心脏杂音，可能与动脉导管的暂时未闭有关。新生儿血流的分布，多集中于躯干、内脏，而四肢少，故四肢易发冷，末梢易出现发绀。正常新生儿的心率一般是规则的，为120~160次/分；血压在50/30mmHg至80/50mmHg的范围波动。

3. 泌尿　胎儿出生时肾已具有与成年人数量相同的肾单位，但组织学上还不成熟，滤过面积不足，肾小管容积更不足，因此肾的功能仅能适应一般正常的代谢负担，潜力有限。肾小球滤过率按体表面积计算仅为成年人的1/4~1/2，肾排出过剩钠的能力低，含钠溶液输给稍多可致水肿。肾功能不足，血氯及乳酸含量较高。人工喂养者血磷及尿磷均高，易引起钙磷代谢失衡，产生低血钙。多数新生儿出生后不久可排尿，喂养不足，出生后第1天仅排少量尿；一般尿量为40~60mL/（kg·d）。

4. 血液　新生儿血容量的多或少与脐带结扎的迟或早有关；若推迟结扎5min，血容量可从78mL/kg增至126mL/kg。新生儿外周血血红蛋白与成年人比较有质的不同，出生时胎儿的血红蛋白占70%~80%，出生5周后降为55%。以后逐渐为成人型血红蛋白所取代；白细胞计数在出生后的第1天平均为18×10^9/L，第3天开始明显下降，第5天接近婴儿值；新生儿生后第1天中性粒细胞67%±9%，淋巴细胞18%±8%，单核细胞7%±3%，嗜酸性粒细胞1%~2%，而第1周末中性粒细胞和淋巴细胞几乎相等。

5. 消化　新生儿消化道面积相对较大，肌层薄，能适应较大量流质食物的消化吸收。吞咽功能完善，出生后不久胃囊中就见空气。咽－食管括约肌吞咽时关闭不严，食管蠕动很弱，食管下括约肌也不关闭，故易发生溢乳。整个消化道尤其下消化道，运动较快，出生时咽下的空气 3 ~ 4h 到达直肠。

（1）口腔：新生儿口腔容积较小，舌短宽而厚，出生时已具有舌乳头，上腭不发达，牙床宽大、唇肌、咀嚼肌发育良好，两腮有较厚的脂肪垫，故出生后即已具有充分的吸吮和吞咽反射能力。吸吮反射虽是出生后即存在的非条件反射，但也受各种因素影响，如喂奶前将小儿置于准备体位、母亲用手协助将乳头送入口内、乳汁气味等均能作为条件使之强化。新生儿口腔黏膜细嫩，血管丰富，唾液腺发育不足，分泌唾液较少，黏膜较干燥，易受损伤，故清理口腔时，忌用布类擦洗，以免黏膜破损造成感染。

（2）食管：呈漏斗状，全长相当于从咽喉部到剑突下的距离。食管黏膜柔嫩，缺乏腺体、弹性纤维和基层发育不良，管壁柔软。食管上括约肌不随食物的下咽而紧闭，下括约肌也不关闭，婴儿容易溢乳，6 周后才能建立有效的抗反流屏障。

（3）胃：胃位于左季肋部，胃底部发育差，呈水平位，贲门（胃与食管的接合部）平 T_{10}左侧，幽门（胃与肠的结合部）在 T_{12}的附近。吸吮时常吸入空气，称生理性吞气症。贲门较宽，且括约肌不够发达，在哭闹或吸气时贲门呈开放状态，而幽门括约肌又较发达，使新生儿易溢乳或呕吐。

（4）肠：新生儿的肠管较长，约为身长的 8 倍（成年人仅 4.5 倍），大肠与小肠长度的比例为 1 ：6（成年人为 1 ：4），小肠相对较长，分泌面及吸收面大，故可适应较大量的流质食品。肠黏膜细嫩，富含血管、细胞以及发育良好的绒毛。小肠吸收力好，通透性高，有利于母乳中免疫球蛋白的吸收，但也易对其他蛋白分子（牛乳，大豆蛋白）产生过敏反应。

（5）肝：肝下缘在肋下约 2cm，剑突下更容易触及。肝血管丰富，易因瘀血而增大，肝具备许多重要功能，如制造胆汁，胆汁进入十二指肠参加消化过程，对蛋白质、脂肪、糖类、维生素及水的代谢也起到重要作用，能使有害物质肝细胞转化为无毒物质。

（6）胰腺：出生时胰腺缺少实质细胞而富于血管，结缔组织发育良好。胰腺对新陈代谢起重要作用，胰液经胰管排入十二指肠，发挥多种消化酶的消化作用，分解蛋白质、糖类和脂肪。

（7）消化道内细菌：胎儿消化道内无细菌，出生后细菌很快从口、鼻、肛门上下两端侵入，其种类与数量迅速增加，至第 3 天达高峰。正常情况下胃及十二指肠内几乎无菌，细菌多集中在大肠及直肠内。

（8）蛋白质、脂肪、糖类的消化特点：蛋白质的吸收主要在肠内进行，胃内的蛋白酶及胰蛋白酶已足够消化蛋白质。由于肠黏膜的通透性高，部分蛋白质不需分解即能吸收，因而有利于初乳中免疫球蛋白的吸收。脂肪的吸收率受其成分的影响，人乳脂肪 87% ~98% 能被吸收。牛乳脂肪吸收率只有 80% ~85%，故在粪便中常可见到少量的脂肪酸或中性脂肪球。新生儿消化道分泌的胰淀粉酶不足，直到生后 4 个月时才接近成年人水平。

（9）粪便特点：新生儿最初 2 ~ 3d 排出的大便，呈深绿色，较黏稠，称为胎粪。胎粪由脱落的肠上皮细胞、咽下的羊水及消化液所形成，故含有上皮细胞、脂肪、黏液、胆汁及消化酶等。当胎儿有宫内窒息时，由于缺氧，使肠蠕动增强，肛门括约肌松弛，胎粪可排入羊膜腔内，污染羊水。正常新生儿多数于 12h 内开始排便，胎便总量 100 ~ 200g，如 24h 不见胎粪排出，应注意检查有无消化道畸形。如新生儿喂养充分，胎粪 2 ~ 4d 排完即转变为正常新生儿大便，由深绿转为黄色。人乳喂养的粪便为金黄色，糊状，呈酸性反应，每日排粪 1 ~ 4 次。

6. 代谢　新生儿体内含水量占体重的 65% ~75% 或更高，以后逐渐减少。由于小儿生长过程中脂肪、肌肉和许多其他组织细胞的数量增加，故细胞内液比例也相应增高。初生数天内的新生儿损失较多细胞外液的水分，故可发生“生理性体重减轻”，但体重丢失不应超过出生体重的 10%。新生儿不显性失水 21 ~ 30mL/（kg · d），故生后头几天需水 50 ~ 100mL/（kg · d）。新生儿生后数天血钾较高，但不出现临床症状；血钙较低，容易引起抽搐。

新生儿的能量代谢旺盛，每日需要热能 100 ~ 120kcal/kg，其中维持基础代谢需要热能 50kcal/kg。新生儿出生后不久，蛋白质代谢即维持正氮平衡。由于胎儿期糖原储备不多，新生儿生后未及时补充能量容易出现低血糖。

7. 体温调节 新生儿出生后由于环境骤然变化，环境温度较母体内温度明显下降，在出生后头1~2h新生儿的体温可下降2~5℃，以后在12~24h经体温调节逐渐上升到36℃以上。

新生儿的体温调节中枢发育不完善，皮下脂肪薄，保暖能力差，体表面积相对较大而散热快，容易受外界温度的影响，所以体温不稳定。若不注意保暖，会散失很多热量而使体温明显下降，若体温（肛门温度）降至32℃以下，则可能发生寒冷损害，严重者甚至发展为硬肿症。

新生儿能通过增加皮肤水分的蒸发、出汗散热，但由于新生儿肾对水和电解质的调节和浓缩功能较差，当环境温度过高水分供给不足时，就可能发生脱水热。因此，要给新生儿一个适宜的环境温度，即中性温度或适中温度：20~22℃。在这种温度下可保持新生儿正常体温，机体耗氧量最少，新陈代谢率最低，蒸发散热量也少，从而保证新生儿的正常生长发育。

8. 神经系统 新生儿的脑相对较大，为300~400g，占体重的10%~20%。脊髓相对较长，其末端在$T_{3\sim4}$下缘。大脑皮质和纹状体的发育尚未成熟，大脑皮质兴奋性低，处于抑制状态，因此，新生儿的睡眠时间长。足月新生儿出生时已出现一些原始的非条件反射，例如：觅食反射、拥抱反射、吸吮反射、握持反射、交叉伸腿反射、踏步反射等，经过数月自然消失。如果发生神经系统损伤或颅内出血，这些反射可能提前消失。而中枢神经系统发育落后的婴儿，这些原始反射可能延迟消失。另外，一些病理反射如巴宾斯基征、凯尔尼格征、佛斯特征等，在正常的足月新生儿可能为阳性反应。

新生儿已具有原始的情感反应，当吃饱睡醒时会有愉快的表示；当饥饿和大小便时会表示啼哭和不安；此外，还具有与成年人交往及模仿的能力，如刚出生1~2d的新生儿会模仿大人张口、噘嘴等表情动作。

9. 内分泌 新生儿出生后腺垂体已具有功能，神经垂体功能尚不足。甲状腺功能良好。甲状旁腺功能暂时不足。胎儿出生时皮质醇较高，可能是通过胎盘从母体得来，也可能是自身对分娩的反应；肾上腺分泌和储存的激素，以去甲肾上腺素为主。

二、免疫特点

新生儿免疫功能还不成熟，全身抵抗力低下。新生儿T细胞多为“抑制或幼稚”状态的淋巴细胞，功能不成熟；细胞因子水平低下或缺乏，免疫球蛋白或补体含量不足。

1. 非特异性免疫 ①补体：足月儿体内各种补体成分如C_1q、C_3、C_4、C_5、B因子仅是成年人的一半，早产儿和小于胎龄儿更低，调理素也较缺乏，故中和病毒和溶菌功能低下。②中性粒细胞的储备较少趋化能力也低，容易导致感染扩散而成为败血症。③NK细胞是清除被病毒感染的细胞，足月儿NK细胞活性仅是成年人的1/3，未满33孕周的早产儿和小于胎龄儿为成年人的1/5~1/4。

2. 特异性免疫 ①T淋巴细胞在胚胎12周左右分化成为T辅助细胞（CD^{3+}，CD^{4+}）和T抑制细胞（CD^{3+}，CD^{8+}），出生时，T抑制细胞功能较强，因而出生后早期接种卡介苗可以免疫致敏。T辅助细胞功能较弱，产生的IL-2活力较低，不能发挥细胞免疫的防御功能，较易感染病毒和真菌。②B淋巴细胞发育早在胚胎7.5周，在血浆内已出现IgMμ链，10.5周血清中出现IgM，12周血清中出现IgG，30周血清中出现IgA。出生时血清中的IgA含量低，IgM一般均在200mg/L以下，只有来自母体的大量IgG起到阻止新生儿感染的风险，但肠道沙门菌抗体、志贺菌抗体、大肠埃希菌菌体O抗体、梅毒反应抗体等均不能通过胎盘，流感杆菌、百日咳等抗体通过能力也差，因而新生儿期感染这些病原体的机会仍很多。

三、体格检查特点

1. 外观特点 正常足月新生儿的皮肤红润，皮肤表面仅有少量的胎脂，除肩背部胎毛稍多外，其他部位的胎毛都比较少，皮下脂肪丰满。新生儿的头发细软分条清楚。根据胎龄可将新生儿分为足月儿（胎龄在37~42周）、早产儿（胎龄<37周）和过期产儿（胎龄在42周以上）；也可按胎儿出生时体重分为低体重儿（出生体重在2 500g以下）、巨大儿（出生时体重在4 000g以上）和正常体重儿（出

生时体重 2 500 ~4 000g）。

正常新生儿的头相对较大，出生时头长约占身长的1/4，躯干相对较长而四肢相对较短，仅占身长的1/3。四肢呈外展和屈曲姿势（如仰卧的青蛙状）。新生儿出生时，头部的颅骨缝可能是分开的，有的颅骨边缘重叠（因在产道内受挤压所致）；前囟门对边的长度为1.5 ~2.0cm，后囟门大部分闭合或近指尖大小。耳壳成形且轮廓清楚、直挺。乳房可摸到结节，乳头突出。手指甲和脚趾甲发育较好，已达到或超过手指和脚趾末端，脚底皮纹遍及整个脚底。男婴的阴囊皱襞较多，睾丸多已降入阴囊，女婴的大阴唇已经发育，大阴唇能覆盖小阴唇和阴蒂。

2. 皮肤　分娩后新生儿全身有一层薄薄的淡黄色奶酪状胎脂，除腋下、腹股沟、颈部等皮肤皱褶处外，余处不必擦去可防止体温散失。颊部、肩背部可见细细的胎毛。有些成熟儿或过期产儿亦可出现脱皮。

婴儿刚生下时皮肤呈粉红色，接触外界空气后，健康足月儿皮肤很快呈红色，出生后第2天皮肤更红，称生理性红斑。5 ~6d 后逐渐消退，伴有脱屑。许多婴儿于生后2 ~3d 在胸腹部、四肢出及面部可见边缘不清的多形性红斑，约米粒大或豆粒大，中央有一黄白色针尖大突起，称为中毒性红斑，约24h后即自行消退，是因皮肤对外界刺激过敏所致。皮肤苍白见于缺氧、酸中毒、贫血、休克或水肿时。皮肤及黏膜均呈深红色应考虑红细胞增多症。正常儿肢端可见发绀，遇冷时更明显，是因末梢循环缓慢所致。蒙古斑俗称胎记，最常见的部位为腰骶部，其他部位也偶有发生，大小不一，呈灰蓝色或黑蓝色，乃皮下色素细胞浸润之故。注意颈部、腋窝及腹股沟皱褶处有无糜烂或脓疱；新生儿皮下坏疽见于骶尾部，易被遗漏。

3. 头部　检查头颅大小和形状，注意有无小头畸形或头颅过大（先天性脑积水）、有无产瘤和头颅血肿。头颅血肿与产瘤都表现为新生儿的头部隆起，产瘤也称头皮水肿或先锋头，隆起的界限不鲜明，一般在1 ~2d 会自行吸收消失，并不留痕迹。头颅血肿出现较晚，常在出生后1 ~2d 才出现，隆起部分界限清楚，不会超过骨缝，中心有波动感，血肿的吸收速度较慢，有时长达2个月之久。一般情况会自然痊愈。严重的帽状腱膜下出血出生后即可出现，血肿部位可达颞部、耳下。新生儿头部检查还应注意有无颅骨缺损，以及囟门大小和紧张度。囟门的大小因人差异较大，前囟呈菱形，一般2cm ×2cm（取对角线），平坦，张力不高，有时可见（血管）搏动，是判断新生儿有无颅内压增高、脑积水、脱水等的重要窗口。后囟呈三角形，出生时可因产道挤压而闭合，顶骨与枕骨、额骨重叠，数天之后即可复原。

4. 面部　具体检查如下。

（1）面颊：胎儿在宫内，若肩部或某一肢体顶住下颌骨，可使颏部离开中线而显得脸部不对称。面先露婴儿出生时有颜面肿胀、眼睑和上唇水肿，并有瘀斑。产钳助产可引起一侧面神经瘫。面部的毛细血管瘤较常见，呈不规则形，浅红或暗红色，大小不一，不高出皮面，好发于睑、颊、颞部，也称葡萄酒色痣，一般在1 ~2 年逐渐变浅、褪色，几乎不留下痕迹。面部的粟粒疹为黄色细小丘疹，鼻尖处最多，乃皮脂腺膨大所致，可自愈。面部的汗疱疹稍大，为白色亮疱疹，额头上最多，夏季常见，为汗腺堵塞所致，应保持局部清洁干爽，避免继发感染。

（2）眼部：头先露婴儿可见沿着角膜边缘的弯月形球结膜出血，并无重要意义。新生儿睑结膜炎多见，与产道感染、消毒不彻底有关。婴儿生后最初数日每天约有20h 处于睡眠状态。正常婴儿可见轻度眼球水平震颤，为中枢神经系统发育未完善之故，频繁水平震颤或垂直震颤提示脑干受损，见于缺氧缺血性脑病时，眼球直视和凝视见于颅内出血或其他颅内器质性疾病。其他如瞳孔大小、眼球运动、白内障等，均可列入检查的内容。

（3）鼻部：新生儿鼻道狭窄，鼻腔常因分泌物堆积而堵塞，影响呼吸和哺乳。注意有无后鼻孔闭锁，表现为出生后可立即表现为严重呼吸窘迫。

（4）耳部：足月儿耳郭软骨发育已完善，双耳已能直立，耳郭畸形较少见。一般耳郭上缘与眼角平齐，偏低过甚则为低位耳，常与先天性畸形有关。耳前窦道和赘生物（附耳）是第一腮弓分化的遗迹。耳前乳头状赘生物提示可能有先天畸形。耳中流出稀薄脓液要考虑中耳炎，如伴血水则考虑外耳道炎症。

（5）口腔：新生儿口腔黏膜呈红色，若为浅红色或与成年人接近，则提示已有贫血。在口唇上可见纵形皱襞形成唇胼胝，便于吮乳时固定在乳头上。有个别新生儿出生时已有1～2个下前牙萌出，并非怪异这种牙齿多不牢固，应予及时拔去，以免自行脱落吸入气管。新生儿舌相对较大，但应注意有无巨舌症，有无舌带过长或过短。此外，高腭弓也是先天性畸形的一个常见特点。

5. 颈部　颈短，颈部皱褶深而潮湿，易糜烂。有时可见到胸锁乳突肌血肿。某些染色体畸变，如 Turner 综合征婴儿，可见到颈蹼。

6. 胸部　新生儿胸廓呈桶状，两侧扁平，是因宫内受上肢压迫之故。少数新生儿有剑突外翻，有时可见乳房肿大，都是暂时的现象。偶见在正常乳头下有一副乳，虽属先天异常，但只要不影响美观，可不必进行手术。因肋骨水平位，新生儿呼吸以腹式为主，如出现明显的胸式呼吸，或胸廓吸气性凹陷，应考虑为肺部病变引起的呼吸困难。

7. 腹部　正常新生儿腹部稍膨隆，较胸部略高。腹部平坦见于膈疝，也见于某些消化道畸形如食管闭锁或肠闭锁。因肠壁平滑肌发育不完善，发生肠梗阻时以腹胀为主，很少见到肠型。肝常可触及，在右肋缘下 1～2cm，边锐质软。脾则在部分婴儿时而触到。在深部触诊时，可触及左侧肾，而右侧肾往往被肝遮挡不易触及。脐部检查应注意脐带是否脱落，脐部有无分泌物及红肿等。

8. 四肢和脊柱　检查的重点是观察有无外伤和畸形。健康新生儿四肢呈屈曲状，有不自主运动。胫骨弯曲、踝内收、足背屈见于部分新生儿，可自行矫正。多指（趾）畸形是新生儿最常见的畸形，应注意检查。常见的脊柱畸形为脊柱裂、脑脊膜膨出，均显而易见。骶尾部的小窝、带毛黑痣、囊肿、脂肪瘤等均是隐性脊柱裂的线索，不要轻易放过。

9. 外生殖器和肛门　分娩造成的外生殖器水肿和瘀斑时有所见。受母体影响，女婴阴道可见白带样分泌物，有时可见血性分泌物，称新生儿假月经，持续数日即消退，保持局部清洁即可。男婴阴囊相对较大，鞘膜积液多见，根据成熟程度睾丸可下降至阴囊、腹股沟管，或在腹腔内不能被触及。体检可发现的肛门异常主要是肛门闭锁和瘘管，必要时做肛指检检查。

四、正常新生儿的特殊表现

小儿出生后，环境突然变化，身体各器官在解剖、生理方面均发生了一系列变化。如自主呼吸的建立、血循环的改变、消化和排泄功能的开始、对外界较低温度的适应等。所有这些改变共同形成了新生儿的特征。但除此之外，新生儿出生后最初数日内可见到以下几种特殊表现。

1. 生理性体重下降　几乎所有的新生儿，在出生后最初 2～3d，都出现生理性体重下降。这是因为进食少，又有不显性失水和排出大小便。体重减轻不应超过原有体重的 10%。一般在生后 7～10d 恢复，体重下降过多或恢复过晚，应考虑有无病理原因，如饮食不足、吐奶、腹泻等。

2. 生理性黄疸　半数以上新生儿在出生后 2～3d 出现皮肤和巩膜黄染。这种现象称生理性黄疸。其产生原因是因新生儿生后用肺呼吸，血氧分压增高，使胎儿期因相对缺氧而代偿增加的红细胞破坏，以致使过多胆红素生成，而另一方面是肝功能不够完善，肝内葡萄糖醛酸转化酶功能低下，影响胆红素正常代谢。生理性黄疸的血清胆红素一般低于 204μmol/L（12mg/dl），在 7～14d 消退，早产儿可延迟至第 3～4 周消退。

3. 色素斑　新生儿骶尾部及臀部常可见到蓝灰色的色素斑，多为圆形，或不规则，边缘明显，压之不褪色。因皮肤深层堆积了色素细胞所致，出生后 5～6 年自行消退。

4. 马牙　新生儿口腔上腭中线附近，可见到白色小点，有时牙龈上可见白色颗粒状物，为上皮细胞堆积形成。俗称“马牙”，不需处理。

5. 生理性乳房肿胀　无论男女新生儿，于出生后 3～5d 可出现一过性乳房肿大和泌乳，多于出生后 2～3 周自行消失。是受母体雌激素影响所致。无须处理，不应挤压以免感染。

6. 阴道出血（假月经）　由于在胎内受母体雌激素影响，女婴于出生后 5～7d 可见到阴道内少量出血，持续 1～2d 消失，不需特殊处理。

（马琴琴）

第五节　小儿体液平衡的特点和液体疗法

一、小儿体液平衡的特点

（一）体液的总量及分布

体液分布于3个区域，即血浆、间质和细胞内。血浆和间质液合称为细胞外液。小儿主要是间质液，所占比例较成人高，血浆和细胞内液量的比例则与成人相近，年龄愈小，体液占体重的比例愈高，见表1-1。

表1-1　不同年龄的体液分布（占体重的%）

体液	足月新生儿	1岁	2~14岁	成人
体液总量	78	70	65	55~60
细胞内液	35	40	40	40~45
间质液	37	25	20	10~15
血浆	6	5	5	5

（二）体液中的电解质成分

细胞内液和细胞外液的电解质组成有显著的差别。细胞外液的电解质以 Na^+、Cl^-、HCO_3^- 等为主，其中 Na^+ 占细胞外液阳离子总量的90%以上，对维持细胞外液的渗透压起主导作用；细胞内液以 K^+、Mg^{2+}、HPO_4^{2-} 和蛋白质等为主，K^+ 大部分处于解离状态，占细胞内液阳离子总量的78%，维持着细胞内液的渗透压。新生儿在生后数日内血钾、氯偏高，血钠、钙和碳酸氢盐偏低。

（三）小儿水代谢的特点

1. 水的需要量大，交换率高　水的需要量与新陈代谢、摄入热量、经肾排出溶质量、不显性失水及环境温度等多种因素有关。小儿生长发育快，机体新陈代谢旺盛，摄入热量、蛋白质和经肾排出的溶质量均较高；体表面积大，呼吸频率快，不显性失水多（约为成人的2倍）；故按体重计算，年龄愈小，每日需水量愈多。不同年龄每日所需水量见表1-2。

表1-2　不同年龄每日水的需要量

年龄	mL/kg
<1岁	120~160
1~3岁	100~140
4~9岁	70~110
10~14岁	50~90

水的排出主要经肺、皮肤、汗液、大小便，其中皮肤和肺蒸发的水分为不显性失水是调节人体体温的一项重要措施。小儿排泄水的速度较成人快，年龄越小，交换率越高，婴儿每日水的交换量为细胞外液量的1/2，而成人仅为1/7，故婴儿体内水的交换率比成人快3~4倍，加上婴儿对缺水的耐受力差，在病理情况下如果进水不足或有水分继续丢失，将更易脱水。

2. 体液平衡的调节功能不成熟　小儿调节水、电解质和酸碱平衡的神经、内分泌、肺、肾等器官发育未完全，功能未成熟。新生儿和婴幼儿肾脏浓缩功能只达成人的一半，因此，小儿在排泄同量溶质时所需水量较成人为多，尿量相对较多。当入水量不足或失水量增多时，易发生代谢产物潴留和高渗性脱水。肾脏稀释能力虽可达成人水平，但由于肾小球滤过率低，水的排泄速度较慢，若摄入过多，易发生水肿或低钠血症。

二、临床常见的水、电解质和酸碱平衡紊乱

（一）脱水

脱水是指水分摄入不足或丢失过多所引起的体液总量，尤其是细胞外液量的减少，脱水时除丧失水分外，尚有钠、钾和其他电解质的丢失。

1. 脱水程度　反映患病后累积的体液丢失量，一般根据精神、神志、皮肤弹性、循环情况、前囟、眼窝、尿量及就诊时体重等综合分析判断。常将其分轻、中、重三度。

（1）轻度脱水：失水量占体重5%以下（30～50mL/kg）。患儿精神正常或稍差；皮肤稍干燥，弹性尚可；眼窝、前囟轻度凹陷；哭时有泪；口唇黏膜稍干；尿量稍减少。

（2）中度脱水：失水量占体重的5%～10%（50～100mL/kg）。患儿精神萎靡或烦躁不安，皮肤干燥、弹力差；眼窝、前囟明显凹陷；哭时泪少；口唇黏膜干燥；四肢稍凉，尿量明显减少，脉搏增快，血压稍降或正常。

（3）重度脱水：失水量占体重的10%以上（100～120mL/kg）。患儿呈重病容，精神极度萎靡，表情淡漠，昏睡甚至昏迷；皮肤灰白或有花纹，干燥，失去弹性；眼窝、前囟深度凹陷，闭目露睛；哭时无泪；舌无津，口唇黏膜极干燥；因血容量明显减少可出现休克症状，如心音低钝，脉细而快，血压下降，四肢厥冷，尿极少或无尿等。

2. 脱水性质　指现存体液渗透压的改变，常用血清钠含量来判定细胞外液的渗透压，脱水时，由于水和电解质（主要是钠）丢失的比例不同，据此将脱水分为等渗、低渗和高渗3种类型。等渗性脱水最为常见，其次为低渗性脱水，高渗性脱水少见。

（1）等渗性脱水：水和电解质（主要是 Na^+）以血浆含量浓度成比例丢失，血浆渗透压在正常范围内，血清钠浓度为130～150mmol/L。临床上最多见于呕吐、腹泻、进食不足等原因所致。损失的体液主要为循环血容量和间质液，细胞内液无明显改变。由于肾脏可以调节水和电解质的平衡，使体液维持在等渗状态，因此临床所见的脱水多属等渗性。

（2）低渗性脱水：电解质的损失量比水多，血浆渗透压较正常低，血清钠 <130mmol/L，细胞外液呈低渗状态。临床上多见于营养不良性慢性腹泻、补液时输入大量非电解质溶液、慢性肾脏疾病、充血性心力衰竭患儿长期禁盐并反复应用利尿剂以及大面积烧伤损失血浆过多者。由于细胞外液渗透压低，水向细胞内转移，造成细胞外液容量减少更明显，同时出现细胞内水肿（包括神经细胞水肿）。临床特点为脱水症状比其他两种类型严重，更易发生休克。患儿可有脑细胞水肿，颅内压增高的表现，如烦躁不安、嗜睡、昏迷或惊厥等神经系统症状。

（3）高渗性脱水：电解质损失量比水少（失水比例大于失钠），血浆渗透压高于正常，血清钠 >150mmol/L 细胞外液呈高渗状态。临床上多见于病程较短的呕吐、腹泻伴高热、不显性失水增多而给水不足（如昏迷、发热、高温环境、呼吸增快）、口服或静脉注入过多的等渗或高渗液、垂体性或肾性尿崩症、使用大剂量脱水剂等患儿。由于细胞外液量减少，其渗透压增高，水自细胞内向细胞外转移，使细胞外液量减少得到部分补偿，故在失水量相等的情况下，脱水征较上述两种脱水为轻，循环障碍症状也不明显，但在严重脱水时亦可发生休克。由于细胞外液渗透压增高和细胞内脱水，患儿呈现黏膜和皮肤干燥明显，烦渴、高热、烦躁不安、肌张力增高甚至惊厥；严重者出现神经细胞脱水、皱缩，脑脊液压力降低，脑血管破裂出血，亦可发生脑血栓。

（二）酸碱平衡紊乱

酸碱平衡是指征常体液保持一定的 H^+ 浓度，以维持机体正常的生命功能。机体在代谢过程中不断产生酸性和碱性物质（主要是前者）。机体必须通过缓冲系统及肺、肾的调节功能来保持机体正常的pH，以保证机体的正常代谢和生理功能。健康人的血浆呈微碱性，pH 为7.4（7.35～7.45）。pH <7.35 称为酸中毒，pH >7.45 称为碱中毒。

血浆 pH 主要取决于血液中最主要的一对缓冲物质，即碳酸氢盐缓冲对 HCO_3^- 和 H_2CO_3，两者含量

的比值正常为20 ∶ 1。当肺呼吸功能障碍导致 CO_2 排出过少或过多，使血浆中 HCO_3^- 的量增加或减少所引起的酸碱平衡紊乱，称为呼吸性酸中毒或碱中毒。若因代谢紊乱使血浆中 HCO_3^- 的量减少或增加而引起的酸碱平衡紊乱，则称为代谢性酸中毒或碱中毒。出现酸碱平衡紊乱时，如果机体通过缓冲系统及肺、肾调节，使血液 pH 值仍保持在正常范围内时则称为代偿性酸中毒或碱中毒。小儿常见酸碱失调类型及其改变见表 1－3。

表 1－3　各种酸碱平衡紊乱的血气分析和 pH 改变

	酸碱平衡紊乱的类型	HCO_3^-/H_2CO_3	pH	HCO_3^- (mmol/L)	$PaCO_2$ (mm/Hg)	BE (mmol/L)	CO_2 CP (mmol/L)
	正常	20/1	7.4 (7.35～7.45)	24 (22～27)	40 (34～45)	±3	22 (18～27)
酸中毒	代谢性　代偿性	=	=	↓	↓	－↑	↓
	失代偿性	<20/1	↓	↓↓	↓	－↑	↓↓
	呼吸性　代偿性	–	=	↑	↑	+↑	↑
	失代偿性	<20/1	↓	=↑	↑↑	=或+↑	=↑
	呼吸性合并代谢性	<20/1	↓↓	=↑	↑	=或－↑	=↓
	代谢性　代偿性	=	=	↑	↑	+↑	↑
	失代偿性	>20/1	↑	↑↑	↑	+↑	↑↑
	呼吸性　代偿性	=	=	↓	↓	－↑	↓
	失代偿性	>20/1	↑	=↑	↓↓	=或－↑	=↓
	呼吸性酸中毒合并代谢性碱中毒	=或20/1	=或↑	↑	↑	=或－↑	↑

注：$PaCO_2$ 为动脉二氧化碳分压；BE 为碱剩余；CO_2CP 为二氧化碳结合力；↑升高；↓下降；＝接近正常；＋正值；－负值。

1. 代谢性酸中毒　为最常见的一种酸碱平衡紊乱，由于细胞外液中 H^+ 增高或 HCO_3^- 降低所致。

（1）病因：①体内碱性物质丢失过多，常见于腹泻、肠道造瘘、肾小管酸中毒等。②酸性物质摄入过多，如长期服用氯化钙、氯化铵、水杨酸等。③体内酸性代谢产物产生过多或排出障碍，如饥饿性、糖尿病性酮症酸中毒，脱水、缺氧、休克、心搏骤停所致的高乳酸血症等。④肾功能障碍等。

（2）临床表现：轻度酸中毒的症状不明显，常被原发病所掩盖。较重酸中毒表现为呼吸深而有力，唇呈樱桃红色，精神萎靡，嗜睡，恶心，频繁呕吐，心率增快，烦躁不安，甚则出现昏睡、昏迷、惊厥等。严重酸中毒，血浆 pH <7.20 时，心肌收缩无力，心率转慢，心排血量减少，周围血管阻力下降，致低血压、心力衰竭和室颤。半岁以内小婴儿呼吸代偿功能差，酸中毒时其呼吸改变可不典型，往往仅有精神萎靡、面色苍白等。

（3）治疗：①积极治疗原发病，除去病因。轻度酸中毒经病因治疗，通过机体的代偿可自行恢复，如脱水酸中毒经过补液后，循环和肾功能得以改善，酸中毒即可纠正。②应用碱性药物。对中、重度酸中毒，可用碱性溶液治疗，一般主张 pH <7.2 时可用碱性液。碳酸氢钠液为碱性药物首选，可口服或静脉给药，能直接增加碱储备，中和 H^+。在无条件测定血气或测定结果尚未出来之前，可先暂按提高血浆 HCO_3^- 5mmol/L 计算（1.4% $NaHCO_3$ 3mL/kg 可提高 HCO_3^- 约 1mmol/L）必要时 2～4 小时可重复。有血气测定结果时可按公式计算：所需补充的碱性溶液 mmol 数－剩余碱（BE）负值×0.3×体重（kg）。因 5%碳酸氢钠 1mL＝0.6mmol，故所需 5%碳酸氢钠量 mL＝(－BE)×0.5×体重（kg）。一般将 5%碳酸氢钠稀释成 1.4%碳酸氢钠溶液静脉输入，先给计算总量的 1/2，然后根据治疗后的反应决定是否需要继续用药。由于机体的调节作用，大多数患儿无须给足量即可恢复。纠正酸中毒过程中，钾离子进入细胞内使血清钾浓度下降，故应注意及时补钾。酸中毒纠正后，游离钙减少而出现抽搐者，应注意补钙。

2. 代谢性碱中毒 是由于体内 H^+ 丧失或 HCO_3^- 增加所致，儿科临床比较少见。

（1）病因：①机体内酸性物质大量丢失，如剧烈呕吐或胃管引流丢失大量盐酸引起的低氯性碱中毒。②用碱性药物过量。③长期使用利尿药或其他原因引起低钾性碱中毒。④高碳酸血症：见于呼吸性酸中毒时，肾脏代偿性分泌 H^+ 和增加 HCO_3^- 回吸收。⑤应用人工辅助机械通气后，血浆 HCO_3^- 含量仍较高。

（2）临床表现：轻症除原发病外可无其他明显症状；重症表现为呼吸慢而浅或暂停，头晕、躁动、手足麻木；当失代偿时，血中游离钙减少，出现低钙性手足搐搦，伴低钾者出现低钾症状。

（3）治疗：①病因治疗：治疗原发病，停用碱性药物，纠正脱水，补钾、氯、钙。②轻症：静滴 0.9% 氯化钠注射液，可得到纠正。③重症：pH > 7.6，HCO_3^- > 40mmol/L，血 Cl^- < 85mmol/L。可给予氯化铵治疗，氯化铵用量计算公式如下：所需氯化铵（mmol）数 -（测得的 HCO_3^- 值 - 22）mmol/L × 0.3 × 体重（kg）。先用 1/2 量稀释成 0.9% 氯化铵液（等渗）缓慢静脉滴注，以后视病情而定。肝、肾功能不全者和呼吸性酸中毒合并代谢性碱中毒者禁用。有低钾、低钙者须相应补给钾、钙剂。

3. 呼吸性酸中毒 是由于通气障碍导致体内 CO_2 潴留、H_2CO_3 增高所致，儿科亦较多见。

（1）病因：①急、慢性肺部疾患：肺炎、支气管哮喘、肺水肿、喉头水肿、呼吸道异物、分泌物堵塞、肺不张、肺萎缩、呼吸窘迫综合征等。②多发性神经根炎、低血钾等引起呼吸肌麻痹、换气不足。③呼吸中枢功能减退或受抑制：如因呼吸抑制药物过量、缺氧缺血性脑病、颅脑外伤等。④人工呼吸机使用不当，吸入 CO_2 过多。

（2）临床表现：除原发病表现外，缺氧为突出症状。高碳酸血症可引起血管扩张，颅内血流增加，致头痛及颅内压增高。

（3）治疗：主要是治疗原发病，改善通气和换气障碍，解除呼吸道阻塞，给予充分氧气，必要时用人工呼吸机以改善缺氧和高碳酸血症，对重症失代偿性呼吸性酸中毒患儿，应行气管插管或气管切开，可给予 5% 碳酸氢钠或酌情应用呼吸兴奋剂，一般禁用镇静剂。

4. 呼吸性碱中毒 由于通气过度导致体内 CO_2 过度减少，血浆中 H_2CO_3 降低所致。

（1）病因：①通气过度，如长时间剧烈哭闹、高热伴呼吸增快，癔病及呼吸机使用不当导致的 CO_2 排出过多。②呼吸系统疾病、颅脑外伤或呼吸兴奋药物过量导致呼吸中枢兴奋，过度呼吸。③低氧、严重贫血、肺炎、肺水肿等。

（2）临床表现：主要为呼吸深快。

（3）治疗：治疗原发病为主，改善呼吸功能后碱中毒可逐渐恢复，有手足搐搦者给予钙剂。

（三）电解质紊乱

低钾血症：正常血清钾浓度为 3.5 ~ 5.5mmol/L，当血清钾 < 3.5mmol/L 时，为低钾血症。钾缺乏时，血清钾常降低，但脱水、酸中毒、组织细胞破坏等因素常能影响细胞内外钾的分布，故血钾高低不与机体钾总量呈绝对相关，细胞外液钾含量也不能完全代表体内钾的量。

1. 病因 具体如下。

（1）钾摄入量不足：如长期不能进食或进食少。静脉补液不加或少加钾盐。

（2）经消化道丢失钾过多：如频繁呕吐、腹泻或胃肠造瘘、引流。

（3）经肾脏排钾过多：如长期使用排钾利尿药、肾上腺皮质激素，肾小管酸中毒、原发或继发性醛固酮增多症等。

（4）钾由细胞外过多转移入细胞内：如家族性周期性低钾麻痹症、胰岛素治疗、碱中毒等。

2. 临床表现 取决于失钾的速度、程度，以及血内其他电解质成分的改变。一般血清钾低于 3mmol/L 时，可出现临床症状。

（1）神经肌肉系统：神经肌肉兴奋性降低，表现肌无力，腱反射减弱或消失，严重者发生弛缓性瘫痪，呼吸肌麻痹，肠鸣音减弱，腹胀，甚至肠麻痹。

（2）心血管系统：低钾对心肌的影响最明显，表现为心率快，第一心音低钝，心律失常。心电图显示 ST 段下移，T 波增宽、出现 U 波、Q－T 间期延长。

3. 治疗　具体如下。

（1）积极治疗原发病，防止钾的继续丢失，尽早恢复正常饮食。

（2）轻度低钾血症可多进含钾丰富的食物，可口服氯化钾，剂量按每日 200～250mg/kg，分 4～6 次。

（3）重度低钾血症需静脉补钾，浓度为 27mmol/L（0.2%），不超过 40mmol/L（0.3%），每日补钾总量静脉滴注时间不少于 8 小时，治疗期间要严密观察临床症状和体征变化，监测血清钾和心电图，随时调整输入含钾溶液的浓度和速度。由于细胞内钾恢复较慢，治疗低钾血症须持续补钾 4～6 日或更长时间，才能逐步纠正。

三、儿科液体疗法常用溶液

（一）非电解质溶液

5% 和 10% 葡萄糖液，输入人体后很快被氧化为水和 CO_2，同时供给能量或转变成糖原贮存体内，故为无张力溶液，仅用于补充水分和部分热量，不能起到维持渗透压的作用。

（二）电解质溶液

用于补充液体容量、纠正电解质和酸碱平衡失调。

1. 氯化钠溶液　具体如下。

（1）0.9% 氯化钠溶液（生理盐水）：为等渗电解质液，含 Na^+ 和 Cl^- 各 154mmol/L，Na^+ 含量与血浆相仿，可用于扩张血容量，补充电解质，但 Cl^- 含量比血浆含量（103mmol/L）高 1/3，大量输入可使血氯升高，血 HCO_3^- 被稀释而加重酸中毒。故酸中毒时应配碱性电解质溶液使用。

（2）3% 氯化钠：每毫升含 Na^+ 0.5mmol，用于纠正低钠血症。

2. 碱性溶液　用于纠正碱丢失性酸中毒。

（1）碳酸氢钠：制剂为 5% 的高渗液（1mL＝0.6mmol），使用时可稀释为 1.4% 溶液，为等渗液，紧急情况下可以 5% 的溶液直接推注。有呼吸性酸中毒 CO_2 潴留者慎用。使用时应注意防止注入血管外造成组织坏死或反复使用使细胞外液渗透压增高。

（2）乳酸钠：需在有氧条件下经肝脏代谢产生 HCO_3^- 而起缓冲作用，显效较缓慢，在休克、缺氧、肝功能不全、新生儿期或乳酸潴留性酸中毒时不宜使用。制剂为 11.2%，其等渗液为 1.87%。

3. 氯化钾　制剂为 10% 的溶液。用于补充钾，使用时要严格掌握稀释浓度，不能直接静脉推注，否则有发生心肌抑制和死亡的危险。

4. 混合溶液　根据病情为适应治疗需要，将上述溶液，按一定比例，可配制成不同成分和张力的混合液，可避免或减少单一成分的缺点，以适用于不同补液阶段中不同情况的需要。儿科常用的几种混合液的简易协定配制见表 1－4。

表 1－4　常用溶液成分

溶液	每 100mL 液体含量（mmol）	阳离子（mmol）		阴离子（mmol）		Na^+：Cl^-	张力（张）
		Na^+	K^+	Cl^-	HCO_3^-		
血浆	（渗透压 300mL/L）	142	5	103	24	3：2	1
①0.9% 氯化钠		154		154	1：1	1	
②5% 或 10% 葡萄糖							0
③5% 碳酸氢钠		595			595	3.5	
④1.4% 碳酸氢钠		167			167	1	
⑤11.2% 乳酸钠		1 000			乳酸根 1 000		6

续表

溶液	每 100mL 液	阳离子（mmol）		阴离子（mmol）		Na^+：Cl^-	张力（张）
⑥1.87%乳酸钠		167			167		1
⑦10%氯化钾			1 342	1 342			8.9
⑧0.9%氯化铵		NH_4^+	167	167			1
1：1 含钠液	①50：②50	77		77		1：1	1/2
1：2 含钠液	①35：②65	54		54		1：1	1/3
1：4 含钠液	①20：②80	30		30		1：1	1/5
2：1 含钠液	①65：④/⑥35	158		100	58	3：2	1
2：3：1 含钠液	①33：②50：④/⑥17	79		51	28	3：2	1/2
4：3：2 含钠液	①45：②33：④/⑥22	106		69	37	3：2	2/3

5. 口服补液盐（oral rehydration salts，ORS） 是世界卫生组织（WHO）1971 年推荐用以治疗急性腹泻合并脱水的一种溶液。其理论基础是小肠微绒毛上皮细胞上存在 Na^+ – 葡萄糖的共同载体。此载体上有 Na^+ 和葡萄糖两个结合位点：只有 Na^+ 和葡萄糖同时与载体结合，才能转运。在 Na^+ 和葡萄糖吸收时，水和氯也被动吸收。ORS 的配方为氯化钠 3.5g，碳酸氢钠 2.5g，枸橼酸钾 1.5g，葡萄糖 20.0g，加温水至 1 000mL。其电解质的渗透压为 220mmol/L（2/3 张）。制成溶液的电解质浓度为 Na^+ 90mmol/L，K^+ 20mmol/L，Cl^- 80mmol/L，HCO_3^- 30mmol/L。具有纠正脱水、酸中毒及补钾的作用。

四、液体疗法

液体疗法是纠正水、电解质和酸碱紊乱，恢复和维持血容量及机体的体液平衡，以保证机体的正常生理功能的重要措施。在补液前要全面掌握患儿的情况：包括病史、症状、体征及必要的实验室检查，进行综合分析。正确判断患儿脱水和电解质紊乱的性质、程度，并在此基础上制定出合理有效、切实可行的补液计划。包括补液量、液体成分（其中包括各阶段成分）、步骤和给液速度等。由于体液成分失衡的原因和性质非常复杂，在输液过程中要密切观察病情变化，并根据病情随时调整。液体疗法包括补充累积损失量（治疗前水、电解质总损失量）、继续损失量（治疗过程中，由于病因未完全解除，而造成体液继续异常丢失量）和生理需要量（维持基础代谢所需）3 个部分。

（一）补充累积损失量

1. 补液量 补液量根据脱水的程度决定：轻度脱水 30～50mL/kg；中度脱水 50～100mL/kg；重度脱水 100～150mL/kg。计算总量先给 2/3，学龄前期及学龄期小儿体液组成已接近成人，补液量应酌减 1/4～1/3。

2. 溶液种类 给液种类根据脱水性质决定。原则先盐后糖，即先补充电解质后补充糖液。通常对低渗脱水应补给 2/3 张含钠液；等渗脱水补给 1/2 张含钠液；高渗脱水补给 1/5～1/3 张含钠液。若临床上判断脱水性质有困难时，可先按等渗脱水补充。

3. 补液速度 补液速度取决于脱水程度，原则上先快后慢。如重度脱水，尤其对于有明显血容量和组织灌注不足的患儿，应首先快速应用 2：1 含钠液，按 20mL/kg（总量不超过 300mL）于 30 分钟至 1 小时内静脉输入，以迅速改善循环血量和肾功能；其余累积损失量于8～12 小时输完。但对高渗性脱水患儿的输注速度宜稍慢，以防引起脑细胞水肿，发生惊厥。

4. 严重酸中毒需补给碱性溶液 待循环改善，酸中毒纠正，见尿后应及时补钾。

（二）补充继续损失

在开始补液时原发造成脱水的原因大多继续存在，如腹泻、呕吐、胃肠引流等，以致体液继续丢失，如不予以补充又成为新的累积损失，应给予补充。此种丢失量依原发病而异，且每日有变化，必须根据实际损失量用类似的溶液补充。如临床常见的婴儿腹泻，在早期严格禁食的情况下，体液继续损失量一般每日 10 ~ 40mL/kg，可选用 1/3 ~ 1/2 张含钠液。各种损失成分见表 1 – 5。

表 1 – 5　各种损失液成分表（mmol/L）

	Na^+	K^+	Cl^-	蛋白
胃液	20 ~ 80	5 ~ 20	100 ~ 150	–
胰液	120 ~ 140	5 ~ 15	90 ~ 120	–
小肠液	100 ~ 140	5 ~ 15	90 ~ 130	–
胆汁液	120 ~ 140	5 ~ 15	50 ~ 120	–
回肠造瘘口损失液	45 ~ 135	5 ~ 15	20 ~ 115	–
腹泻液	10 ~ 90	10 ~ 80	10 ~ 110	–
出汗（正常）	10 ~ 30	3 ~ 10	10 ~ 25	–
烫伤	140	5	110	3 ~ 5

（三）补充生理需要量

包括热量、水和电解质 3 个方面的需要量。每日摄入的液量要供给肺和皮肤挥发的不显性失水量或由汗、尿、大便等损失的水量，一般按每消耗 418kJ（100kcal）热量需要 120 ~ 150mL 水计算；在禁食情况下，为了满足基础代谢需要，每日供给热量约为 60 ~ 80kcal/kg；每日正常大小便、出汗而损失的电解质不多，平均约（2 ~ 3mmol）/100kcal。尽量口服补充，不能口服或口服量不足者可静脉滴注 1/5 ~ 1/4 张含钠液，同时给予生理需要量的钾。长期输液或合并营养不良者，应注意蛋白质的补充。

各种疾病导致的水、电解质和酸碱失衡对以上 3 部分的需要量稍有不同，其中生理需要量是共同的。如一般疾病不能进食者只需补充生理需要量，而婴儿腹泻则 3 项均需补充。

（马琴琴）

第二章

儿科常用诊断技术

第一节 中心静脉压测定

中心静脉压（central venous pressure，CVP）的测定是把导管插入上腔或下腔静脉内以测其压力，它反映全身静脉的回心血量，代表心脏前负荷，是评价危重患儿血流动力学的重要特征。其正常值为在成人吸气时是 2～3cmH_2O，呼气时为 4～8cmH_2O，最高上限值为 10～12cmH_2O，一般为 0.059～0.118kPa（6～12cmH_2O）。它能指示出维持人体有效循环三个主要因素的关系：血循环量、心脏功能及血管舒缩能力的综合反应。因此，常作为对循环功能的一种监测手段，用于各种原因所致休克患儿的抢救、出血量大的手术以及体外循环心内直视手术中的常规监测项目。它的测定对输血、输液的速度和量有指导意义。在临床工作中，如中心静脉压下，快速补充血循环量是安全和必要的，可增加回心血量和保证心排出量；相反，在中心静脉压升高时，如仍快速输液，则增加心脏负担，造成危险，此时应查明原因，或使用强心药以改善心功能，或使用利尿药以降低血容量，以达到增加心搏出量的目的。胸腔内压及心包内压也影响中心静脉压的高低。在进行心包剥离手术时，中心静脉压测定的结果，可视为手术效果的反映。此外中心静脉压的导管还可用以给药，尤其在抢救心脏停搏急症时此途径给药可使药物迅速又高浓度地到达心腔内起作用。近年来还多用作静脉高营养的输入途径。

1. 插管途径及技术操作　中心静脉插管术有许多可选择的途径，通常以术者的经验、成功率及并发症等因素来做选择。儿童中多应用股静脉及颈内静脉或锁骨下静脉。股静脉穿刺成功率较高，较安全，但穿刺部位容易污染引起感染。锁骨下静脉穿刺屡有严重并发症报道，如气胸、导管进入胸膜腔、局部出血及严重感染等。与之相比颈内静脉穿刺较为安全，偶尔也可致气胸，在肥胖儿及婴儿穿刺成功率稍低，护理有一定困难。

插管方法：近年来多应用经皮穿刺法。①股静脉穿刺法：患儿仰卧、髋关节轻度外旋外展，将小沙袋置于臀部，使腹股沟处充分暴露，用 18～20 号穿刺针，其后接 5mL 注射器，在腹股沟下 1～2cm，股动脉搏动内侧 0.5cm，与皮肤成 45°角顺股动脉走行方向刺入。进针至后方耻骨处，稍压低注射器尾部，轻抽注射器保持一定负压，同时逐渐缓慢退针，如有血液涌出，说明针头已在静脉内，置入导管，并将导管的固定装置缝至皮肤上以防导管移动。于置入导管前先将导管置于体表，估计从穿刺点到中心静脉的长度，导管尖端的正确位置应在膈肌以下的下腔静脉内，一般情况下导管插过脐部水平即可（图 2-1A）。②颈内静脉穿刺法：患儿仰卧位，头低位 15°～20°并转向对侧，用 18～20 号针头接 5mL 注射器，在胸锁乳突肌的两脚之间或其后脚之前缘进针，与额面成 45°角，向同侧剑突方向或稍内方刺入或采用胸锁乳突肌两脚上方，约位于胸锁乳突肌中点或外缘中下 1/3 交界处进针、在胸锁乳突肌下向胸锁关节方向刺入。进针同时轻抽注射器保持一定负压，穿刺成功后摘下注射器，用拇指堵住针孔以免发生空气栓塞。然后迅速置入金属引导丝，拔出针头，通过此引导丝将导管的旋转方式送入导管。导管插入长度为进针部位至胸骨右缘第二肋水平。然后用丝线缝合皮肤一针以固定导管。导管尾部可直接与压力换能器及多导生理仪相接，或与装有三通管之点滴输液装置相接，三通管之后接一玻璃测量静脉压管（图 2-1B），静脉压管之最低点（零点）须固定于患儿腋中线水平上。③锁骨下静脉穿刺：插管术虽然易有并发症，但其解剖标志明显，不影响气管插管及人工呼吸，插管后容易护理，乃是重症监护患儿常用方法。具体步骤，穿刺常从锁骨上或锁骨下途径，前者进针时针头指向剑突；后者针头与额面成30°～35°，针尖指向胸骨上凹，当针头触及锁骨下缘，将注射器上针头转致胸壁平行角度缓慢推进，保持针管负压；穿刺成功，可有血液流出，即置入金属引导丝及导管即可。

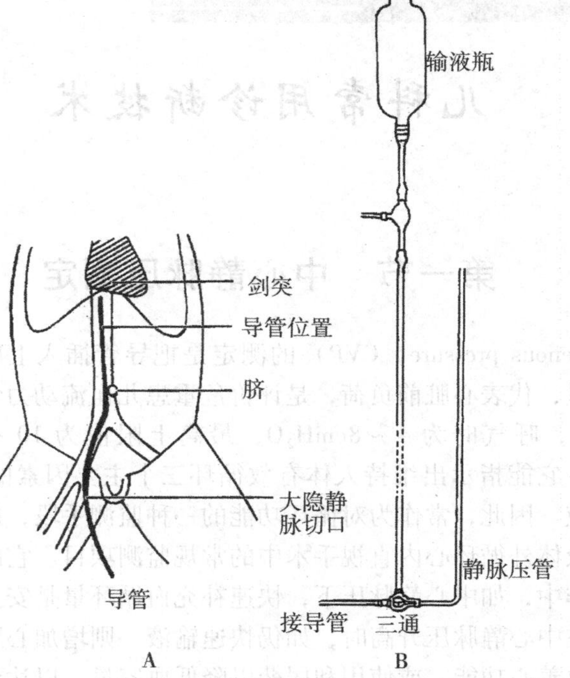

图2－1　中心静脉压测定

A. 从右侧大隐静脉切口插入导管测量中心静脉压示意图；B. 中心静脉压测定装置及使用方法：①旋转三通使输液瓶与静脉压管相连通，灌满静脉压管；②旋转三通使静脉压管与导管相连通，使静脉压管内液体流入静脉，则管内液面下降，停止下降时之液面高度即中心静脉压；③旋转三通使输液瓶与导管相连能继续输液

2. 测压注意事项　①测压时，调整三通管通道使静脉压玻璃管与点滴瓶相通，等静脉压管内注满液体后，再将三通管道使静脉压管与导管相通，则静脉压管内液柱逐渐下降到静脉压水平而停止，水柱的高度即为中心静脉压力。切不可先直接使导管与测压管相通，看静脉血自导管流入静脉压管的高度来测量压力，这样血液容易在导管或静脉管内凝固，造成栓子。②导管在不测压时应与点滴瓶相通，维持一定的点滴速度，保持管道通畅。③静脉穿刺部位应保持无菌，不受污染。④导管安放时间不宜过长，最好不超过72小时，在动、静脉压力平稳后，即应拔除。⑤测压时患儿必须保持安静或睡眠状态，其测得之数据方为准确。

影响中心静脉压的因素包括：机械通气可使CVP升高，但不同的通气模式对CVP的影响程度不同；体位对CVP有影响，平卧位时的CVP较半卧位时的CVP更高；置管深度及位置对CVP有影响，一般置入过深易致CVP值偏低，反之则偏高。股静脉置管时腹腔脏器压迫下腔静脉，CVP值偏高；测定CVP的液体黏稠度大，会影响压力传导，致CVP值偏高。

（马琴琴）

第二节　支气管镜术

目前，在很多医院，对支气管镜术在诊断中需求性甚至和CT一样普及。支气管镜术在儿科主要应用于在难治性持续喘息、咯血的病因诊断。该技术也可对先天呼吸系统发育不良、畸形、气管支气管软化与狭窄等疾病进行诊断。通过气管镜下表现及支气管肺泡灌洗检查，明确引起肺部感染的病原学。通过支气管镜进行支气管肺泡灌洗治疗类脂性肺炎、严重的肺部感染、难治性肺炎、肺不张等疗效确切、肯定。儿科重症监护室（PICU）的危重症患儿，如果出现气管插管困难、经呼吸机治疗后不能脱机或拔管失败，被怀疑存在气道畸形或阻塞者，可以通过支气管镜检查明确诊断，并予以氩气刀、激光、冷冻和气管支架等介入治疗。

在我国儿科已安全地开展了大量支气管镜手术。支气管镜术安全可靠地承担起儿科呼吸疾病，特别是危重症和疑难症的诊断与治疗工作。优良的设备和高超的技术的引入大大提高了儿科疾病的诊治水平。随着儿科支气管镜术的进步，其适应证在不断地扩大。支气管镜的作用已为儿科医师、耳鼻喉科医师以及外科医师认识。支气管镜术是相当安全、有效的疾病诊疗手段，应在我国儿科积极推广普及。

一、小儿气道特点

（一）鼻咽部

小儿的鼻咽部的特点是淋巴组织（也称腺样体）丰富，在儿童期增生明显。易患反复上感的患儿可明显增加，腺样体过度肿大，可引起阻塞性呼吸困难、睡眠障碍等。儿童在经鼻插管或用支气管镜时易碰到该腺体引起出血或阻塞。腺样体一般在青春期以后即可萎缩变小。

（二）喉腔

喉口的下方称为喉腔（laryngeal cavity）。喉腔是呼吸道最狭窄的部位，在小儿尤为明显。喉腔借前庭裂和声门裂分为上部的喉前庭、下部的喉下腔及中间部的喉中间腔。喉中间腔向两侧突出的间隙称为喉室。喉室内有声带，是发音器官。声带之间的裂隙称为声门，声门裂发育过程中，声带部和软骨间部二者的发育是不平衡的。出生时声门裂长约 6.5mm，其膜间部和软骨间部分别为 3.0mm 和 3.5mm；当 1 岁时，声带发育至 8mm，膜间部仍为 3mm。以后膜间部增长较快而声带发育相对慢。声门裂在 3 岁时长约 10mm，成人达 24mm 左右。

喉腔声门入口处形似三角。小儿的喉腔呈漏斗形，幼儿声门高度约为底部横径的 2 倍。声门以下至环状软骨以上是小儿呼吸道最狭窄处。喉腔的位置随年龄的增长而下移：新生儿喉口的位置较高，声门相当于颈椎$_{3\sim4}$水平。婴儿喉的位置相当于第 1、2 胸椎交界处至第 4 颈椎下缘平面之间。6 岁时，声门降至第 5 颈椎水平，仍较成人为高。喉腔的最狭窄部位在咽与食管相移行部的咽腔，咽腔约位于颈前正中，会厌软骨至环状软骨下缘之间。

（三）气管及支气管

小儿气管、支气管的特点是：管腔窄；气管软骨柔弱；气管黏膜血管多；管腔弹性组织发育差和纤毛功能相对弱。因此，小儿容易发生呼吸道感染是由解剖和生理特点所决定的。小儿气管的直径年龄不同则相差很大。新生儿总气管直径仅 5 ~ 6mm，而成人则为 20 ~ 25mm。气管横径在 2 岁以前为 0.5 ~ 0.9cm，2 ~ 10 岁为 0.7 ~ 1.5cm。从新生儿到成人，气管的长度增加 3 倍，直径增加 4 倍。

二、支气管镜的种类与选择

（一）支气管镜分类

儿科支气管镜术所应用的所述支气管镜主要指软式支气管镜。主要有三种类型：

1. 纤维支气管镜（纤支镜） 20 世纪 60 年代问世。主要工作原理为光源通过光导纤维传导到气管内，照亮观察物体。物镜通过光导纤维将气管内影像传导到目镜。目前根据镜身插入部分的直径可有 5.0mm、4.0mm、3.6mm、2.8mm 和 2.2mm 等几种。5.0mm 和 4.0mm 的有 2.0mm 活检孔道，3.6mm、2.8mm 的有 1.2mm 活检孔道，2.2mm 的没有活检孔道。

2. 电子支气管镜 20 世纪 80 年代问世。主要工作原理为光源通过光导纤维传导到气管内，照亮观察物体同上。但镜前端的数码摄像头（CCD）可对观察物摄像后，通过电线将信号传入计算机图像处理系统，通过监视器成像。其图像清晰度大大优于纤维支气管镜。由于 CCD 尺寸的限制，镜身插入部分的直径分为5.3mm，有2.0mm的活检孔道。目前和镜身插入部分的直径最细的为3.8mm，有1.2mm的活检孔道。后者可以用于儿科。

3. 结合型支气管镜　2004年问世。主要工作原理为光源通过光导纤维传导到气管内，照亮观察物体。物镜通过光导纤维将气管内影像传导到镜手柄中的CCD，对观察物摄像后通过电线将信号传入计算机图像处理系统，通过监视器成像。包含上述两种，其图像清晰度介于纤维支气管镜和电子支气管镜之间。由于支气管镜插入部分不再受CCD尺寸的限制，其插入部分可制作的更细。目前有4.0mm和2.8mm两种，分别有2.0mm活检孔道和1.2mm活检孔道，适合儿科应用。

（二）选择合适尺寸规格的支气管镜

儿童气管、支气管内径随年龄增长不断增大，因此根据不同年龄选用合适尺寸的支气管镜是成功、安全地进行检查的前提。一般情况下，5.0mm和4.0mm直径的支气管镜多用于1岁以上儿童。其活检孔道较粗（2mm），可进行吸引、灌洗，支气管黏膜和肺活检及介入治疗。2.8mm和3.6mm直径的支气管镜可用于从新生儿到青少年各年龄组。其有一个1.2mm的活检孔，亦可进行吸引、给氧、灌洗、活检和刷检。

三、支气管镜术的术前准备、麻醉、操作和监护

（一）术前准备

1. 支气管镜术前检查常规　除必需的检查如血常规、凝血功能、肝功能、胸X线片或胸部CT、血气分析、心电图、肺功能以外，为避免操作中的交叉感染，还需进行乙型肝炎和丙型肝炎血清学指标、HIV、梅毒等特殊病原的检测。全身麻醉的患儿还应接受肝肾功能检查，以评估患儿对麻醉药物的耐受情况。

2. 签署支气管镜术知情同意书　无论采取局部麻醉或全身麻醉，医生应对所有接受检查的儿童，均应以医师法和医学伦理学为指导原则，向家长或其监护人说明支气管镜术的目的、操作检查中及麻醉的可能并发症，并签署检查知情同意书。全身麻醉的患儿还应由麻醉医师与监护人另签署麻醉同意书。询问有无对麻醉药物过敏病史。对小儿，特别是4～5岁以上的儿童，应配合进行心理护理，尽量消除其紧张和焦虑，取得患儿的配合。

3. 支气管镜术术前评估　由于镇静和麻醉药物如咪唑安定和丙泊酚等，在不同程度上对呼吸和心血管系统的抑制作用，以及患儿本身呼吸系统疾病的原因，均可能造成患儿在检查操作过程中出现呼吸抑制和低氧血症，喉、气管、支气管痉挛，血压下降及心律失常等。因此，术前应做好对患儿麻醉方法的选择以及对于麻醉及手术耐受程度的评估。对在新生儿及有严重呼吸困难小儿患儿更需做好评估，并做好应急预案。

4. 支气管镜术急救准备　术前常规准备急救药品如肾上腺素、支气管舒张剂、止血药物、地塞米松等；急救及监护设备如氧气、吸引器、复苏气囊、气管插管、脉搏血氧监护仪等。

5. 术前准备　患儿术前6小时禁食固体食物和奶液，术前3小时禁水。

（二）麻醉方法

目前支气管镜术中主要有两种麻醉方法：

1. 利多卡因气管内局部黏膜表面麻醉方法（简称“边麻边进”方法）　具体方法为：术前30分钟肌内注射阿托品0.01～0.02mg/kg，以尽可能减少检查时由于对迷走神经刺激引起的心率减慢和气道分泌物增多。术前用1%～2%利多卡因喷鼻咽部。静脉注射咪唑安定（0.1～0.3mg/kg）。对婴幼儿用被单加以约束，对学龄儿说明术程以减轻其恐惧心理，鼓励勇敢精神，取得配合。经鼻或口（固定口器）插入支气管镜到声门前，将1%～2%利多卡因1～2mL经活检孔道喷洒到喉及周围。稍后，通过声门下行到总气管。观察气管位置、形态，黏膜色泽，软骨环的清晰度，隆突的位置等。按检查方向在左或右侧气管开口处，通过活检孔道再次给1%～2%利多卡因1mL，再稍后，继续进入。根据需要，先向要检查部位喷洒利多卡因，再推进气管镜到此部位检查治疗，即所谓的“边麻边进”。患儿出现局部刺激症状可重复给利多卡因。用药总量应控制在5～7mg/kg。6个月以下小儿用浓度1%的利多卡因。

以患儿不咳嗽、可耐受、不挣扎、无呼吸困难为麻醉成功。

2. 静脉复合全身麻醉 国内外应用静脉复合麻醉的药物组合，因麻醉师的经验不同而多种多样。目前，多以静脉应用丙泊酚（propofol）为主，复合芬太尼、瑞芬太尼、舒芬太尼之一种，亦有复合氯胺酮的。除静脉途径用药外，还有吸入氧化亚氮和七氟烷诱导及维持麻醉的报道。但因麻醉深度易变，吸入麻醉剂操作人员及对周围环境存在影响，国内应用不普遍。为了维持患儿术中的通气与氧合功能，也可在麻醉时应用气管插管或喉罩等以确保气道通畅，便于实施辅助或控制呼吸。静脉复合麻醉随着科学的发展，近年来应用日渐增多。它的应用使儿科支气管镜操作更容易，提高了手术的安全性及舒适性，特别适合于四级介入手术治疗，是儿科支气管镜术很好的麻醉方法。对患儿极度不合作，以及有智力、语言障碍、鼻咽部畸形等的患儿，应安排在全身麻醉下行支气管镜检术。

采用芬太尼和异丙酚等进行静脉麻醉的具体方法为：

（1）诱导：咪唑安定0.05～0.075mg/kg，芬太尼1～2μg/kg，丙泊酚1～1.5mg/kg，入睡后常规利多卡因鼻腔、咽喉表面麻醉。

（2）维持：持续泵注异丙酚6～8mg/（kg·h），麻醉较浅时静脉注射10～20mg；气管内利多卡因表面麻醉不可省略。亦可不用持续输液泵维持，在麻醉浅时静脉加注10～20mg（1～1.5mg/kg）。一般在支气管镜术后5～10分钟患儿即可恢复清醒。但此方法有抑制呼吸且不能很好地抑制咳嗽反射的缺点，治疗费用亦明显增高。

术中、术后的全面监测及呼吸管理特别重要。开展此项工作应强调医疗安全，包括设施与仪器的配备、人员的准入、各项规章制度的制定及严格执行。

（三）支气管镜操作和术中监护

儿科支气管镜术时，患儿多采取仰卧位，肩部略垫高，头部摆正。将支气管镜经鼻孔轻柔送入，注意观察鼻腔、咽部有无异常；见及会厌及声门后，观察会厌有无塌陷、声带运动是否良好及对称；进入气管后，观察气管位置、形态，黏膜色泽，软骨环的清晰度，隆突的位置等。然后观察两侧主支气管和自上而下依次检查各叶、段支气管。一般先检查健侧再查患侧，发现病变可留取分泌物、细胞涂片或活检。病灶不明确时先查右侧后查左侧。检查过程中注意观察各叶、段支气管黏膜外观，有无充血、水肿、坏死及溃疡，有无出血及分泌物，管腔及开口是否通畅、有无变形，是否有狭窄及异物、新生物。检查时尽量保持视野位于支气管腔中央，避免碰撞管壁，刺激管壁引起咳嗽、支气管痉挛及损伤黏膜。操作技术应熟练、准确、快捷，尽量缩短时间。

在支气管镜术中必须全程对患儿进行生命体征监护，一般监测血氧饱和度、呼吸、心电图及无创血压。

儿童，特别是婴幼儿气道狭小，气管内黏膜十分娇嫩，支气管镜的置入不仅加重气道狭窄，反复多次操作极易引起黏膜水肿；加之镇静或麻醉药物对呼吸的抑制作用，极容易出现缺氧和呼吸困难。因此在儿童支气管镜操作时，应该通过鼻导管或面罩（流量1～2L/min）给氧，以保障患儿对氧的需求。全身麻醉患儿也可在麻醉时应用气管插管或喉罩，以确保气道通畅和供氧。检查过程中理想的血氧饱和度应达95%以上，如低于85%～88%，应暂时停止操作。

（四）术后监护

支气管镜操作完成后，应继续监测血氧饱和度及心电图，并观察有无呼吸困难、咯血、发热等。对局部麻醉患儿可在支气管镜室或病房监测0.5小时，对全身麻醉患儿则要待患儿清醒，不吸氧时血氧饱和度维持在0.95%以上时，方可返回病房继续监测及观察。由于局部麻醉药物的持续作用，可以引起患儿误吸，因此术后2小时方可进食、进水。术后监护期间根据患儿情况可以继续吸氧、吸痰，保持呼吸道通畅。密切监测发热、咯血和气胸等并发症的征象。

四、支气管镜的诊断作用

（一）形态学诊断

支气管镜柔软而又可弯曲，在气管中可以随意调整它的前进方向。能进入硬支气管镜不能到达的左右上叶。外径超细支气管镜的问世，可以通过普通支气管镜的活检孔道插入到更深，到段、亚段支气管以下的小支气管，直接检查小气道区域的情况。取得了对慢性炎症、哮喘、粉尘肺小气道病变，以及气管软化等疾病的宝贵资料。影像亦更加清晰，形态学中主要检查喉、气管、支气管黏膜是否正常，管腔是否变形、狭窄，管壁的运动状态，有无畸形、囊肿、血管瘤、赘生物、肿瘤、异物、出血点、窦道以及分泌物的情况等。通过摄影和录像可将观察到的情况记录和展示，供临床医生会诊、教学和科研和网上交流应用。

支气管镜镜下形态学可按如下步骤检查：

1. 气管、支气管壁的异常　如支气管黏膜是否充血、肿胀，有无血管扩张、迂曲或血管瘤，表面有无粗糙不平，气管、支气管软骨环是否清晰可见，黏膜部位有无溃疡，结节或肿物生长，肿物形态与周围组织关系，有否瘘管、憩室、黏液腺扩大以及其他色素沉着等。

2. 气管、支气管管腔异常　包括气管、支气管有否阻塞、狭窄、扩张、移位或异常分支，以及这些管腔异常的形态、程度。

3. 气管、支气管管腔异常物质　注意观察和采集分泌物，了解其性质，有无血块、钙化物质、异物、肉芽组织、干酪样物质等。

4. 动力学改变　观察喉、声带活动状况，隆突波动，检查中有否支气管痉挛、软化，其与呼吸和咳嗽的关系。常见的支气管软化指气管或支气管在呼气相时管壁向管腔内塌陷，直径缩短，类似管腔狭窄；吸气相可恢复原位，实际管腔无缩窄。管腔直径塌陷 1/2 为轻度，1/2 ~ 3/4 为中度，塌陷 3/4 以上管腔几近闭合为重度。婴幼儿气管，支气管软化最多见于 1 岁以内，与遗传和生长发育有关，大部分随着生长 1 岁后软化逐渐恢复。另可见于原发性支气管软骨发育不良等。呼吸机气压损伤及血管、心脏、肿物等对气道长时间压迫，都会造成继发性气管支气管肺发育不良发生气管支气管软化。局部可见膜部/软骨的比例大于 1 ∶ 3，管腔塌陷 >1/2。

（二）病原学检测技术

应用支气管镜直接插到肺段、亚肺段，经活检孔道或插入吸引管吸取分泌物进行培养。当分泌物较少时可进行肺段的支气管肺灌洗，吸取灌洗液进行细菌学检查。这种方法尽管能够取到下呼吸道的标本，但由于支气管镜是经鼻、咽、喉而后进入下呼吸道的，可污染支气管镜插入部分，如在咽、喉部通过活检孔道做清理分泌物的操作则污染更严重。在操作过程中，应避免在取标本前通过活检孔道吸引上呼吸道的分泌物。其病原学结果可供临床参考。近年来多用防污染毛刷和顶端带气囊的灌洗导管进行病原学检测研究，可有效降低灌洗液的污染。由于此类毛刷和导管价格昂贵而且只适用于有 2.0mm 以上活检孔的气管镜，对小婴儿的肺部病原学临床应用研究受到限制。

（三）活检技术

1. 组织活检　支气管镜取病理标本有几种方式：毛刷活检、活检钳活检和针吸活检。其中毛刷活检和针吸活检多用于细胞学检查，活检钳活检用于组织学检查。目前儿科临床应用活检钳进行组织学活检较多。在病变或黏膜表面钳取标本时，应注意先将张开的牙片在其表面加压然后再钳取，否则很容易滑脱。若病变位于肺周缘，可行经支气管肺活检术（TBLB），在诊断不明原因肺部疾病、恶性疾病、机会感染等方面发挥着重要的作用。因难于在支气管镜直视下进行活检，可在 X 线透视或电视下将活检钳插入相应部位钳取。取出组织学标本应立即放入组织固定液中，备送病理检查。儿科应用 TBLB 的适应证主要有：肺间质性疾病、卡氏肺囊虫肺炎、结节病、肺蛋白沉着症等。肺活检对肿瘤诊断阳性率达 80%，对弥漫性肺疾病诊断阳性率可达 79%。

2. 支气管肺泡灌洗液检查　自 1974 年 Reynolds 等创立了支气管肺泡灌洗术（BAL）以来，为研究肺部疾病开辟了一个新的研究手段和检查方法。目前已用于多种疾病的临床诊断、预后评估和临床治疗，如肺部感染、成人呼吸窘迫综合征、过敏性肺炎、哮喘、肺癌、肺气肿、肺泡蛋白沉着症、尘肺、特发性肺纤维化、结节病、肺含铁血黄素沉着症、淋巴细胞浸润性疾病、组织细胞增多症 X、免疫受损者的机会性感染等，有“液体肺活检”之美称。

BAL 的操作方法：在 BAL 的操作方法及灌洗液（BALF）的处理方法上尚存在着很大的差别。目前较多采用的方法如下：将支气管镜的前端插入一个叶的某一段，嵌顿在段气管的口上。因右中叶和左舌叶易于插入成功，所以在弥漫性病变等均多选用此部位。局灶性病变，在病变处留取灌洗液。所用液体应为 37℃ 生理盐水，此温度很少引起咳嗽、支气管痉挛和肺功能下降，且液体回收理想，BALF 所获的细胞多。根据小儿年龄每次将 5～20mL 生理盐水［1mL/（kg·次）］注入此肺段，并用吸引器以 100mmHg 的负压立即将液体回抽。为防止细胞丢失、肺泡巨噬细胞（Am）黏附于容器壁上，应将液体回抽到塑料或硅化的回收容器中。如此，共灌洗 3～4 次。回收液应于冷藏存放。

BALF 的细胞成分：BALF 的正常值：淋巴细胞 $<15\%$，中性粒细胞 $<3\%$，嗜酸粒细胞 $<0.5\%$，Am80%～95%。在嗜酸粒细胞性肺炎、哮喘、过敏性支气管炎等时肺泡嗜酸粒细胞明显增多，可达 20%～95%。这些结果对 X 线表现不典型，又缺乏外周血嗜酸粒细胞增多的患儿极为有益，可避免肺活检而做出诊断。在特发性肺纤维化和结缔组织病，中性粒细胞增加而 Am 减少。在弥漫性肺出血和含铁血黄素沉着症，Am 增多，同时可有游离红细胞，Am 中充满含铁血黄素或吞有红细胞。在肺泡蛋白沉着症，Am 增多，形态胀大呈泡沫状。

五、支气管镜的治疗作用

近 5 年来，在儿科的同道们不懈的开拓性的努力下，氩等离子体凝固术（氩气刀），激光器，高频电切割及电凝（高频电刀），微波热凝，冷冻治疗，球囊扩张气道成形术，气管、支气管支架置入术等这些技术在儿科实现了全面的突破。以气管、支气管支架置入为例，自 2011 年开展以来，全国已成功地开展了 50 多例，救治了多例濒临死亡的患儿。热消融、冷冻治疗和球囊扩张气道成形术等联合应用，治疗气道狭窄肺不张等患儿取得非常好的效果。这些成果正在儿科很好地应用和推广。在科学技术高速发展的今天。儿科支气管镜和相关仪器的进展以及操作技术不断完善，为儿科支气管镜介入肺脏病学的开展带来无限契机。

（一）取出气管异物

软式支气管镜可以检查到硬式支气管镜不能达到的上叶或深部支气管（3～5 级）中的异物。对于治疗深部植物性残渣，可通过冲洗、清除肉芽、取异物等介入治疗手段取得良好效果。小儿气管、支气管异物常易被忽视造成漏诊或误诊。因此，临床医师应高度警惕，早期发现并应用支气管镜诊断治疗，可大大减少小儿致残和死亡。

（二）支气管肺局部治疗术

在儿科支气管镜术患儿中，支气管肺慢性炎症及化脓性感染占到 50% 以上。通过支气管镜对局部进行治疗可以取得很好的疗效。首先应用每次 0.5mL/kg 的生理盐水对肺内化脓性感染部位多次冲洗。液量用量不宜过大，以能够稀释并吸出黏稠分泌物为适度。目的在于防止化脓性细菌产生的毒素被灌洗液稀释后冲入肺泡，造成术后患儿继发感染。初步清洗后，应用活检钳或毛刷清除肉芽和脓苔。可局部注入富露施剂量 0.5～1mg/（kg·次）（特别是化脓性、慢性感染及肺不张）。稍后再开始冲洗，冲洗后要将管腔内液体尽量吸引干净。对控制支气管肺内化脓性感染、治疗肺不张、促进肺炎消退有明显效果。

（三）咯血的治疗

对于小量咯血不止，又需要查明出血部位的患儿，在术前皆要开放静脉通路，做好滴注垂体后叶素进行大出血抢救的准备。术中发现活动出血灶可应用 1∶10 000 肾上腺素或凝血酶注射到出血部位，止血效果肯定。

（四）气管－食管瘘、支气管－胸膜瘘治疗

经支气管镜活检孔道插入一塑料管到瘘管内，自导管内注入适量 10% 硝酸银或纤维蛋白胶等黏合剂。国内学者应用此法治疗成人支气管胸膜瘘取得良好效果。对于气管－食管瘘，可用气管支架阻塞瘘管的方法促进其短期内闭合或为外科手术赢得时间。但目前国内儿科多用手术方法治疗。

（五）气管、支气管肿瘤的治疗

对于气管、支气管腔内肿瘤，可应用病灶钳取、热消融、冷冻、球囊扩张等介入治疗方法，疗效确切。对基部细呈蒂状的非血管瘤的肿物，可用电凝圈套器切除。对于恶性肿瘤，应在化疗和放疗的基础上进行局部治疗。

（六）支气管结核的治疗

对于肉芽、干酪及瘢痕结核病灶造成气道严重阻塞的支气管结核患儿，在抗结核药物应用的同时应用病灶钳取、热消融、冷冻、球囊扩张等介入治疗方法可有效打通气道，防治相对远端肺部的损毁。为全身抗结核药物治疗赢得时间，有明显疗效。

（七）球囊扩张气道成形术

可有效地治疗各种良性原因所造成的气道狭窄，其近期疗效可达100%，但远期疗效受到狭窄形成原因的影响。通常对各种纤维瘢痕狭窄效果最好，对于各种炎症性狭窄，特别是对叶段早期炎性狭窄可有很好的效果。

（八）气管、支气管支架置入术

主要用于：①气管、支气管狭窄，软化症的支撑，重建；②气管、支气管瘘口或裂口的封堵。可以通过支气管镜放置支架进行治疗。在儿科现多用于严重气道狭窄软化濒临死亡患儿的急救（如先天性心脏病并发左总支气管软化狭窄等）和由于先天性气道畸形狭窄（如桥支气管并发左干支气管狭窄等）反复感染危及生命患儿的存活。

（九）通过支气管镜引导气管插管

颈部及胸部疾病，因头颈部不能后仰造成手术前或抢救时气管插管困难的患儿，可将气管插管套在支气管镜上。经口腔将支气管镜插入声门后把气管插管沿气管镜推入气管内，调整插入深度后将支气管镜拔出，为手术前麻醉或抢救做准备。

六、支气管镜术的适应证、禁忌证和可能发生的并发症

（一）适应证

1. 气道病变　先天性气管、支气管肺，先天性心血管和食管发育不良和畸形所致的气管、支气管软化症，气管环状软骨，狭窄，气管－食管瘘等诊断；气道支撑与重建治疗；以及瘘管封堵治疗。

2. 肺不张　X线发现肺叶或段持续不张及肺炎，应行支气管镜检查和治疗，甚至需多次灌洗治疗。

3. 咯血或痰中带血　咯血原因很多，如肺结核、支气管结核、肺部炎性病变（支气管炎、支气管扩张症、肺脓肿及肉芽肿等）以及肿瘤。可通过支气管镜做病原学及病理学检查。

4. 慢性咳嗽及反复呼吸道感染　可由哮喘、异物、胃－食管反流和气管发育异常等多种因素引起，需鉴别诊断。

5. 局限性喘鸣　此症提示大气管局部狭窄，可能是支气管内的炎症、结核、肿瘤、异物，亦可能是支气管旁肿大淋巴结、胸骨后甲状腺肿大、纵隔肿物压迫气管造成。需予以鉴别。

6. 肺部团块状病变　包括肿物、脓肿、结核和寄生虫等，需定位、活检、鉴别诊断。

7. 肺部弥漫性疾病　包括间质性肺疾患、特发性肺纤维化等，结节病、嗜酸细胞性肺炎、肺泡蛋白沉着症等慢性肺疾病需鉴别诊断。

8. 肺部感染性疾病　通过支气管镜做病原学检查，并可进行灌洗治疗。

9. 支气管－肺结核　通过支气管镜直接从病灶处取材查找结核杆菌或做病理学检查和治疗。

10. 取除气道异物　支气管镜取较大的异物不如硬支气管镜方便。对深部支气管异物的取出效果确切。

11. 气管支气管裂伤或断裂　胸部外伤、怀疑有气管支气管裂伤或断裂，支气管镜检查常可明确诊断。

12. 气管插管　对于有颈部疾患后仰困难，不能应用直接喉镜插管的患儿，可应用支气管镜引导行气管插管。

13. 外科手术应用　胸部外科手术前，手术中和手术后的诊断及辅助诊断。

14. 在儿科重症监护室（PICU）的应用　入住 PICU 的危重症患儿，如果出现气管插管困难、经呼吸机治疗后不能脱机或拔管失败，怀疑存在气道畸形或阻塞者，可以通过支气管镜检查明确诊断。严重的肺部感染可以经支气管镜获得标本进行病原学检测，并进行冲洗治疗。

15. 在新生儿的应用　直径 2.8mm 的支气管镜可以应用于新生儿，甚至早产儿检查，适应证同上述。

16. 其他　近年来支气管镜的治疗作用发展很快。随着很多在成人科应用的先进技术，如氩等离子体凝固术（氩气刀），超声支气管镜，掺钕钇铝石榴石激光器，冷冻治疗，球囊扩张气管成形术，气管、支气管支架置入术，以及防污染采样毛刷等在儿科探索和应用，支气管镜的适应证会更加扩大。

（二）禁忌证

儿科支气管镜术，除一些急症外，多为条件性手术。其适应证和禁忌证范围的选择，在很大程度上取决于检查者的技术水平和必要的设备。支气管镜术的禁忌证如下：

（1）肺功能严重减退者或呼吸衰竭者。

（2）心脏功能严重减退，有心力衰竭者严重心律失常有心房、心室颤动及扑动，Ⅲ度及以上房室传导阻滞者。

（3）高热患者：持续高热而又需要行支气管镜术者，可用退热药物控制体温在 38.5℃以下再行手术，以防高热惊厥。

（4）活动性大咯血者：严重的出血性疾病，如凝血功能严重障碍；严重的肺动脉高压，活检时可能发生严重的出血。

（5）严重营养不良，一般情况太衰弱。

（三）可能发生的并发症

1. 麻醉药物过敏　一般用 1% 地卡因或 2% 利多卡因，毒性很小，也有个别报道死亡者。过敏者往往初次喷雾后即有胸闷、脉速而弱、面色苍白、血压降低甚至呼吸困难。

2. 出血　为最常见并发症，可表现为鼻出血或痰中带血，一般量少，都能自动止血。出血量大于 50mL 的出血须高度重视，要积极采取措施。

3. 发热　感染性肺疾患患者及 BAL 后的患者发生率高。除了与组织损伤等因素有关外，尚可能有感染因素参与。治疗除适当使用解热镇痛药外，应酌情应用抗生素。

4. 喉头水肿　经过声门强行进入，支气管镜过粗，或技术不熟练反复粗暴抽插支气管镜均可造成喉头水肿、喉痉挛。应立即吸氧，给予抗组胺药，或静脉给予糖皮质激素。严重者出现喉痉挛，应立即用复苏器经口鼻加压给氧，进行急救。

5. 支气管痉挛　可由麻醉药物、BAL、操作不当和患儿过敏体质等多种因素引发。术前应用阿托品可有效预防。

6. 发绀或缺氧　支气管镜检查能降低动脉血氧分压 10～20mmHg，对静息动脉血氧分压小于 60～70mmHg 者进行支气管镜检查，可能有一定危险，术后应继续给予吸氧并进行监护。

7. 窒息　Ⅱ型结核肿大淋巴结破溃，大量干酪物质注入气管内引起窒息。在做一侧全肺不张检查时，另一侧并发狭窄或检查后出血或气管痉挛引起窒息。

8. 气胸、纵隔气肿　多发生于支气管、肺活检后或肺内病变严重的患者。对于高压性或交通性气胸，应及时行胸腔闭式引流术。

七、小结

在 Wood 的 1 000 例小儿支气管镜术中，有 76% 通过支气管镜术发现病变而确诊。Raine 的 50 例小儿中确诊率为86%。在我们的资料，支气管镜术前临床诊断与术后诊断一致的占总数的60.6%。术前诊断为待确诊或待查而术后明确诊断的占总数的23.1%，通过支气管镜检查校正临床误诊或漏诊的占总数的16.3%。优良的设备和高超的技术的引入，大大提高了儿科疾病的诊断水平。支气管镜术是相当安全、有效的疾病诊疗手段。

在开展儿科介入呼吸疾病治疗中，儿科医生面临着很多前进中的困难。首先很多医用设备、材料和方法不是专门为儿童制造和研究的。很多药物在儿科，特别是在婴幼儿，没有提供应用的试验研究和经验。此外儿童不是缩小的成人，存在生长和发育的问题。儿童不能很好地配合，较之成人更复杂。由于儿童和成人的不同，引入成人科介入治疗方法到儿科是一个科学研究和再创新的艰苦过程。以上谈到的我们所取得的进展也充分说明了这一点。更多的新技术等待我们去探索应用，对此要做好充分的思想准备。我们要抓住支气管镜介入治疗方法这个目前在世界上的热点和前沿课题，在儿科界进行规范化管理宣传和教育，开展介入治疗适宜技术在儿科的应用研究。使其在儿科潜在的诊断和治疗作用进一步发展，使支气管镜术在儿科更上一层楼，发挥更大作用，更好地造福于儿童。

（马琴琴）

第三节　多导睡眠监测技术

一、多导睡眠监测在疾病诊断中的意义

多导睡眠监测仪（polysomnography，PSG）一词由斯坦福大学 Holland 医生在1974年首先使用，指同时记录、分析多项睡眠生理学指标，进行睡眠医学研究和睡眠疾病诊断的一种技术。

多导睡眠监测技术可以了解受试者有无打鼾、呼吸暂停，暂停的次数、持续时间，可用于诊断睡眠呼吸暂停、低通气综合征（obstructive sleep anpea/hypopnea syndrome，OSAS），还可用于各种睡眠障碍性疾病（失眠、白天过度嗜睡、夜惊症、发作性睡病、周期性腿动、不宁腿综合征等）的诊断。因此，目前公认的研究睡眠疾病的方法是多导睡眠监测仪。

在儿童睡眠呼吸疾病中，最重要、对健康危害最大的是 OSAS。OSAS 是指由于睡眠过程中频繁的部分或全部上气道阻塞，扰乱睡眠过程中的正常通气和睡眠结构而引起的一系列病理生理变化。OSAS 最主要的临床症状是打鼾。但是，不是所有的打鼾都是 OSAS。儿童打鼾的发病率在10%～12%，而儿童 OSAS 的发病率在1.20%～5.7%。因此，需要把打鼾与 OSAS 区分开来。虽然 Xu 等在亚洲鼾症儿童中的研究表明，根据临床资料可以对 OSAS 进行初步筛查，但确诊仍需整夜多导睡眠监测。因此，如果儿童经常打鼾且伴有 OSAS 的任何症状和体征，则应该对儿童进行多导睡眠监测。如果没有条件做标准多导睡眠监测，医生可根据临床资料进行初筛，并进行其他检查，如夜间视频记录、夜间脉搏、血氧饱和度监测、白天小睡时的多导睡眠监测或者便携式的睡眠监测。如果高度怀疑患有 OSAS 而筛查方法未能明确诊断 OSAS 者，则需要在睡眠中进行有工作人员值守的标准多导睡眠监测。

标准的多导睡眠监测应在医院的睡眠中心进行，夜间连续监测7小时以上，需包括脑电图、眼动电图、下颏肌电图、腿动图和心电图，同时应监测血氧饱和度、胸腹运动、口鼻气流、鼾声等。根据需要，可增加食管测压、食管 pH 监测等扩展通道。

二、多导睡眠监测的指征

（1）用于鉴别单纯鼾症与 OSAS。

（2）用于评价存在下列问题的患儿：包括睡眠结构紊乱、白天嗜睡、生长发育迟缓、肺心病以及不明原因的红细胞增多，尤其在患儿同时存在打鼾症状时。

（3）诊断 OSAS 并评价其严重程度。

（4）持续气道正压通气（continuous positive airway pressure，CPAP）治疗时的压力滴定，CPAP 治疗开始后的定期复查。

（5）评估 OSAS 手术治疗后效果。

（6）用于中枢性睡眠呼吸暂停（central sleep apnea）及睡眠低通气（sleep hypoventilation）的诊断及鉴别。

（7）协助诊断非呼吸相关性睡眠障碍，如夜间癫痫发作、发作性睡病等。根据诊断需要，需增加脑电电极或进行日间多次小睡潜伏期试验（multiple sleep latency test，MSLT）等。

（8）支气管发育不全、支气管哮喘、神经肌肉病、新生儿出现明显危及生命事件时，在一定情况下也应考虑行多导睡眠监测检查。

三、多导睡眠监测的操作方法

（一）操作前准备

（1）监测前应清洗头发、皮肤，否则影响电极粘贴并可造成阻抗过大。

（2）监测前不使用镇静、催眠、兴奋类药物和饮食。

（二）操作步骤

（1）用皮尺测量受试者的头部，根据国际标准 10～20 电极安置系统，确定脑部电极以及参考电极的位置，用标记笔做好标记，再用少许磨砂膏清洁贴电极处的皮肤。

（2）将电极安置在受试者的头上。电极安置后，做适当固定。

（3）电极安置后，在为受试者监测前应测阻抗值，并将阻抗值记录下来。阻抗需在 10Ω 以下，否则应重新安置电极。

（4）用磨砂膏清洁局部皮肤后，粘贴眼电、心电、腿动以及参考电极。左眼电极的位置在左眼外眦的外下方 1cm 处，右眼电极的位置在右眼外眦的外上方 1cm 处。脑电参考电极的位置在耳后隆凸的位置。

（5）安置胸腹带、鼾声、血氧饱和度以及口鼻气流传感器。

（6）将所有导线与采集盒相应接口接好。

（7）启动电脑中的睡眠监测软件，输入受试者的资料，即可进行监测。

（8）为受试者监测前需进行生物定标。嘱受试者做睁眼、闭眼、眨眼、咬牙、眼球向左看、向右看等动作，同时在注解窗口做记录。

（9）监测开始时，需关灯并做“关灯”标记。

（10）结束睡眠监测时，做“开灯”标记，停止记录，叫醒受试者。将导线与采集盒分离，去除受试者头上及身上的电极，清洁电极、传感器及导线。

四、睡眠监测的注意事项

（1）应尽可能进行整夜多导睡眠监测，整夜监测时间不少于 7 小时。

（2）夜间定时观察受试者及睡眠监测信号情况，必要时及时调整。

（3）以成人患者为主要对象的睡眠实验室开展婴幼儿多导睡眠监测时，应配备相应的医护和技术人员，如儿科呼吸内科、儿科神经内科或儿科睡眠医学专业医生。技术员以及护士等应接受基础儿科工作培训。用于婴幼儿多导睡眠监测的房间应结合婴幼儿的特点进行相应的调整，如窗帘、被褥的颜色、图案，尽可能减少检查设备的暴露，放置适当的玩具等。

（4）检查期间，儿童的母亲或监护人可以陪伴儿童，可以按照日常生活节律进行哺乳或饮食。

（5）多导睡眠监测是睡眠障碍疾病的检查方法，但疾病的诊断仍需结合临床病史。

五、多导睡眠监测常用参数及临床意义

多导睡眠监测可以对观察对象的睡眠结构进行分期，对睡眠中发生的呼吸、血氧、CO_2、心率、肢体运动变化进行记录和分析。

正确的睡眠分期是进行多导睡眠监测图结果分析的第一步。2007 年之前，各睡眠中心大多按照 1968 年 Rechtschaffen A 和 Kales 两位学者发表的睡眠分期方法，即 R&K 标准，该方法是经典的睡眠判读标准。由于小婴儿的睡眠特征不同于成人，美国胸科学会发表的指南中建议，6 个月以上儿童的睡眠分期可采用 R&K 标准，6 个月以下的新生儿及小婴儿，则根据新生儿睡眠分期标准进行睡眠分期。2007 年，美国睡眠医学会（AASM）制定了《美国睡眠医学会睡眠及其相关事件判读手册》，旨在能更充分地反映当前睡眠领域的科学研究成果和专家意见，并在 2012 年再次进行了更新。手册制定了儿童睡眠分期判读规则，将儿童睡眠各期分为清醒期、N_1 期、N_2 期、N_3 期、N 期及 R 期。该手册建议，出生后 2 个月及其以上儿童的睡眠和清醒判读按照儿童睡眠分期判读规则，小于 2 个月的儿童，按照新生儿睡眠分期标准。目前有些睡眠中心对儿童的睡眠分期采用了 AASM 标准。

记录、分析睡眠呼吸事件的目的在于对睡眠呼吸紊乱性疾病进行诊断、评价和疗效观察。睡眠呼吸事件的判断，儿童与成人有所不同。在成人，每次呼吸暂停或低通气持续的时间需大于 10 秒方能认为是一次呼吸事件，但儿童呼吸频率较成人快，且不同年龄呼吸频率不同。因而，在儿童，一次呼吸事件持续的时间定义为大于或等于两个呼吸周期。由此，儿童阻塞性睡眠呼吸暂停定义为：事件持续时间≥2 个呼吸周期，与事件前的基线呼吸信号幅度比较，信号幅度下降≥90%，而整个呼吸期间伴随着持续或增强的吸气努力；低通气定义为鼻压力或替代信号与事件前基线比较，信号幅度下降≥30%，且持续时间≥2 个呼吸周期，同时伴有血氧饱和度下降≥3% 和（或）觉醒。中枢性呼吸暂停在持续时间上略有不同，其定义为：整个事件中没有呼吸努力，事件持续 20 秒以上，或者事件持续≥2 个呼吸周期并伴有觉醒、血氧饱和度下降≥3% 或心动过缓。呼吸暂停/低通气指数（apnea/hypopnea index，AHI）为睡眠中平均每小时呼吸暂停加低通气的次数；阻塞性呼吸暂停指数（obstructive apnea index，OAI）是指睡眠中平均每小时阻塞性呼吸暂停的次数。

儿童 OSAS 的多导睡眠监测诊断标准国际上尚未统一。我国在 2007 年制定的《中国儿童 OSAS 诊断、治疗指南（草案）》参考了美国胸科学会关于儿童 OSAS 的指南，指南指出，每夜睡眠过程中阻塞性呼吸暂停指数（OAI）大于 1 次/h 或 AHI 睡眠呼吸暂停低通气指数（AHI）大于 5 为异常。最低动脉血氧饱和度低于 0.92 定义为低氧血症。满足以上两条可以诊断 OSAS。美国睡眠研究会在 2005 年发表的第二版《国际睡眠疾病分类》中提出了新的诊断标准，即当儿童睡眠监测中 AHI 大于 1 次/h 时，认为可以诊断 OSAS。不过，文中同时指出，由于各个研究中低通气的定义不同且缺乏正常儿童低通气的范围，新标准还有待进一步研究确定。这一新标准尚未在睡眠医学界达成共识，因此，目前各个睡眠中心对儿童 OSAS 的多导睡眠监测诊断仍采用不同的标准。

过去，在评价睡眠呼吸疾病严重程度时，主要关注的是呼吸暂停的次数和最低血氧饱和度，却忽视了对反复、间断低氧的评估。最低血氧饱和度反映的是整夜睡眠中一次最严重的血氧下降，却并不能反映血氧减低的频度和血氧减低的持续时间。研究显示，频繁低氧可能在导致机体一系列并发症的发病机制中起到更主要的作用。因此，氧减指数、血氧饱和度下降 <90% 占整夜睡眠的百分比等参数，正日益受到重视。

目前尚没有确切的儿童 OSAS 多导睡眠监测严重程度分级标准。因为年龄不同，是否存在其他疾病，如肥胖、哮喘、心血管并发症等，都可能影响 OSAS 的严重程度评价。另外，既往文献中未进行评估的参数，如高碳酸血症的水平、低氧血症的频繁程度（该参数不同于最低血氧饱和度），也是反映 OSAS 严重程度的指标。根据现有的研究结果认为，最低血氧饱和度 <80%（手术前的多导睡眠监测结果或者手术后在观察室时监护期间）以及 AHI≥24 次/h 的患儿，术后出现呼吸系统并发症的危险性是增加的。此外，美国儿科学会在 2012 年发表的儿童 OSAS 诊断治疗指南中还建议，术前多导睡眠监测中，如果有显著的高碳酸血症（最高 PCO_2≥60mmHg），则应该在手术后收住院观察。由于目前的大部分研究是回顾性的，且样本量不大，因此，在有高一级水平的研究结果出来后，上述关于 OSAS 严重程度的建议可能会有所改动。医生应根据患儿的个体情况决定是否将多导睡眠监测结果不是非常严重的患儿收住院观察。

六、未来研究方向

在诊断睡眠疾病时，有一些问题值得进一步研究。有些儿童夜间睡眠时没有呼吸暂停，也不出现低通气伴血氧减低或觉醒，仅表现为口鼻气流受限、呼吸努力增加，PSG 并不能对其进行诊断，但这些儿童的确已出现日间症状或者并发症。食管测压虽然是测定呼吸努力度的金标准，但存在操作困难、耐受性差的问题。因此，有必要寻找新的技术手段来发现和诊断这部分睡眠呼吸异常的儿童。

此外，当前尚无好的睡眠呼吸疾病的筛查手段，由于 PSG 本身费用昂贵、耗费大量的人力和时间，寻求低成本、高敏感性和高特异性的筛查方法，是国内外睡眠医学一直在探讨的课题，而这在人口基数大、经济发展不均衡的我国尤其有意义。

随着经济生活水平的提高，感染性疾病和营养性疾病在儿童中的发病率逐步减低，而睡眠在人类的生活、工作中的重要性正日益受到重视。在儿童，正常睡眠有促进其生长发育的特殊意义。睡眠呼吸障碍因此可能会影响到儿童体格发育、神经认知发育、血压、心脏自主神经功能以及内分泌代谢水平，并对其成人期心、脑血管病的发病产生影响。因此，从某种程度上说，睡眠呼吸疾病对儿童的危害比成人更大。由于儿童睡眠呼吸生理的特殊性，为儿童进行睡眠监测需在儿童专科医院进行或应配备相应的医护和技术人员。多导睡眠监测作为诊断和指导睡眠疾病治疗的标准方法，正在被越来越多的医疗中心和机构所采用。

（陈　炯）

第四节　胃（食管）镜检查术

一、目的

用于有上消化道症状、诊断不明确或者需要进行治疗。

二、适应证

（1）反复腹痛，尤其是上腹部及脐周疼痛。

（2）X 线钡餐检查发现有溃疡或充盈缺损、息肉或肿块等，但不能确定其性质者。

（3）原因不明的上消化道出血，可行急诊胃镜检查。

（4）咽下困难、吞咽疼痛及胸骨后烧灼感，不能用心肺疾病解释，疑有“食管性胸痛”。

（5）有明显的消化道症状，如常呕吐、厌食、反酸、嗳气、上腹饱胀等。

（6）不明原因的幽门梗阻。

（7）某些上消化道疾病的定期随访复查（如溃疡、萎缩性胃炎等）及药物治疗前后或手术后疗效的评价。

（8）有与胃有关的全身症状，如不明原因的贫血、消瘦等。

（9）对部分上消化道出血、食管静脉曲张、息肉及异物等进行治疗，胃扭转复位。

三、禁忌证

（1）严重心、肺、肝、肾等器质性疾病伴功能不全，如严重心律失常、主动脉瘤、支气管哮喘、心力衰竭、呼吸衰竭、严重出、凝血障碍等。

（2）全身情况极度衰竭，如尿毒症、严重感染、糖尿病酮症、各种原因引起的休克等。

（3）内镜插入困难或易致危险者，如咽、喉部和呼吸道疾病、急性腐蚀性食管炎、食管胃肠穿孔、腹膜炎、严重腹胀等。

（4）神志不清或精神病不能合作者。

（5）严重脊柱畸形。

（6）传染性疾病，如开放性肺结核。

四、操作前准备

（1）术前了解病史，掌握好适应证。估计可能病变，消除患儿恐惧心理，争取患儿的合作。常规查血常规和出、凝血时间。如做过钡餐检查，应间隔2天后再行胃镜检查。术前进行术前八项检查，病毒性肝炎患儿用专用镜检查，并严格消毒所用内镜。

（2）术前禁食、禁药8～12小时，禁水4小时，哺乳期婴儿禁奶6小时。有幽门梗阻者，应先抽空胃内容物并洗胃。

（3）签署知情同意书。

（4）术前用药：镇静剂和解痉剂不必常规应用，对个别精神紧张或者胃肠蠕动特别强烈的患儿术前30分钟用阿托品0.01～0.02mg/（kg·次），肌内注射。术前15分钟给予10%水合氯醛0.5mL/（kg·次），口服或保留灌肠，地西泮（安定）在0.3mg/（kg·次），肌内注射。咪达唑仑0.1～0.3mg/（kg·次），静脉注射。

（5）术前10～15分钟，用2%丁卡因（或2%～4%利多卡因）行咽部喷雾麻醉，每3～5分钟1次，共3次，或2～5mL（咽部麻醉液利多卡因10g，甘油100mL）口含，充分麻醉后咽下。术前10分钟，口服祛泡糊精剂2～4mL。

五、操作方法

（1）患儿左侧卧位，松解裤带和领扣，头略后仰，双腿弯曲，全身放松，均匀呼吸，有活动义齿应取出。有眼镜者，取下眼镜。

（2）嘱患儿咬住牙垫，必要时请助手帮忙把紧牙垫圈。术者左手托胃镜操纵部，右手持镜由牙垫圈内插入口腔，看清解剖结构，随患儿吞咽动作顺势将胃镜送入食管。

（3）循腔进镜，一边推进一边注气，做大致观察，使镜身依次通过食管、贲门、胃体、胃窦、幽门及十二指肠球部、降部。

（4）退镜时，应依次仔细观察十二指肠降部、球部、幽门、胃窦、胃角、胃体、胃底、贲门，对胃底和贲门采用高位翻转和正视观察。病变部位做活检或摄影。

（5）胃镜退出贲门前应吸出胃内气体，然后观察食管，直至完全退出，取出牙垫圈。

（6）术后咽喉麻木感消失后可进食水。不要进过硬和过热的食物。

六、注意事项

（1）一定要注意进镜手法轻柔，循腔进镜。充气适量，使胃壁舒展。不要过量充气以免穿孔。气体或胃液过多影响观察，可按压吸引钮，抽出气体、液体。

（2）操作过程中，最好有专人安抚患儿。

（3）取活检时要看清取材部位，尽量避免在血管周围取材。息肉切除时要注意观察电凝是否完全，有无焦痂脱落。

（4）胃镜消毒：严格按原卫生部《内镜清洗消毒技术操作规范》进行消毒。术后先用酒精纱布擦拭内镜，清除表面污物。用流动清水清洗镜身和活检钳等器械30秒以上，同时用毛刷刷洗管腔3次以上（约30秒）。其后用戊二醛浸泡10分钟，戊二醛应用10天左右，需更换。最后用清水彻底冲洗镜身和管道，冲净消毒液，吹干备用。

七、并发症及其处理

（1）器械损伤：包括擦伤、穿孔、出血、食管贲门撕裂、下颌脱臼、腮腺肿大等。

（2）心血管及麻醉意外等。

（3）其他：包括喉头痉挛、吸入性肺炎、咽喉部感染或咽后脓肿。

上述并发症只要操作规范，动作轻柔，寻腔进镜大都可避免。要做好监护和急救准备，如出现药物过敏、呼吸抑制等情况时分别给予抗过敏性休克、气管插管、人工呼吸等紧急处理。如果出现出血，经过内科应用止血药物和抑酸药物，或内镜下止血处理无效或者食管、胃肠穿孔，需行外科手术治疗。

（陈　炯）

第三章

儿科用药特点

药物是治疗儿科疾病的很重要手段，而其副反应、过敏反应和毒性作用则常会对机体产生不良影响。药物作用的结果，不仅取决于药物本身的性质，且与患者的机能状态密切相关。儿童在体格发育和器官功能成熟方面都处于不断的变化过程中，具有独特的生理特点，对药物有特殊的反应性。因此，对小儿不同年龄的药物代谢动力学和药物效应动力学的深入了解，并用以指导临床合理用药是十分必要的。在胎儿期，药物通过胎盘进入体内，故药物对胎儿的影响不但与药物本身的药理、毒理作用有关，还与母亲，胎盘—胎儿的生理状态有关。在新生儿期，生理和代谢处在迅速变化阶段，药代动力学随之发生变化。新生儿用药除考虑体重外，还应考虑胎龄和实足年龄所反映的成熟度与用药的关系，有时需采用孕周龄（post - conceptional age）来计算用药量。此外，新生儿期体液占体重的比例较大、肝脏酶系统发育不成熟、肾清除率低、血浆白蛋白含量低等均可影响药物的分布与代谢。在婴儿期，生长发育显著加快，肝脏代谢药物的主要酶系统活性已成熟；肾小球滤过率和肾血流量在6～12个月可达到成人水平。由于这一时期生长迅速，要密切注意药物通过不同的机制影响小儿的发育，如长期类固醇激素的应用可影响生长发育，中枢抑制性药物对智力有损害等。在儿童期，患儿常能主动服药，此时对药物用量的准确性和防止用药意外应引起重视。对年长儿，有时体重已接近成人，如用药量仍按每千克体重计算剂量可能会偏大，应使总剂量不超过成人用量。此外，小儿疾病大多危重而多变，选择药物需慎重、确切，更要求剂量恰当，因此必须了解小儿药物治疗的特殊性，掌握药物性能、作用机制、不良反应、适应证和禁忌证，以及精确的剂量计算和适当的用药方法。

第一节　儿科药理学的基本知识

了解药理学的基本知识对正确指导儿科用药是非常重要的。临床药理学涉及药动学（pharmacokinetics）和药效学（pharmacodynamics），以便合理用药。

一、药动学和药效学

药动学主要研究体内药物的量（或浓度）及其代谢物随时间变化的动态规律，并用一定的数学模型来阐明药物在体内的位置、数量（或浓度）和时间关系的一门学科。体内药物量的动态变化主要受药物的吸收、分布、代谢和排泄等药物体内处置过程的影响。根据体内药物浓度测定数据，得到药时曲线，推得适当数学模型，求得各项动力学参数，不仅可阐明药物在体内的动态过程，即吸收、分布和消除的规律；还可研究这些规律与药物的药理或毒性作用的关系。药物的作用取决于药物在受体部位的浓度及维持时间的长短，而受体部位的药物浓度在体内药物分布平衡时一般与血药浓度平行，因此，研究血药浓度随时间而变化的规律，获得药动学参数，在临床药物治疗上可根据这种参数制定合理给药方案，使血药浓度保持在安全有效的范围内，提高药物治疗效果。药动学对药物治疗和毒性的估计、药物剂量的选择和调整等方面均具有重大意义。

药效学主要研究药物与受体（效应器官、组织或细胞）相互作用及与各种影响因素的关系。一种药物可改变另一药物效应的发挥，而该药血浆浓度并无明显影响；不同作用性质的药物，可分别对不同受体起激动或阻断（拮抗）作用。药效学的相互作用可发生于受体部位，两种作用相同的药物联合应用时可使效应得到加强，这类相互作用称为协同或相加。作用相反的药物合用，结果使原有的效应减弱，称为拮抗。

儿科合理给药取决于对基础药动学和药效学知识的理解。与成年人用药完全不同，由于儿童发育是连续的、非线性过程，年龄因素引起的生理差异在很大程度上影响药物的吸收、分布、代谢和排泄。发育药理学（developmental pharmacology）是近年来发展较快的一门研究儿童用药的学科，其主要研究内容也强调了儿童随年龄变化而显示的用药分布、作用机制和治疗特点。因此，儿童用药必须掌握年龄的影响因素以保证药物治疗安全、有效。

药动学只有与药效学相结合时才有其临床实用价值。由于大多数药物的药理效应是可逆的，药物起效时间、强度和持续时间与体内药物量成比例，因此，以药动学为基础来预测用药后任何时间的药物浓度，并为达到特定药物浓度制定所需药物剂量的计算成为可能。根据临床药动学原理，多数药物的药理效应、毒性作用与生物体液（主要是血液）中的浓度相关性最好，而与应用剂量并不一定相关。如给药后药物立即均匀地分布于全身体液和组织中，称为一室模型。此模型简单，但符合这一情况的药物不多。假如把身体划分为两部分，药物进入体内后首先迅速地分布于血液及血流供应充分的组织，如心、肝、肾、肺等，然后再由这些部位向血流不足的组织如肌肉、脂肪、皮肤等组织转运，达到平衡，这种模型称为“二室模型”。有的药物代谢动力学需用多室模型描述。临床上使用的多数药物的动力学过程可以用一级动力学或零级动力学过程来描述，即血清浓度，或体内药物的浓度直接与应用剂量成比例，这些药物用量加倍，稳态血浓度则加倍。这一成比例的特性，结合对患者的监测，常被临床上用于调整药物的剂量；相反，某些药物如奥美拉唑、西咪替丁、水杨酸盐、茶碱、卡马西平、苯妥英钠等血液中药物浓度的变化与使用剂量不成比例，即呈非线性动力学特征。在通常情况下，这些药物在低剂量时遵循一级动力学过程，但随剂量增加由于与吸收有关的转运蛋白被饱和、血浆/组织蛋白结合过程被饱和、药物代谢酶被饱和、肾小管主动重吸收等任何过程被饱和都可以导致体内药物浓度增加，这时剂量稍有增加，常可导致血药浓度不成比例地增高，引起不良反应甚至中毒，并且由于半衰期延长，清除率明显降低，由非线性动力学而导致的血药浓度过高，可能产生严重的后果。因此，这些药物的剂量调整应特别慎重，最好在血药浓度的监测下进行。

二、表观分布容积（volume of distribution，V_d）

药物进入体内后，实际上分布于各组织器官的浓度是不同的，在进行药动学研究时引入 V_d 以描述药物在体内的分布状况。V_d 是指在药物充分分布的假设前提下，体内全部药物按血中同样浓度溶解时所需的体液总容积，它是一个比例常数，没有生理学意义，但能够反映出药物在体内分布的某些特点和程度。对于某一具体药物来说，V_d 是个确定的值。V_d 可用公式：$V_d = X/C$ 表示，X 是体内药物量，C 是血药浓度。V_d 可用于计算需达到所需血清浓度的初始或负荷剂量（loading dose，LD）。如果选择了一个特定的 CO，且已知患儿年龄的平均 V_d（常可从文献中查得），则为达到此 CO 需要的负荷剂量可通过下列方程计算：

$$LD\ (mg) = CO\ (mg/L) \times V_d\ (Ukg) \times 患者体重\ (kg)$$

从上述方程可见体内排泄或清除药物的能力并不影响初始或负荷剂量。例如，虽然某种药物只能通过肾排泄，但对正常肾功能，或肾功能受损，甚至无功能的患者来说，初始剂量可以相同，而给药间隔则需适当调整。

三、药物吸收和生物利用度

为达到临床疗效，药物必须从给药部位被吸收入体循环，并由此分布至作用部位和排出体外；药物的吸收是指药物由用药部位进入血液循环的过程。药物的吸收和分布受一系列生物膜的阻挡，因此生物膜的转运机制与药物的体内转运密切相关，亦与周围环境有关。

生物利用度是衡量制剂疗效差异的重要指标，通常指药物制剂中主药成分进入血液循环的程度及速率，一般用百分数表示。静脉用药生物利用度为100%。生物利用度常用来描述血管外用药后吸收进入体内循环的药量与用药量的比例：可通过计算血管外用药后血药浓度，时间曲线下面积（AUC）与静脉用药后AUC之比，即口服AUC/静脉AUC而得出。生物利用度受多种生理、病理因素的影响，例如胃、十二指肠中存在食物可降低口服药物进入体循环的速率，从而推迟药物达到高峰血清浓度的时间，但大多数口服药物的吸收总量一般不影响。评价药物生物利用度对预计药物过量和毒性症状的出现也有重要意义。

四、半衰期

药物半衰期（$t_{1/2}$）是指血或其他体液中某一药物浓度下降一半所需的时间，即体液中一半的药物被清除所需要的时间。由于$t_{1/2}$在实际工作中容易计算，临床上常被用来调整用药间隔。一种药物的$t_{1/2}$也可用于估计其达到稳态浓度所需的时间。当给药间隔为半衰期时，按一定剂量多次给药后，体内药物浓度达到稳态水平，经3个半衰期后，可达到药物稳态浓度的87.5%，4个半衰期后达到93.8%，5个半衰期后达到96.9%，7个半衰期后达到99.2%。

五、清除率（clearance，Cl）

清除率指单位时间内从体内清除的表观分布容积分数，即单位时间内有多少毫升血中的药物被清除，单位为mL/min或mL/（min·kg）。按清除途径的不同而有肾、肝和肺等清除率，如肾清除率仅反映单位时间内肾清除的药量。总清除率是所有清除率机制的总和，常用公式：$Cl = 0.693V_d/t_{1/2}$表示。在特定给药强度下清除率是决定稳态血浓度最重要的药动学参数，因此，为达到特定药物血清浓度，必须掌握该药物的体内清除率。此外，与药物排泄有关的器官功能状态如脏器的血流和完整性也可影响药物的体内清除率。

（陈　炯）

第二节　小儿药物剂量的计算

儿童用药剂量较成人更需准确。可按以下方法计算：

一、按儿童体重计算

按儿童体重计算是最常用、最基本的计算方法，可算出每日或每次需用量。每日（次）剂量=患儿体重（kg）×每日（次）每千克体重所需药量。将总剂量单次或分多次给予，常根据药物的半衰期、疾病的性质、药物的协同或拮抗、肝肾功能、患儿的年龄等确定。如对于半衰期长的药物，用药间隔常延长；而对于半衰期较短的药物，用药间隔缩短；半衰期极短的药物常需用静脉持续给药维持。一般感染与严重感染、中枢感染与其他感染用药剂量常不同；肝肾功能不全时药物剂量常需减少。对于新生儿或早产儿，常以生后日龄决定用药量与间隔，有时还需结合孕周龄（post-conceptional age）来计算。患儿体重应以实际测得值为准，年长儿按体重计算如已超过成人量则以成人量为上限。

二、按体表面积计算

体表面积因其与基础代谢、肾小球滤过率等生理活动的关系密切，用此法计算用药量较按年龄、体重计算更为准确、科学。小儿体表面积计算公式为：①体重<30kg：小儿体表面积（m^2）=体重（g）×0.035+0.1。②体重>30kg：小儿体表面积（m^2）=［体重（g）-30］×0.02+1.05。

上述用药量计算方法的准确性与体表面积计算正确与否有关。在较大体重的儿童，以体重折算体表面积的意义有限。因为随着体重增加，其体表面积的增加是非线性的，在应用时应当注意。

三、按年龄计算

对剂量幅度大、不需十分精确计算的药物，如营养类药物和非处方药等可按年龄计算，比较简单易行。

四、从成人剂量折算

小儿剂量＝成人剂量×小儿体重（kg）/50，此法仅用于未提供小儿剂量的药物。因小儿体液占体重的比例较大，用此方法所得剂量一般都偏小，故不常用。

总之，不管采用上述任何方法计算剂量，都必须与患儿具体情况相结合，才能得出比较确切的药物用量。如新生儿、小婴儿或营养不良儿因肝、肾功能较差，一般药物剂量宜偏小；用药目的、对象不同，剂量也不同；不同的剂量，其药理作用也有差异，这些都是儿科用药确定剂量应考虑的问题。

（陈 炯）

第三节 小儿药物治疗的影响因素

小儿药物治疗的特点受体液的 pH、细胞膜的通透性、药物与蛋白质的结合程度、药物在肝脏内的代谢和肾脏排泄等多种因素的影响。

一、年龄对药物胃肠道吸收的影响

血管外使用的药物在进入全身循环并分布到作用部位前，必须穿过许多生理膜从而影响其吸收率。虽然一些益生菌不被吸收，一些营养成分可通过主动转运和促进扩散（facilitated diffusion）而吸收，但大多数药物在胃肠道经过被动扩散而吸收。患者的一些重要因素可影响胃肠道吸收药物的速率和吸收量，如消化道 pH、有无胃内容物及其种类、胃排空时间、胃肠动力情况等。这些过程均与儿童的年龄因素有关，而且具有高度变异性。在口服用药时应考虑下列因素：新生儿的胃液分泌、肠蠕动和胆汁分泌功能均较婴儿或儿童低下，胃排空时间较短；婴儿和儿童胃液分泌、肠蠕动和胆汁分泌功能正常，胃排空时间增加。尽管这些脏器的功能、容量有一个逐渐成熟过程，新生儿与小婴儿对大多数口服用药的生物利用度还是很好的。因此，不论什么时间，如有可能均应首选口服途径。口服法是最常用的给药方法，幼儿一般用液体制剂如糖浆剂、合剂、冲剂等较合适，也可将药片捣碎后加糖水吞服，年长儿可用片剂、药丸或胶囊剂。小婴儿喂药时最好将小儿抱起或头略抬高，以免呛咳将药吐出。病情需要时可采用鼻饲给药。

二、肌内注射和经皮给药及影响因素

除口服外，另一种血管外用药途径是肌内注射。肌内注射法一般比口服法奏效快，对有明显呕吐等胃肠道用药不耐受者尤其适用。肌内注射的药物一般应当是水溶性、生理性 pH，以防沉淀并减少及减慢注射部位药物的吸收，避免吸收不规则。药物的脂溶性有利于药物向毛细血管扩散，为确保吸收入体循环，应保证有适当的局部血液灌流。在重危患儿，由于心输出量下降和呼吸道疾病，局部灌注不良，可影响药物的吸收。但肌内注射药物对小儿刺激大，常引起局部疼痛，肌内注射次数过多还可造成硬结，以及注射部位不当会引起局部臀肌挛缩、影响下肢功能等，临床应考虑这些问题。

皮肤是各种治疗药物和环境化学物质吸收的另一种重要器官。一种药物经皮肤吸收量直接与皮肤水化程度相关，而与角化层的厚度呈负相关。足月新生儿的皮肤作为一种功能性屏障虽比早产儿皮肤更有效，但其体表面积和体重之比比成人大 3 倍。因此，同样一种药物经皮肤应用，吸收人体循环的药物量（生物利用度），在新生儿比成人大三倍。如皮肤灌注良好，表面用药可成为新生儿用药的一种重要途径。皮肤外用药以软膏为多，也可用水剂、混悬剂、粉剂、贴剂或贴片等。要注意小儿用手抓摸药物，误经皮肤或入眼、口吸收引起意外。

三、静脉给药及影响因素

静脉给药是肠道外给药的最常用方法，能迅速达到有效血药浓度，对半衰期短的药物（如血管活性药物）可进行较灵活的剂量调节。尤其适用于需迅速给药、昏迷或呕吐不能服药、消化道疾病不易吸收药物的病情严重的患儿。一般认为静脉给药迅速、完全，但并不一定恰当。静脉输入有效剂量所需时间取决于若干因素：静脉输入液体速度、药物注入的系统无效腔、药物稀释容量、静脉输液系统对药物的吸附等。由于大多数标准静脉输液系统包括延伸管都是为成人设计的，长度较长且容量较大，因此，相对来说，无效腔较大。如婴儿、儿童输液速度较慢，可引起明显的输入滞后。可采取几个步骤来减少婴儿、儿童的静脉给药问题，包括：标准化并记录总给药时间；记录用于输液管道和静脉给药的液体的容量与成分；间歇静脉注射药物的稀释和输注容量标准化；避免将输液管与其他同时输注但不同速度的液体混合连接；优先使用较大内径的静脉内置管；将液体挂在相对特定高度；应用低容量延伸管等。

四、其他方法

新生儿应用肺表面活性物质需通过气管内给药。小儿雾化吸入药物在临床较常用。灌肠法小儿采用不多，可用缓释栓剂。含剂、漱剂则很少采用。

（陈　炯）

第四节　小儿药物体内过程和治疗特点

一、药物吸收特点

小儿生长发育和成熟的变化使药物的生物利用度出现相应的变化。儿童成熟变化对药物吸收的影响程度取决于给药途径，并与所用药物的剂型有关。婴儿和年长儿大多数使用的液体剂型都是溶液剂，也有一些是混悬剂。一般来说，口服剂型生物利用度高低的顺序为：溶液剂 > 混悬液 > 颗粒剂 > 胶囊剂 > 片剂 > 包衣片。药物静脉注射或滴注时，由于直接进入体循环，所以没有吸收过程。新生儿和婴幼儿心率较快，血液循环比成人快，静脉给药能更快地进入全身循环。肌内注射、皮下注射等血管外给药时，药物在吸收部位扩散，进入周围毛细血管或淋巴管，再进入血液循环。新生儿、婴幼儿因肌肉组织相对较少，低于年长儿，更低于成人，故肌内注射或皮下注射给药吸收不恒定。

二、药物分布

在选择起始负荷剂量或确定一种理想的药物剂量方案以达到要求的靶组织浓度时，需要了解药物的 V_d。一些药物的 V_d 在早产儿和足月儿之间或新生儿与婴儿、儿童、成人之间存在明显差异。这些差异与年龄因素相关，如体内水的含量与分布、蛋白结合特征、血流动力学因素（如心输出量、局部血流、膜通透性等）。体内水分的含量和分布的差异是不同年龄组之间 V_d 差异的主要原因。

药物与循环血浆蛋白结合的程度直接影响药物的分布特征。只有游离的药物才可能从血管内分布至其他体液和组织，并与受体结合、发挥作用。药物蛋白结合率显著影响 V_d 清除率和药理效应的强度，这种结合能力与年龄相关，表现在与血浆蛋白水平和相应结合位点的数量、亲和力常数、病理生理状况、内源性物质竞争结合血浆蛋白的存在与否相关。

白蛋白、α_1 酸性糖蛋白是血浆中重要的药物结合蛋白质。这些蛋白质的浓度受年龄、营养状况和疾病的影响。碱性药物和中性药物主要与 α_1 酸性糖蛋白、脂蛋白结合，而大多数酸性药物主要与白蛋白结合。婴儿期人血清蛋白、总蛋白浓度均较低，至 10～12 个月达成人水平。α_1 酸性糖蛋白也有类似的成熟过程，新生儿血浆中的浓度比母体血浆约低 3 倍，在 12 个月龄达到与成人相应的水平。

除年龄外，一些内源性物质存在于血浆中，可与血浆蛋白结合，并竞争药物结合位点。在新生儿时期，游离脂肪酸、胆红素等可竞争清蛋白结合位点，并影响游离与结合型药物浓度之间的平衡，可产生严重后果。临床上如药物蛋白结合率 >80% ~90%、药物清除率有限而 V_d 又较小时（常 <0.15L/kg），发生蛋白结合位点的竞争替换，可导致游离血药浓度过高而引起不良反应。对早产儿和新生儿用药前先评价药物与胆红素竞争蛋白结合位点的能力，对预防胆红素脑病有一定的意义。

三、药物代谢

一旦药物分子存在于体内，就已开始清除。药物的清除率常用一些药动学参数描述，如清除率（clearance）或总清除率（body clearance）。药物的总清除率涉及体内所有清除机制。药物代谢的主要器官是肝脏，肾、小肠、肺、肾上腺、血液（磷酸酶、酯酶）和皮肤也可能代谢某些药物。生物转化使其成为极性更大的水溶性复合物，以利于药物从机体清除。虽然大多数药物的生物转化导致原药药理作用减弱或失活，但也有药物可转化成活性代谢产物或中间产物（如茶碱转化成为咖啡因）。另一方面，一些没有药理活性的原药可通过生物转化在清除前转化成为活性组分，即前体药物。

药物代谢酶通常可分为微粒体酶系和非微粒体酶系两大类，其中最重要的一族氧化酶被称为单加氧酶（monooxygenase）或细胞色素 P450（cytochrome P450，CYP），它是一个基因超家族，由一系列同工酶组成。根据所涉及的化学反应药物代谢可分为两类：Ⅰ相反应，主要参与氧化、还原、水解等过程；Ⅱ相反应：结合反应，如在葡萄糖醛酸转移酶的作用下，药物或经氧化、还原、水解代谢后的产物与葡萄糖醛酸结合，使其成为水溶性代谢产物，以便排出体外。在这些氧化酶系统中，对细胞色素 P450 系统已进行了大量深入的研究。不同的 CYP 亚型在生后不同发育期表达不同。例如，CYP 2E1 活性在生后数小时内即大量增加，接着 CYP 2D6 迅速能够被测出，CYP 3A4 和 CYP 2C（CYP 2C9 和 CYP 2C19）在第一周出现，而 CYP 1A2 是肝脏最后出现的 CYP，在生后 1 ~3 个月才出现。某些药物，如卡马西平的清除取决于 CYP 3A4，儿童期此酶活性可高于成人。某些水解酶，如血液酯酶的活性在新生儿期也较低。血液酯酶对可卡因的代谢清除很重要，因而新生儿血浆酯酶活性的低下是新生儿可卡因代谢缓慢的原因。由于代谢产物的排泄在早产和足月儿相对较慢，对大婴儿、儿童或成人临床上并不重要的代谢产物积蓄现象在早产和足月儿就可能发生。如茶碱N - 甲基化成为咖啡因，后者在成人较易经代谢或通过肾脏排泄，但在早产儿因肝酶不成熟，不易使其代谢；同时肾脏排泄又较缓慢，结果易引起咖啡因明显蓄积和毒性反应。

临床上可通过了解药物体内过程来设计个体化给药方案。如早产儿、新生儿用常规剂量（每 24h 75 ~100mg/kg）氯霉素可引起致死性灰婴综合征，当调整剂量至每 24h 15 ~50mg/kg 以代偿肝葡萄糖醛酸转移酶活性不足，则可取得较好的临床效果，避免毒性作用的产生。

儿童代谢药物的最终能力可能受遗传调节，如肝脏的 UGT1A1 基因突变可引起药物代谢减慢，药物遗传倾向性可能为药物中毒高危患者提出重要的线索。

四、药物排泄

每个单位时间内肾小球滤过的药物量取决于肾小球的滤过率、肾血流量和血浆蛋白结合率。药物滤过量与蛋白结合率呈负相关，只有游离药物可能由肾小球滤过和排泄，肾血流量变异很大，出生时平均 12mL/min，5 ~12 月龄时达成人水平。足月婴儿 GFR 出生时为2 ~4mL/min，2 ~3d 时增加至 8 ~20mL/min，3 ~5 月龄时达成人水平。在 34 周胎龄前，肾小球滤过明显低下并增加缓慢。

（陈　炯）

第五节　儿科药物选择

选择用药的主要依据是小儿年龄、病种和病情，同时要考虑小儿对药物的特殊反应和药物的远期影响。

一、抗生素

小儿容易患感染性疾病，故常用抗生素等抗感染药物。儿科工作者既要掌握抗生素的药理作用和适应证，更要重视其有害的一面。长期抗生素应用容易引起菌群失衡、体内微生态紊乱，引起真菌或耐药菌感染，造成医疗资源浪费及不良反应增加。

二、肾上腺皮质激素

肾上腺皮质激素具有抗炎、免疫抑制、抗过敏等效应，以及对心血管、血液、神经及内分泌系统的作用。短疗程常用于过敏性疾病、重症感染性疾病等；长疗程则用于治疗肾病综合征、血液病、自身免疫性疾病等。儿童在使用肾上腺皮质激素中必须重视的不良反应有：①短期大量用药可掩盖病情，诱发和加重溃疡病，故诊断未明确时不用。②较长期使用可抑制骨骼生长，影响水、电解质、蛋白质、脂肪代谢，引起血压增高和库欣综合征、肾上腺萎缩等。③可降低免疫力使病灶扩散。④水痘患儿在激素应用后可出现出血性水痘或细菌感染，导致病情加重或死亡，故禁用。

（陈　炯）

第六节　其他方面

一、药物相互作用

如果同一患者应用两种或两种以上药物，其药动学和药效学特征可能因其相互作用而改变。药物之间可通过若干不同机制发生相互作用，可根据体外药物相互作用、药动学和药效学分类。这些相互作用可能造成难以预料的临床效果或毒性反应。体外药物相互作用包括两种药物在注射针筒、输液管或肠道外液体制剂等应用前混合时被灭活。

如果一种药物的分布特性（吸收、分布、代谢、排泄或结合）受另一种影响，可发生药动学相互作用。这种相互作用可影响一个或多个方面，一种药物可能会减少吸收速率，但不减少总吸收量，或一种药物可竞争蛋白结合位点，但同时可延缓其从体内的排泄。如果两种药物竞争同一代谢位点，可发生代谢性药物间相互作用。

药物也可在药效学方面相互作用，竞争同一受体或同一生理系统，因而改变对药物治疗的反应。因儿科临床上产生药物相互作用的药物种类及数量及其不断增加，在多种药物同时应用时，应认真地评价它们的相互作用存在与否及其可能性，使药物达到最佳疗效，同时避免不良反应。

二、人乳中的药物

几乎所有药物在母亲应用后均可不同程度地分泌到乳汁中，并被乳婴摄取。一般来说，哺乳期应尽可能少用药，一些药物已被报道可对乳婴产生不良影响。但是，要求乳母停止一切需要的用药是不可能的或不合适的，如果对乳婴接受药物的剂量，或对婴儿可能的影响有疑问，可采母乳标本进行分析。

三、儿科处方

儿童因其处于不断的生长发育之中，与成人相比存在更多的不可预见因素影响药物的体内过程，因此，对儿科患者进行药物治疗时，不能简单地把儿童当成“缩微版”的成人，医师开具处方时必须确定使用最适合的药物、选择的剂量、给药间隔和给药途径正确，并注意药物的不良反应和相互作用。由于儿科患者可能无法准确描述身体不适，因此，需要医师具备更多的知识以正确地评价患者接受治疗的有效性与安全性，例如经验性的“两个三原则”指医师应当了解所使用药物的三种常见的不良反应和三种严重的不良反应，新开具一种药物时要知道该药物相互作用的发生率和严重程度等。

四、依从性

诸如口味、气味、颜色、黏稠度、给药间隔、不良反应、疗程、价格、患者或父母的受教育程度以及与医师、药师的交流效果等因素均可能影响患者对治疗方案的依从性。所谓治疗方案的依从性已越来越受到了儿科医生的重视，这与现代医学模式从生物－医学模式向生物－社会－心理模式转变有关。儿科医生在开出处方时，不但要考虑药物本身的疗效，还应考虑该治疗方案是否能被家长或患儿接受或实施。许多患者常不能持久服药，或故意或由于处方原因不服药，而且患者在家时并不按推荐治疗方案执行。儿童对治疗方案的依从性受其父母影响，只能通过教育其家人使其认识有关儿童疾病的本质、处方药物的作用及按医嘱执行的重要性，才可能最大程度地提高依从性。常常只有在使其家人详细了解了治疗的重要性，而且治疗对日常作息（尤其是睡眠习惯）影响轻微情况下，才会使依从性有所改善。

（叶　微）

第四章

新生儿重症监护

第一节　新生儿重症监护的特点

一、较强的人员配置

除了训练有素的医护人员对患者直接观察监护外，尚配有各种先进监护装置，用系列电子设备仪器对患儿生命体征、体内生化状态、血氧、二氧化碳等进行持续或系统的监护，并集中了现代化精密治疗仪器以便采取及时相应的治疗措施，对患者全身各脏器功能进行特别的护理，尽快使患者转危为安或防止突然死亡。

医疗工作由各级训练有素的专职医护人员承担，他们技术熟练、职责分明，有独立抢救应急能力，责任心强。此外，还需有各类小儿分科专家如麻醉科、小儿外科、放射科、心血管专家及呼吸治疗师等参与工作。

二、精良的医疗设备

NICU 精密仪器集中，能最有效地利用人力、物力，以便于保养、维修、延长机器使用期限。有 NICU 的三级医院常有较强的生物医学工程（biomedical engineering，BME）人员配备，使各种仪器得到及时、有效的维修和预防性保养（preventive maintenance）。

三、具有对重危新生儿的转运能力

人口稠密地区建立的区域性 NICU，承担重危新生儿的转运、接纳重危患儿；对所属地区Ⅰ、Ⅱ级医院进行业务指导及培训教育，并负责协调所属地区围生期产、儿科及护理会诊工作，保持与高危产妇集中的产科单位密切联系，以便直接参加产房内高危儿的抢救复苏工作，并将其转入 NICU。

四、进行继续教育的能力

NICU 出院患者应与地区协作网建立密切联系，向基层普及新生儿救治技术。对出院患者进行定期随访，及时干预，以减少或减轻伤残的发生和发展。NICU 专业医师又应进行跨学科技术、理论研究，以推动新生儿急诊医学的发展；能开展围生及新生儿理论实践进展的各种形式的继续教育学习班。目前，各地有省级继续教育学习班及国家级继续教育学习班可供选择，此类学习班常将理论授课与实际操作相结合，同时介绍国内外最新进展，它们在很大程度上促进了我国新生儿学科的发展。

（叶　微）

第二节　新生儿重症监护的设备和仪器配置

近年来，随着电子技术的发展，NICU 的监护设施种类及功能有了较大的发展，使新生儿的监护更精确可靠，治疗更为有效和合理。NICU 中常用的监护电子设备及抢救治疗设备如下。

一、生命体征监护

1. 心率呼吸监护仪　是 NICU 最基本的监护设备。通过连接胸前或肢体导联，监护及显示心率、心电波形。根据心电波型尚可粗略观察心律失常类型。通过胸部阻抗随呼吸变化原理监测及显示呼吸次数（需用胸前导联）。该仪器一般可设置心率、呼吸频率过快或过慢报警，并具有呼吸暂停报警功能。所有重危患者都要持续进行心电及呼吸监护。心电监护能发现心动过速、过缓、心搏骤停及心律失常等，但不能将荧光屏上显示的心电波型作为分析心律失常及心肌缺血性损害的标准用；监护仪具有显示屏，可调节每次心跳发出声音的大小和心率高、低报警。通过心电监护可测知心率、察看心电波形，以它和患儿的脉搏比较可分辨出报警系患儿本身心率过缓或过速或由于伪差（artifact）（如导联松脱）所致。胸前导联传感器由 3 个皮肤生物电位电极组成。NICU 多采用左、右胸电极加右腋中线胸腹联合处导联电极。左－右胸前或左胸前－右腋中线胸腹联合处常是呼吸信号的采集点，两处不宜靠得太近，以免影响呼吸信号质量。心率呼吸监护仪用前需先将导电糊涂在干电极上，打开电源，调好声频讯号至清楚听到心搏，并将心电波形调至合适大小，设置好高、低报警值（常分别设在 160 次/分和 90 次/分）。应用时电极位置必须正确，导联电极必须粘贴于皮肤使不松脱。当需要了解过去一段时间内心率变化，可按趋向键，此时荧光屏上会显示 2、4、8、24 小时等时间内心率快慢变化趋向图形，也有监护仪可储存心律失常波形，供回忆分析。

目前，功能复杂的心肺监护仪常采用多个插件，可监测体温、心率、呼吸、血压、血氧饱和度、呼出气二氧化碳、潮气量、每分通气量、气道阻力、肺顺应性等。

2. 呼吸监护仪　呼吸监护仪一般监护呼吸频率、节律、呼吸幅度、呼吸暂停等。

（1）呼吸运动监护仪：监护呼吸频率及呼吸暂停用，其原理为通过阻抗法监测呼吸运动，与心电监护电极相连，从呼吸时胸腔阻抗的周期性变化测定呼吸间隔并计算出呼吸频率，然后将电讯号传送至示波器分别显示呼吸幅度、节律，并以数字显示瞬间内每分钟呼吸次数。应用时必须设好呼吸暂停报警时间，一般设于 15～20 秒。

（2）呼吸暂停监护仪：仅用作呼吸暂停发作监护。该仪器的传感器置于新生儿保暖箱的床垫下（床垫厚约 5cm），感受其呼吸脉冲信号，当呼吸暂停超过所设置的限度时，仪器发出报警。传感器必须置于能感受到患者呼吸的正确位置即患者肩胸部；体重低于1 000g者因呼吸运动过弱，监护仪可能测不到信号，可将传感器盖上数层布后再置于褥垫上以感受超低体重儿的微弱呼吸运动。

3. 血压监护　可采用无创或有创方法进行。传统的听诊法不适合新生儿；触诊法在血压较低时常不能获得满意结果。目前多采用电子血压计，如 Dianamap™ 血压监护仪。它同时监测脉率及血压（包括收缩压、舒张压、平均动脉压）。电子血压计配有特制大小不等袖带，以适合足月儿或早产儿。新生儿袖带宽度应为肩至肘关节长的 2/3。压力袖带包绕臂或大腿时，袖带上的箭头要正对脉搏搏动处。根据病情需要可设定时测量，亦可随时按压起始键进行测量。仪器能设收缩压、舒张压、平均动脉压及心率的报警值。测量时血压计上显示的心率数应与心电监护仪上显示的心率数相符，当患者灌注不良处于休克、收缩压与舒张压差小时，只能显示平均动脉压而不显示收缩压及舒张压。当使用不当或患者灌注不良时，仪器可显示相应的提示信息，以便做出调整进行重新测定。

创伤性直接测压法：该测压方法是将测压管直接置于被测量的系统内，如桡动脉。由监护仪中的中心处理系统、示波器及压力传感器及测压管组成。通过测压管，将被测系统（如动脉）的流体静压力传递至压力传感器。常用的石英传感器利用压电原理可将压力信号转化为电信号，输入监护仪的压力监测模块进行处理，最终显示压力波形及收缩压、舒张压、平均压读数。使用时应设定收缩压、舒张压、平均压和心率的报警范围；系统连接后应进行压力零点校正再行测量。通过该方法测定的压力较为可靠，适用于四肢明显水肿、休克等不能进行无创血压测定的新生儿。通过波形的显示可较直观、实时地反映压力的变化趋势，是危重新生儿抢救的重要监测手段之一。新生儿在脐动脉插管的情况下，采用直接测压法比较方便；也可用桡动脉。直接持续测压法的主要缺点是其具有创伤性，增加了出血、感染等机会。为保证血压及中心静脉压测定读数的准确性，应注意将压力传感器置于心脏水平位，传感器与测压装置的穹隆顶盖间无空气泡，导管通路必需通畅无空气泡及血凝块。

4. 体温监测　可测定皮肤、腋下、直肠及鼓膜温度。鼓膜温度可采用红外线方法进行测定，它能较准确地反映中心体温，是寒冷损伤时体温评估及新生儿缺氧缺血性脑损伤进行亚低温头部选择性降温治疗时的无创伤性监测手段之一。

二、氧合或通气状态的评估

1. 氧浓度分析仪　可测定吸入氧浓度，读数范围为21%～100%。测量时将探头置于头罩、呼吸机管道内以了解空－氧混合后实际吸入的氧浓度，指导治疗。

2. 经皮氧分压（$TcPO_2$）测定仪和经皮二氧化碳分压（$TcPCO_2$）测定仪　经皮血氧监护仪传感器由银制阳极、铂制阴极（Clark电极）以及热敏电阻和加热器组成。传感器上须盖有电解质液和透过膜，加热皮肤表面（常为43～44℃），使传感器下毛细血管内血液动脉化，血中氧自皮肤透过后经膜在传感器发生反应产生电流，经处理后显示氧分压数。应用时传感器应放置在患儿体表，既避开大血管，又有良好毛细血管网的部位，如上胸部、腹部。不要贴于活动肢体，以免影响测定结果。该法为无创伤性，能持续监测、指导氧疗。

经皮二氧化碳分压监护仪由pH敏感的玻璃电极及银/氧化银电极组成。利用加热皮肤表面传感器（常为43～44℃），使二氧化碳自皮肤透过后经膜在传感器发生反应，经处理后显示二氧化碳分压数，进行连续监测。

经皮氧及二氧化碳分压监护仪的特点是能直接、实时反映血氧或二氧化碳分压水平，减少动脉血气分析的采血次数，指导氧疗；在新生儿持续肺动脉高压的鉴别诊断时，采用不同部位（上、下肢）的经皮血氧分压差，可评估动脉导管水平的右向左分流。其缺点是检测探头每3～4小时需更换位置一次，以免皮肤烫伤；使用前及每次更换探头时，必须进行氧及二氧化碳分压校正。目前已有将经皮氧分压（$TcPO_2$）和经皮二氧化碳分压（$TcPCO_2$）测定制成同一探头，同时相应校正的自动化程度也有提高，便于使用。

3. 脉率及血氧饱和度仪　该仪器的出现极大地方便了新生儿（尤其是极低体重儿）的监护，使临床取血检查的次数大为减少，同时减少了医源性失血、感染等发生机会。它能同时测定脉率及血氧饱和度，为无创伤性的、能精确反映体内氧合状态的监护仪。传感器由2个发光二极管发出特定波长的光谱，光波通过搏动的毛细血管床后到达感光二极管。由于氧合血红蛋白与还原血红蛋白对每一种波长的光波吸收量不同，根据光波吸收情况经机器内微机处理后算出（SaO_2）。常用传感器有指套式、夹子式及扁平式等种类，可置于新生儿拇指、大踇趾等位置。机器显示脉冲光柱或搏动波形，显示血氧饱和度（SaO_2）值，同时显示脉率数。使用时必须将传感器上光源极与感光极相对，切勿压绕过紧，开机后设好上下限报警值后仪器即显示脉率与SaO_2值。应用该仪器者应正确掌握氧分压、氧饱和度与氧离曲线的关系；各种影响氧离曲线的因素，如胎儿或成人型血红蛋白、血pH、二氧化碳分压等都会影响特定氧分压下的血氧饱和度。在较高血氧分压时，氧离曲线变为平坦，此时的氧分压变化而导致的SaO_2变化较小，故该器仪不适合于高氧分压时的监护；当组织灌注不良时，测得SaO_2值常偏低或仪器不能捕捉到信号；当婴儿肢体过度活动时显示的SaO_2及心率常因干扰而不正确，故观察SaO_2读数应在安静状态下，当心率显示与心电监护仪所显示心率基本一致时取值。新生儿氧疗时，尤其早产儿应将SaO_2维持在85%～95%，此时的氧分压值在50～70mmHg，可减少早产儿视网膜病（ROP）的发生机会。

三、中心静脉压监测

中心静脉压（CVP）与右心室前负荷、静脉血容量及右心室功能等有关。将导管自脐静脉插入至下腔静脉后，血管导管与传感器相连，再按有创动脉测压步骤操作，即能显示中心静脉压。中心静脉压检测用于休克患者，以便根据 CVP 进行补液指导。

四、创伤性颅内压监测

目的是了解在颅内出血、脑水肿、脑积水、机械通气时颅内压的急性变化及其对治疗的反应，以便临床对其急剧变化做出处理。新生儿及小婴儿在前囟门未闭时可将传感器置于前囟作无创伤性颅内压力监测。测定时，婴儿取平卧位，头应保持与床呈水平位，略加固定，剃去前囟部位头发，将传感器贴于前囟即能测得颅压读数。

五、监护仪的中央工作站

将多个床边监护仪连接于中央监护台，在护士站集中反映各监护床单位的信息，包括心率、呼吸、血压、氧饱和度、体温等，这在成人的 ICU 已有普遍的应用，近年来在部分 NICU 也采用了该技术。但应强调，在新生儿监护室，床边监护、直接观察甚为重要，而中心监护系统的作用不十分有意义。

六、体液及生化监护

如血细胞比容、血糖、血清电解质、血胆红素、渗透压及血气分析等可在 NICU 中完成。

七、其他监护室常用设备

1. 床边 X 线片机　为呼吸治疗时不可缺少的设备，对了解心、肺及腹部病情，确定气管插管和其他置管的位置，了解相关并发症，评估疗效等都有很好的作用。床边 X 线片机的功率以 200mA 为好，功率太低可因患儿移动而影响摄片质量。

2. 透光灯　常由光源及光导纤维组成，属于冷光源。主要用于诊断的照明，如在气胸时通过胸部透照可发现光的散射，做出床边的无创性诊断；也可用于桡动脉穿刺的照射，以寻找桡动脉，引导穿刺。

3. 电子磅秤　用于体重的精确测定，也用于尿布的称重以估计尿量。

4. 食道 pH 监护仪　用于胃－食管反流、呕吐及呼吸暂停的鉴别诊断。

5. 床边超声诊断仪　NICU 新生儿常因病情危重或人工呼吸机应用，需床边进行超声检查，以明确先天性畸形、颅内出血、胸腹脏器变化等形态学改变；通过多普勒方法还可了解血流动力学改变、脏器血流及肺动脉压力等以指导治疗。由于新生儿的体表较薄，采用超声仪的探头频率宜高，如 5～7MHz，以提高影像的分辨率。

6. 肺力学监护　常用于呼吸机治疗时的监测。以双相流速压力传感器连接于呼吸机管道近患者端进行持续监测气体流速、气道压力，通过电子计算机显示出肺顺应性、潮气量、气道阻力、每分通气量、无效腔气量，并能描绘出压力容量曲线。通过肺力学监测能更准确指导呼吸机参数的调节，减少肺部并发症的发生。

7. 呼气末二氧化碳监测仪　常结合人工呼吸应用，以监测患儿的通气状态。

八、新生儿重症监护的常用治疗设备

NICU 配备：具有伺服系统的辐射加温床、保暖箱；静脉输液泵；蓝光治疗设备；氧源、空气源、空气、氧气混合器；塑料头罩；胸腔内闭锁引流器及负压吸引装置；转运床；变温毯；喉镜片（0号）、抢救复苏设备、复苏皮囊（戴面罩）、除颤器等。CPAP 装置及人工呼吸机将在相关的章节中介绍。

常用消耗品有：鼻导管，可供不同吸入氧浓度的塑料面罩，气管内插管（新生儿用插管内径为 2.5mm、3mm、3.5mm 及 4mm）；各种插管，周围动、静脉内插入管；脐动、静脉插管（分 3.5Fr、5Fr、8Fr）；喂养管（分 5Fr、8Fr）；吸痰管等。

（叶　微）

第三节　新生儿辅助机械通气

辅助机械通气是治疗呼吸衰竭的重要手段。新生儿呼吸系统代偿能力低下，当患呼吸系统疾病时极易发生呼吸衰竭，故在 NICU 中使用机械通气的频率较高。因此，新生儿急救医生应熟练、全面、准确地掌握机械通气相关的肺力学知识、气体交换方式、主要参数的作用、常用的通气模式及其临床应用。目前，有很多新类型呼吸机供新生儿选用，但持续气流、压力限定－时间转换型呼吸机（continuous flow，pressure－limited and time－cycled ventilator）仍是新生儿基本而常用的呼吸机类型。持续气流是指呼吸机在吸气相和呼气相均持续向其管道内送气，在吸气相，呼气阀关闭气体送入肺内，过多气体通过泄压阀排入大气；在呼气相，呼气阀开放，气体排入大气。压力限定是预调的呼吸机管道和气道内在吸气相时的最高压力，当压力超过所调定的压力时，气体即通过泄压阀排出，使呼吸机管道和气道内的最高压力等于调定压力。时间转换即根据需要直接调定吸气时间和频率，呼气时间和吸、呼比呼吸机自动计算并直接显示。该类型呼吸机可供调节的参数为吸气峰压、呼气末正压、呼吸频率、吸气时间、吸入气氧分数和气体流速。

一、机械通气相关肺力学

不论自主呼吸还是辅助机械通气，均需口和肺泡间存在一定的压力差，方能克服肺及胸壁弹性（顺应性）和气道阻力，从而完成吸气和呼气。

（一）肺顺应性

肺顺应性（compliance of lungs，CL）是指肺的弹性阻力，常以施加单位压力时肺容积改变的大小来表示，其公式为：

顺应性（$L/cm/H_2O$）＝容量（L）/压力（cmH_2O）

从公式可见，当施给一定压力时，顺应性值越大，容积变化越大。呼吸系统的总顺应性是由胸壁顺应性与肺顺应性构成，但由于新生儿胸壁弹性好，其顺应性常忽略不计，故通常肺顺应性即可代表呼吸系统的总顺应性。正常新生儿肺顺应性为 0.003～0.006L/cmH_2O；呼吸窘迫综合征（respiratory distress syndrome，RDS）时肺顺应性降低，仅为 0.000 5～0.001L/cmH_2O，其含义为：在相同的压力下，送入其肺内的潮气量将明显减少，若获得正常的潮气量，则需要更高的压力。

（二）气道阻力

气道阻力（resistance，R）是指气道对气流的阻力。常以单位流速流动的气体所需要的压力来表示，其公式为：

气道阻力［cmH_2O/（L·sec）］＝压力（cmH_2O）/流速（L/sec）

正常新生儿总气道阻力为 20～40cmH_2O/（L·sec）；气管插管时为 50～150cmH_2O/（L·sec）；胎粪吸入综合征（meconium aspiration syndrome，MAS）为 100～140cmH_2O/（L·sec）或更高。

（三）时间常数

时间常数（time constant，TC）是指在一定压力下，送入肺内或呼出一定量气体所需要的时间单位，取决于呼吸系统的顺应性及气道阻力，其计算公式为：

TC（sec）＝CL（L/cmH_2O）×R［cmH_2O/（L·sec）］

由公式可见：顺应性愈差，气道阻力（包括气管插管和呼吸机管道）愈小，送入肺内气体或呼出气体愈迅速，所需时间愈短，反之亦然。正常足月儿：TC＝0.005L/cmH_2O×30cmH_2O/（L·sec）＝0.15sec；RDS 患儿：TC＝0.001L/cmH_2O×30cmH_2O/（L·sec）＝0.03sec；MAS 患儿：TC＝0.003L/cmH_2O×120cmH_2O/（L·sec）＝0.36sec：送入肺内或呼出一定量气体后剩余的潮气量与时间常数有关，其计算公式为：

$V/Vo = e^{-TC}$

式中，V：送入肺内或呼出一定量气体后剩余的潮气量；Vo：潮气量；e＝2.713 4。

以呼气时间（time of expiration，TE）为例，当TE为一个时间常数（TC＝1）时，根据公式V/Vo＝0.37，V＝Vo×0.37即肺内剩余的气量为潮气量的37%，也就是说，当TE为一个时间常数（TC＝1）时，可呼出潮气量的63%；当TE分别为2、3、4、5个时间常数时，呼出气量分别为潮气量的86%、95%、98%、99%。理论上，吸气时间、呼气时间若为5个时间常数，近乎全部的潮气量能进入肺内或排出体外，但临床实践中吸、呼气时间达3～5个时间常数即可。当吸气时间（time of inspiration，TI）短于3～5个时间常数时，调定压力下的潮气量不能全部送入肺内，使实际的吸气峰压（PIP）低于调定的PIP，称为非调定的PIP下降，此时平均气道压力（mean airway pressure，MAP）也随之下降，故也称为非调定的MAP下降，其结果导致PaO_2降低及$PaCO_2$升高；当TE短于3～5个时间常数时，即可产生非调定的呼气末正压。

（四）非调定的呼气末正压

当应用高呼吸频率（respirator rate，RR）通气时，TE短于3个TC，由于呼气时间不够，肺泡内气体不能完全排出，造成气体潴留，使肺泡内呼气末压力高于调定的呼气末正压（positive end－expiration pressure，PEEP），其高出的PEEP值称为非调定的呼气末正压（inadvertent positive end－expiration pressure，iPEEP）。此时功能残气量（functional residual capacity，FRC）增加，肺顺应性和潮气量降低，每分通气量及心搏量减少，PaO_2降低及$PaCO_2$升高。如果调定的PEEP较低，iPEEP则可使萎陷的肺泡在呼气末恢复正常FRC，改善氧合，这可能是对RDS患儿有时增加频率后氧合陡度增加的原因。当然，当产生iPEEP时，呼吸系统也将代偿和限制气体进一步潴留，高FRC使肺顺应性降低，气体潴留则使小气道开放，气道阻力下降，从而缩短相应肺泡的时间常数，在原有TE内，呼出比原来更多的气体，同时高FRC使潮气量减少，故呼出潮气量所需的时间也短，从而缓解气体潴留，达到新的平衡。这也可能是调定的PEEP愈高气体潴留愈少和当存在不特别严重气体潴留时肺泡并未破裂的道理所在。气管插管较细及气道分泌物增多使气道阻力增加，也是引起气体潴留的重要原因。值得注意的是呼吸机经近气道测量的PEEP值不能准确反映肺泡内呼气末压力。

如何发现iPEEP，首先根据疾病的种类或肺功能监测，推断和观察CL、R和TC，结合所调定的TE预测其可能性，肺顺应性高或气道阻力大的患儿易引起iPEEP，可应用长TE。气体潴留的表现为：桶状胸，胸动幅度小，呼吸音减弱；$PaCO_2$升高；循环障碍，如血压下降、代谢性酸中毒、中心静脉压升高等；胸片示呼气末膈肌低位；肺功能及呼气末闭合气管插管测量其食道或气道压力等方法对发现iPEEP也有一定帮助。有的呼吸机可通过呼气保持按钮获得iPEEP。

（五）TC相关的治疗策略

TC是针对不同疾病制定机械通气策略的重要理论依据。如上所述，RDS患儿肺顺应性小而气道阻力尚属正常，1个TC仅为0.03秒，3个TC为0.09秒，即使5个TC也只有0.15秒，因此，对RDS极期患儿进行机械通气时，可采用较高频率通气，而不至于产生iPEEP；由于RDS以缺氧为主，增加TI可提高MAP即提高PaO_2，而RDS所需TE很短，故理论上可应用倒置的吸、呼比即（2～4）：1，长TI虽可提高PaO_2，但容易造成肺气压伤，故临床已极少应用。MAS患儿气道阻力明显增加，肺顺应性仅略减小，1个TC仅为0.36秒，3个TC则为1.08秒，因此，对MAS应用机械通气，宜选择慢频率和长TE，如果提高频率，则应降低PEEP，以免造成iPEEP；还可根据MAS病理改变（肺不张、肺气肿和正常肺泡同时存在）进行通气，气肿的肺泡TC长为慢肺泡，而正常的肺泡TC相对短为快肺泡，如果以正常肺泡为通气目标，可根据正常肺泡的TC（3～5个TC为0.45～0.75秒）确定TI和TE，采用中等频率，这样既可保证快肺泡有效通气，又可使进出慢肺泡的气体量减少，避免气肿的肺泡破裂，造成气胸；若以气肿肺泡为通气目标，可根据气肿肺泡的TC确定TI和TE，采用慢频率、长TI和长TE，这样虽保证气肿肺泡的有效通气，却使正常肺泡过度通气，容易发生气胸。

二、机械通气的气体交换

机械通气的基本目的是促进有效的通气和气体交换，包括CO_2的及时排出和O_2的充分摄入，使血气结果在正常范围。

（一）CO_2 的排出

CO_2 极易从血液弥散到肺泡内，因此血中 CO_2 的排出主要取决于进出肺内的气体总量，即每分肺泡通气量，其计算公式为：

每分肺泡通气量 =（潮气量 - 无效腔量）× RR

无效腔量是指每次吸入潮气量中分布于气管内，不能进行气体交换的部分气体，因其相对恒定，故增加潮气量或 RR，可增加每分肺泡通气量，促进 CO_2 的排出，降低 $PaCO_2$，潮气量对 CO_2 的影响大于 RR。定容型呼吸机的潮气量可通过旋钮直接设置；定压型呼吸机的潮气量主要取决于肺的顺应性和吸、呼气时肺泡内的压力差。一般情况下，肺顺应性在一段时间内相对恒定，故其潮气量主要取决于吸气峰压（peak inspiration pressure，PIP）与 PEEP 的差值，差值大则潮气量大，反之则小。通气频率也是影响每分肺泡通气量的重要因素之一，在一定范围内，频率的增加可使每分肺泡通气量增加，可使 $PaCO_2$ 下降。此外，患儿在机械通气过程中自主呼吸频率的变化也是影响通气的因素。当 $PaCO_2$ 增高时，可通过增大 PIP 与 PEEP 的差值（即提高 PIP 或降低 PEEP）或调快呼吸机频率来使 $PaCO_2$ 降低，反之亦然。至于上述参数调定哪一个，需结合具体病情和 PaO_2 值而定。

（二）O_2 的摄取

动脉氧合主要取决于 MAP 和吸入气氧分数（fraction of inspired oxygen，FIO_2）。MAP 是一个呼吸周期中施于气道和肺的平均压力，MAP 值等于在这个呼吸周期中压力曲线下的面积除以该周期所用的时间，其公式为：

MAP = K ×（PIP × TI + PEEP × TE）/（TI + TE）

式中，K：常数（正弦波为 0.5，方形波为 1.0）；TI：吸气时间；TE：呼气时间。

MAP 应用范围一般为 5 ~ 15cmH_2O（0.49 ~ 1.47kPa）。从公式可见，提高 PIP、PEEP 及吸/呼（inspiration/expiration ratio，I/E）中任意一项均可使 MAP 值增大、PaO_2 提高。在考虑增大 MAP 时，应注意下列几个问题：①PIP 的作用大于 PEEP 及 I/E；②当 PEEP 达到 8cmH_2O 时，再提高 PEEP，PaO_2 升高则不明显；③过高的 MAP 可导致肺泡过度膨胀，静脉回流受阻，心排血量减少，氧合降低，并可引起肺气压伤。除增加 MAP 外，提高 FiO_2 也是直接而有效增加 PaO_2 的方法。

总之，影响 $PaCO_2$ 的主要参数是 RR 和 PIP 与 PEEP 的差值；影响 PaO_2 的主要参数是 MAP（PIP、PEEP 和 I/E）及 FiO_2。临床上应根据 PaO_2 和 $PaCO_2$ 的结果，在上述原则指导下综合考虑各参数的具体作用进行个体化调定。

三、呼吸机主要参数及其作用

（一）PIP

是指吸气相呼吸机管道和气道内的最高压力。提高 PIP 可使肺脏充分扩张，增加潮气量和肺泡通气量，降低 $PaCO_2$；同时改善通气血流比（V/Q），改善氧合，提高 PaO_2。PIP 高低与肺顺应性大小相关，肺部病变越重，顺应性越差，所需的 PIP 越高。但 PIP 过高，可使原已扩张的肺泡过度膨胀，肺泡周围毛细血管血流减少，V/Q 增大，同时血流向压力低的肺泡周围血管转移，引起肺内分流，并影响静脉回流和降低心排血量，反而会使 PaO_2 降低；当 PIP 超过 30cmH_2O，也增加患肺气压伤和早产儿慢性肺疾病的危险性。因此，原则上以维持 $PaCO_2$ 在正常高限的吸气峰压即可。初调 PIP 时，应以可见胸廓起伏、呼吸音清晰和 $PaCO_2$ 正常为宜。也可根据肺功能监测仪上的压力 - 容量环（P - V 环）调节 PIP，当 PIP 超过某一数值后，P - V 环的斜率由大变小、顺应性由好变差（P - V 环变为扁平）。上段 P - V 环斜率由大变小的结合点称为 P - V 环的上折点。此时肺容量约为肺总量的 90%，超过上折点继续增加压力，肺泡将处于过度牵张状态，肺容量增加很少，顺应性差。因此，适宜 PIP 的确定应以低于 P - V 环上折点对应的压力值 1 ~ 2cmH_2O 为宜，应避免 PIP 超过上折点对应的压力值。

（二）PEEP

是指呼气相呼吸机的呼气阀不完全开放，使部分气体存留于管道和气道内所产生的压力。适宜PEEP的存在，使缺乏肺表面活性物质的肺泡和终末气道在呼气相不至于萎陷，维持正常FRC，进而改善通气、血流比和肺顺应性，从而使PaO_2升高。因为PEEP的变化可改变吸气相的起始压力，故在PIP固定不变的情况下，提高PEEP则潮气量和肺泡通气量减少，使$PaCO_2$增加。有的呼吸机当调高PEEP后，PIP会相应升高，使其差值保持不变，从而避免$PaCO_2$升高。PEEP > 8cmH_2O可降低肺顺应性和潮气量，增加无效腔，阻碍静脉回流，使PaO_2降低，$PaCO_2$升高。调定PEEP宜个体化，因肺泡表面活性物质的含量不同，故所需的PEEP值也不同。适宜PEEP应参考血气结果、呼气末膈肌位置及肺透过度进行综合判断。也可根据P－V环来具体设置，呼气末肺泡萎陷时，下段P－V环斜率小、顺应性差（P－V环呈扁平），当PEEP达到某一压力点后，随着压力增大而顺应性好、肺容量迅速增加（P－V环斜率明显增大），下段P－V环斜率变化的结合点称为P－V环的下折点（拐点），此时原先萎陷的肺泡复张，FRC增加。因此，适宜PEEP的确定应以高于P－V环下折点对应的压力值1～2cmH_2O为宜，避免PEEP低于下折点对应的压力值。有的呼吸机肺功能监护仪上可显示P－V环的上、下折点。

（三）RR

是指呼吸机送气或呼气的频率。频率的变化主要改变每分肺泡通气量，因而影响$PaCO_2$。当潮气量或PIP与PEEP差值不变时，增加RR能增加每分通气量，从而降低$PaCO_2$。一般情况下，频率在一定范围内变化并不改变动脉氧分压。RR < 40次/分多在反比通气（TI > TE）和撤机时使用；当RR在40～60次/分时，较易与新生儿自主呼吸同步；RR > 60次/分时，可在低于原来PIP的情况下，保持原来的每分通气量甚或使其增加，维持气体交换，从而减少由于PIP过高而造成的气压伤；高RR通气，可使$PaCO_2$降低，进而扩张肺血管，是治疗新生儿持续肺动脉高压（persistent pulmonary hypertension of newborn，PPHN）传统而有效的方法。当RR > 100次/分，由于TI过短，可产生非调定的PIP下降；TE过短，则造成iPEEP。因此，在调节RR时需要考虑其他参数，特别是TI和TE。撤离呼吸机前，RR常调到10次或5次，此时只需将吸气时间固定在0.5～0.75秒即可，呼气时间可以很长，因呼吸机管道内持续有气流，患儿可在较长的呼气时间中进行自主呼吸，保证气体交换。

（四）TI

是指呼吸机呼气阀关闭，使气体进入肺内的时间。该值可被调定。TE和I/E随TI和RR的变化而改变，其中TI、TE及RR的相互关系可用公式表示：

$$RR = 60/(TI + TE)$$

TI主要用于改变MAP，因此是改善氧合的重要参数，但其作用小于PIP或PEEP。若TI过长，使肺泡持续扩张，增加肺血管阻力，影响静脉回流和心排血量，可引起肺气压伤及慢性肺疾病；如果TI过短，可产生非调定的PIP和MAP下降，不利于低氧血症的纠正。以往TI多用0.6～1.0秒，现主张用0.3～0.6秒。但适宜TI的设定应考虑到肺顺应性的高低和气道阻力的大小，即肺部疾病的性质及严重程度。也可通过呼吸机上的肺功能监测仪的流速－时间曲线来判断，如吸气末流速曲线降至零则表示肺泡完全充盈，提示吸气时间足够；反之，则表示肺泡不能完全充盈、吸气时间不足。但气管插管周围漏气明显时该方法不可靠。

TE是指呼吸机呼气阀开放，胸廓弹性回缩将气体排出体外的时间，是影响CO_2排出的参数之一。适宜TE的设定也应考虑到肺部疾病的性质及严重程度。

通常I/E < 1，其变化在RR一定的情况下，主要受TI的影响，因此I/E对PaO_2影响较大，在正常TI和TE范围内，I/E变化不改变潮气量，因此对CO_2的排出无明显影响。

（五）流速

流速（flow rate，FR）是指呼吸机将混合气体送入管道和气道的速度，是决定气道压力波形的重要因素。为排除管道和气道内CO_2，流速至少应为新生儿每分通气量的2倍。低流速通气（0.5～3.0L/

min）时，气道压力升高缓慢，达 PIP 的时间较长，压力波型为正弦波近似三角形，此波型与自主呼吸的压力波型类似，更趋于生理性，可减少气压伤的发生。但低流速时，MAP 低，不易纠正低氧血症；同时，因气道开放压力不足易形成无效腔通气，也可使 $PaCO_2$ 升高；高流速通气（4～10L/min 或更高），气道压力升高迅速，达 PIP 的时间极短，压力波型为方形波，相同 PIP 情况下，方型波 MAP 值约为正弦波的 2 倍，可明显改善氧合。高 RR 通气时，因吸气时间短，要达到设定的 PIP，常需要高流速通气。当肺内气体分布不均匀时，过高流速通气容易引起肺气压伤，同时也造成大量气体浪费：新生儿呼吸机常用流速为 8～10L/min。也可通过呼吸机上的肺功能监测仪的压力－时间曲线来判断流速，当患儿自主吸气时，压力－时间曲线上升支出现明显切迹则表示流速过低。

（六）FiO_2

是指呼吸机送入管道和气道中气体的氧分数，其意义同氧浓度。增加 FiO_2 是最直接和方便的改善氧合的方法，提高 FiO_2 可使肺泡 PO_2 增加，从而提高 PaO_2。但 FiO_2 持续高于 0.6～0.7 时，可能会引起早产儿慢性肺疾病和视网膜病，因此应密切监测 FiO_2。

四、新生儿常用基本通气模式

（一）持续气道正压

持续气道正压（continuous positive airway pressure，CPAP）也称自主呼吸（spontaneous breathing，Spont），是指有自主呼吸的婴儿在整个呼吸周期中（吸气和呼气）接受呼吸机供给的高于大气压的气体压力，其作用为吸气时气体易于进入肺内，减少呼吸功；呼气时可防止病变肺泡萎陷，增加 FRC，改善肺泡通气、血流比，从而升高 PaO_2。主要用于低氧血症、轻型 RDS 和频发的呼吸暂停。多主张应用鼻塞 CPAP，但因易吞入空气导致腹胀，使用时应放置胃管以排气；经气管插管做 CPAP，可增加气道阻力和呼吸功，只是在应用或撤离呼吸机前的短时间内应用。压力一般为 3～8cmH_2O，压力＞8cmH_2O（尤其当肺顺应性改善时）可影响静脉回流及降低心排血量，还会造成潮气量减低和 $PaCO_2$ 升高。气体流量最低为患儿 3 倍的每分通气量或 5L/min。CPAP 不宜使用纯氧作气源。

（二）间歇指令通气

间歇指令通气（intermittent mandatory ventilation，IMV）也称为间歇正压通气（intermittent positive pressure ventilation，IPPV）。IMV 是指呼吸机以预设的频率、压力和吸、呼气时间对患儿施以正压通气，患儿如有自主呼吸，则按自己的频率和形式进行呼吸，其总的通气量＝患儿自主呼吸的通气量＋呼吸机正压通气量；患儿接受正压通气的频率＝呼吸机的预设频率。当应用较高频率 IMV 时，呼吸机可提供完全的通气支持。因此，当患儿无自主呼吸时，可应用较高频率的 IMV；随着自主呼吸的出现和增强，应相应减低 IMV 的频率，撤机前则可使 IMV 的频率降到 5～10 次/分，减少呼吸机的正压通气，以增强患儿自主呼吸的能力，达到依靠自主呼吸能保证气体交换的目的。此方式由于呼吸机送气经常与患儿的呼气相冲突即人机不同步，故可导致小气道损伤、慢性肺疾病、脑室内出血和脑室周围白质软化等的发生。

（三）同步间歇指令通气

同步间歇指令通气（synchronized intermittent mandatory ventilation，SIMV）是指呼吸机通过识别患儿吸气初期气道压力或气体流速或腹部阻抗的变化，触发呼吸机以预设的频率进行机械通气，即与患儿吸气同步；当患儿呼吸暂停或无自主呼吸时，呼吸机则以设定的频率控制通气。患儿的吸气只有在呼吸机按预设频率送气前的较短时间内才能触发呼吸机的机械通气，因此，患儿接受正压通气的频率＝呼吸机的预设频率。SIMV 从根本上解决了人机不同步现象，从而避免了 IMV 的不良反应。

（四）助－控制通气

助－控制通气（assist/control ventilation，A/C）也称为同步间歇正压通气（synchronized intermittent positive pressure ventilation，SIPPV）。所谓辅助通气是指患儿的自主吸气触发机械通气，机械通气的频率是由自主呼吸的频率所决定；所谓控制通气是指呼吸机按预设的频率进行机械通气。A/C 是将辅助通气与控制通气相结合的通气模式，当自主呼吸较强时，依靠自主吸气触发机械通气，提供与自主呼吸频率相同并且同步的机械通气；当呼吸微弱或无自主呼吸时，呼吸机则按预设的通气频率进行机械通气，以保证患儿需要的通气量。因此，应用 A/C 模式时，患儿接受机械通气的频率≥预设的频率。当患儿自主呼吸较强和较快时，由于患儿接受机械通气的频率大于预设频率，可产生过度通气，故应及时调低压力或降低触发敏感度（增大其负值），一般触发敏感度设置既要避免过度敏感，导致过多触发，也要避免触发敏感度过低，造成费力触发。

此外，有关压力支持通气（pressure support ventilation，PSV）、容量控制通气（volumecontrol ventilation，VCV）、压力调节容量控制通气（pressure regulated volume - control ventilation，PRVC）、适应性支持通气（adaptive support ventilation，ASV）、压力释放通气（pressure release ventilation，FRV）、双相气道正压通气（biphasic positive airway pressure，BI - PAP）、指令分钟通气（mandatory minute ventilation，MMV）、容量支持通气（volume support ventilation，VSV）及成比率通气（proportional assisted ventilation，PAV）等通气模式，在新生儿不常用或不宜使用，故在此不一一赘述。

五、机械通气的临床应用

（一）机械通气指征

目前，国内外尚无统一标准，其参考标准为：①在 FiO_2 为 0.6 的情况下，PaO_2 ＜50mmHg 或经皮血氧饱和度（transcutaneous oxygen saturation，$TcSO_2$）＜85%（有发绀型先心病除外）；②$PaCO_2$ ＞60～70mmHg 伴 pH＜7.25；③严重或药物治疗无效的呼吸暂停。以上三项中有任意一项即可应用呼吸机治疗。

（二）呼吸机初始参数

初调参数应因人、因病而异，以达到患儿口唇、皮肤无发绀，双侧胸廓适度起伏，双肺呼吸音清晰为宜。动脉血气结果是判断呼吸机参数调定是否适宜的金标准。

（三）适宜动脉血气的维持

初调参数或参数变化后 15～30 分钟，应检测动脉血气，作为是否需要继续调节呼吸机参数的依据。血气结果如偏于表中的范围，应立即调整参数。如在表中范围内、病情稳定，可每 4～6 小时监测血气。临床上常用动脉化毛细血管血中 PCO_2 代表 $PaCO_2$，$TcSO_2$ 代表动脉血氧饱和度，但每天至少做一次动脉血气。末梢循环不良者应进行动脉血气检测。

（四）参数调节幅度

一般情况下，每次调节 1 或 2 个参数。在血气结果偏差较大时，也可多参数一起调整。但在 PPHN 早期，参数调节幅度应适当减小，否则会导致 $TcSO_2$ 的再次下降。根据血气的变化调整呼吸机参数，各人经验及习惯不同，只要根据机械通气气体交换和各参数的作用综合考虑、适当调节均可取得良好的效果。原则是：在保证有效通、换气功能的情况下，尽量使用较低的压力和 FiO_2，以减少气胸和氧中毒的发生。

（五）撤离呼吸机指征

当疾病处于恢复期，感染基本控制，一般情况良好，动脉血气结果正常时应逐渐降低呼吸机参数，锻炼和增强自主呼吸；当 PIP≤18、PEEP＝2cmH_2O、频率≤10 次/分、FiO_2≤0.4 时，动脉血气结果正常，可转为 CPAP，维持原 PEEP 值，维持 1～4 小时，复查血气结果正常，即可撤离呼吸机。由于低体重儿自主呼吸弱，气管导管细阻力较大，故可不经过 CPAP 而直接撤离呼吸机。

（叶 微）

第四节 极低体重儿的随访

随着国内NICU工作的普遍开展，极低体重儿的存活率有了显著的提高，有单位报道已达90%以上。由于极低体重儿各种器官的功能不成熟，在新生儿期常需要接受各种生命支持，因疾病本身或由于生命支持而致各脏器损害及后遗症的发生正随着其生存率的提高而越来越引起新生儿科医生的重视。对于新生儿监护中心出院的极低体重儿，正确的随访需要对不同疾病患儿的预后等概念有广泛的了解，其中包括生长发育的规律、如何按年龄对随访对象评估、处理以及一系列相关技术。随访中应考虑的情况包括：①特殊情况或类型的发生率；②健康问题对正常生活的影响；③神经、智能等问题。随访工作实际上是对极低体重儿的继续监护，通过随访可及时了解患儿存在的问题，进行必要的干预。在随访中也应关心影响患儿预后的家庭及社会问题，最终使患儿的生存质量改善。

一、随访计划的制订与实施

随访是对NICU出院患者健康状况的继续评估和支持，及时进行治疗干预，同时也为NICU工作提供反馈信息，以改进医疗服务。在出院时应确立详细的随访计划，良好的随访计划能使极低体重儿平稳地从医院过渡到家庭护理。通过随访使家长得到相关疾病的知识，对患儿的预后有较全面的认识。随访是一动态过程，评估内容包括生长、发育及患儿对所处环境的反应性。常通过家长的病史提供、参照正常的生长发育规律以及体格检查来确立患儿属异常或偏离正常。一旦确认，可考虑进行治疗干预。

（一）常规工作

即每次随访均应进行的工作，包括：询问喂养情况；一般的测量（头围、体重、身长、胸围等）；体格检查（包括中枢神经系统及语言）；最后做出评估并给以指导，包括喂养、运动、语言训练等方面的干预。常规工作6个月前每2个月1次，6个月后每3个月1次；第二年每6个月一次；以后每年一次到7岁止。

（二）智能测定

IQ和DQ的测定：极低体重儿IQ小于正常2个标准差者占5%～20%，在超低体重儿（ELBW）可达14%～40%。在较大的儿童，学习问题可高达50%，而其中的20%IQ并不低，处于平均数。慢性肺疾病（chronic lung disease，CLD）、宫内生长迟缓，IQ正常而学习困难的问题值得研究。DDST仅作为初筛，但不能代替更好的方法，如贝莉婴儿发育量表（Bayley scale of infant development）适用于2～30月龄婴幼儿；Wechsler学前及初小智能表适用于4～6.5岁儿童。Gesell发育量表，适用于4周～3岁婴幼儿，结果以发育商（DQ）表示。也可采用中国科学院心理研究所和中国儿童发展中心（Children's Developmental Center of China，CDCC）共同编制的CDCC婴幼儿智能发育检查量表。

（三）处理早产儿后遗症

早产越小，后遗症越多，出院时患儿可伴有与CLD、坏死性小肠结肠炎（NEC）和脑室内出血（IVH）相关的临床表现，这些表现大多在2年内消失，但在婴儿期需特别处理。鉴于上述情况可出现相关的并发症，患儿在NICU出院后如有急诊情况，均应密切监护和转运。对NICU出院者的治疗措施应与患儿在新生儿期的实际疾病情况相结合。

（四）随访计划的实施

随访频率应根据情况极低体重儿的具体情况而定；处理随访对象应具备：①对早产儿后遗症的临床处理技能；②具备神经、认知及相关的辅助检查的条件；③熟悉一般儿科问题在早产儿的反应；④能处理儿童复杂的医学、运动和认知问题；⑤有与社区计划结合的知识（能力）。应采用个体化的评价方法，根据情况确定随访频率与重点。

二、各个系统的随访

（一）神经系统

神经系统的随访是极低体重儿随访中最重要的部分，也是家长及医护人员最重视的问题。极低体重儿的生存质量如何与神经系统的发育关系密切。在多数情况下，极低体重儿神经系统的预后较难估计，对影响或促进神经系统恢复的因素只有少数已被确定。对于神经系统的评估，应考虑采用患者的校正年龄，即孕周龄来与相应的婴儿发育指标进行比较。如28周胎龄出生的极低体重儿在生后3个月时其校正年龄与足月刚出生儿相似。当生后6个月时，如其运动商（motor quotient）只有50（即只有正常的50%）；如将年龄校正，运动商可能会达到100。因此，在婴儿期采用校正年龄是非常重要的。在极低体重儿随访中，当考虑用校正年龄时，各系统的发育应进行分别评估，这是因为不同的系统对环境刺激的反应性是不同的；早期的宫外环境暴露对语言发育较对运动的影响大；语言是认知的一部分，早期的宫外环境暴露与相同胎龄的足月出生新生儿比，对语言发育有加速作用。神经系统问题是早产儿疾病的常见并发症。越早产越易并发脑室内出血（IVH）、脑室周白质软化（PVL）、脑白质损伤；严重窒息、严重宫内生长迟缓（IUGR）和CLD也易出现神经系统后遗症。严重的神经系统后遗症包括脑瘫、惊厥、脑积水、感觉障碍（视、听）、智商低下（IQ < 70）等。胎龄越低，残疾率越高。国外研究发现，<1 500g中约10%有各种程度的残疾或功能障碍，其中部分病情不太严重，如肌张力的短期变化（增加或降低）、年长儿的精细运动和感觉问题等。

（二）眼科的随访

极低体重儿的视觉问题很常见，多数为眼肌不协调及折射误差所致。早产儿视网膜病（ROP）占的比重很大。因此，眼科的随访对极低体重儿，尤其是在NICU曾经接受氧疗者是十分必要的。常在生后3～4周（或孕周龄32～34周）第一次做眼底检查，采用暗室散瞳后做双目间接检眼镜检查，每2周复检1次；当发现早产儿视网膜病（ROP）时每周复检1次。出院后眼科随诊到8个月，对发现ROP者继续随访检查至3岁或更长时间。所有的视觉缺陷应尽早发现并适当治疗。对持续的眼球震颤、注视不能、持续斜视应行视觉检查。婴儿依赖视觉刺激使视觉得以正常发育。对于失明者，则需额外的听觉、触觉及体位刺激以发挥其潜能。

（三）听力的随访

极低体重儿出院者属于听力障碍的高危人群，有报道在NICU有10%患儿经BAEP筛查后可见不同程度的听力异常。其发生与多种因素有关，包括早产、呋塞米或氨基糖苷类药物应用、细菌性脑膜炎、高胆红素血症达需换血的水平、窒息及颅内病变、先天性感染（如巨细胞病毒感染）、颅面先天畸形、染色体疾病（如Down's综合征）、肺高压患者曾接受过度通气治疗者和有低碳酸血症史等。随访时应了解患儿是否有听力障碍早期体征，包括对较强的噪音无反应、对引起愉快的声音不反应或仅仅对某一、两种声音有反应。由于语言技能的延迟，随着小儿的生长，听力障碍显得更为明显。常用诊断方法有脑干听觉诱发电位（BAEP），而耳声发射（evoked otoacoustic emissions，EOAEs）为筛查方法，假阳性率相对较高。BAEP常在出院时检查，如异常可在1个月后复查；对于所有BAEP异常者，在3月龄时应复查；对于在新生儿期有惊厥、围生期病毒感染或有神经发育迟缓者，不管出院时BAEP是否正常，在生后6个月～1岁均应复查。

（四）呼吸系统的随访

呼吸问题包括CLD、呼吸暂停、呼吸道阻塞、儿童后期的反复呼吸道感染等。极低体重儿由于肺的发育不成熟、先天感染及较长时间的机械通气和高氧的应用，可出现慢性肺部疾病（CLD）。这些婴儿出院后呼吸道症状可持续数月，胸部凹陷及哮鸣音可持续1年左右。在此期间，再次住院率也很高。CLD大多在生后2岁左右缓解，而此时的肺部X线片仍可见阴影存在。呼吸道的高反应性在极低体重儿高达20%，为正常人群的2倍，对于这些患者，有必要进行肺活量、气道阻力及顺应性的随访。极低体重儿的呼吸状态评估包括：①呼吸频率、呼吸费力程度和肺部啰音、哮鸣音及呼吸暂停等；②氧合情况，包括测定血红蛋白、血细胞比容、动脉血气等；③生长情况，包括对运动的耐受性等。发生支气管痉挛时，可用支气管扩张剂、限制液体、利尿、热量的补充、胸部物理治疗（翻身、拍背等）。对于慢性氧依赖者应教会家长如何在家庭使用氧及掌握心肺复苏技术。

（五）体格生长

生长的追赶（catch up）常在前2年发生，20%在3岁时仍小于第3百分位。生长的追赶常先为头的生长，随后是体重的增加，最后为身高追赶。学龄儿童头围可赶上，但身高、体重小于第50百分位（但正常）；在CLD、先天畸形和环境剥夺婴儿，尤其可出现生长迟缓。在随访时应将患儿的头围、身高和体重等指标与正常生长发育曲线对照，同时观察生后年龄及校正年龄。

（六）贫血及铁的缺乏

由于早产儿红细胞生成素分泌不足、生长相对较快等，血红蛋白降低的最低点的到达时间比足月儿早，生理性贫血较足月儿明显，常在血红蛋白降低至能刺激红细胞的产生增加的最低值前（早产儿为70～90g/L）已出现了临床症状，而需要进行输血或用红细胞生成素（EPO）等治疗。由于早产儿的储存铁较少，将很快被耗尽，在随访时应及时给以补充铁，直至生后12～15个月。

（七）佝偻病

极低体重儿由于摄入钙、磷和维生素D减少，发生佝偻病的风险增加，长期接受肠道外营养、利尿剂应用和脂肪吸收障碍所致的维生素D减少者发生佝偻病的风险最大。对于所有出院的极低体重儿，推荐补充维生素D 800U/d，连续3个月改为400U/d，以预防佝偻病的发生。

（八）预防接种

极低体重儿免疫功能差，他们与足月儿一样，应纳入计划免疫，按规定接受免疫接种。预防接种应按生后年龄（chronological age）而不用校正（corrected）年龄，极低体重儿或超低体重儿都按照正常婴儿接受接种的时间顺序进行，全量给予。

（九）其他

在随访时应关心的健康问题：极低体重儿常有再次住院的可能，其中约1/2属于早产儿的后遗症；患儿易发生呼吸道感染。其他如喂养困难、吃得慢、不能建立正常的睡眠形式、对刺激反应过敏、感知障碍等。上述情况常无特异性，应详细询问病史才能发现。处理常需特别的技能，包括心理、运动、家长配合等。

（十）情感、行为问题

极低体重儿神经系统损害除运动、感觉和智能外，一些高级皮层功能障碍越来越受到重视，包括语言、学习、精神运动障碍、注意力缺陷多动症（ADHD）及行为问题等。行为问题的发生率为10%～15%，也可对家庭和社会产生影响。

（叶　微）

第五章

新生儿疾病

第一节　新生儿窒息与复苏

新生儿窒息（asphyxia neonatorum）是指生后1min内无自主呼吸或未能建立规律呼吸而导致低氧血症和混合性酸中毒。其发病率因诊断标准的差异而不同。根据国外资料，如按生后5min Apgar评分≤3作为标准，发病率为0.3%~0.9%；国内资料显示：按1min和5min Apgar评分，并结合脐动脉血pH、脏器损伤等临床指标，发病率为1.128%。窒息是导致新生儿死亡及小儿致残的主要疾病之一。

（一）病因

凡能导致胎儿或新生儿缺氧的各种因素均可引起窒息。

1. 导致孕母缺氧的疾病　①呼吸功能不全、严重贫血及CO中毒等；②胎盘功能障碍、心力衰竭、妊娠高血压综合征、低血压等。

2. 胎盘异常　前置胎盘、胎盘早剥和胎盘老化等。

3. 脐带异常　脐带受压、脱垂、绕颈、打结、过短和牵拉等。

4. 胎儿因素　贫血、宫内感染、心肌病、胎儿水肿、严重的心脏和循环功能不全等。

5. 分娩因素　难产、高位产钳、胎头吸引、臀位；产程中麻醉药、镇痛药及药使用不当等。

（二）病理生理

1. 窒息的发展过程

（1）原发性呼吸暂停（primary apnea）：缺氧初期，机体出现代偿性血液重新分配。由于儿茶酚胺分泌增加和其选择性血管收缩作用，使肺、肾、消化道、肌肉及皮肤等血流量减少，而脑、心及肾上腺的血流量增加。此时由于缺氧而导致的呼吸停止，即原发性呼吸暂停。表现为肌张力存在，心率先增快后减慢，血压升高，伴有发绀。若病因解除，经清理呼吸道和物理刺激即可恢复自主呼吸。

（2）继发性呼吸暂停（secondary apnea）：若缺氧持续存在，在原发性呼吸暂停后出现几次喘息样呼吸，继而出现呼吸停止，即继发性呼吸暂停。此时表现为肌张力消失，周身皮肤苍白，心率和血压持续下降，此阶段已对清理呼吸道和物理刺激无反应，需正压通气方可恢复自主呼吸。

2. 病理生理变化　由于脑血流自动调节功能的丧失，脑血流灌注随血压而被动变化；缺氧首先是线粒体内氧化磷酸化发生障碍，ATP产生减少甚至停止，从而使葡萄糖无氧酵解增强、细胞毒性水肿及细胞内钙超载发生。由于氧化磷酸化和ATP产生减少，影响离子泵功能，使细胞内Na^+、Cl^-、Ca^{2+}和水潴留，细胞外K^+和兴奋性氨基酸积聚。氧化磷酸化损伤可发生在窒息初期，也可发生在窒息后6~24h；细胞损伤可以在急性期，也可呈迟发性，其损伤形式可以坏死，也可以是凋亡。

（三）临床表现

1. 胎儿宫内窘迫　早期有胎动增加，胎心率≥160/min；晚期则胎动减少（<20/12h），甚至消失，胎心率<100/min；羊水混有胎粪。

2. 窒息程度判定　Apgar评分是临床评价出生窒息程度的经典而简易方法是20世纪50年代美国人

Virginia Apgar 发明的，故称 Apgar 评分。评价标准：每项 0 ~ 2 分，总共 10 分。1min Apgar 评分 8 ~ 10 为正常（国外将 7 ~ 10 分视为正常）；Apgar 评分除反映窒息严重程度外，还可反映窒息复苏的效果及帮助判断预后。应客观、快速及准确进行 Apgar 评估；胎龄小的早产儿成熟度低，虽无窒息，但评分较低；孕母应用镇静药等，评分可较实际的低；故单纯依靠 Apgar 评分作为新生儿窒息诊断是不够全面的。

3. 并发症　由于窒息程度不同，发生器官损害的种类及严重程度各异。常见并发症有如下几种：①中枢神经系统：缺氧缺血性脑病和颅内出血；②呼吸系统：胎粪吸入综合征、呼吸窘迫综合征及肺出血等；③心血管系统：缺氧缺血性心肌损害、持续性肺动脉高压等；④泌尿系统：急性肾小管坏死（ATN），肾功能不全及肾静脉血栓形成等；⑤代谢方面：低血糖或高血糖，低钙及低钠血症等；⑥消化系统：应激性溃疡和坏死性小肠结肠炎等。

（四）辅助检查

对宫内缺氧胎儿，胎头露出宫口时取头皮血进行血气分析，或在生后测定脐动脉血 pH 可以估计宫内缺氧或窒息的程度；检测血糖、电解质、肝肾功能等指标有助于对代谢和脏器损害程度的判断。

（五）治疗与预防

复苏（resuscitation）必须分秒必争，由产、儿科医生合作进行。

1. 复苏方案　采用国际公认的 ABCDE 复苏方案。①A（airway）清理呼吸道；②B（breathing）建立呼吸；③C（circulation）恢复循环；④D（drugs）药物治疗；⑤E（evaluation and environment）评估和环境（保温）。其中评估和保温（E）贯穿于整个复苏过程中。

新生儿窒息复苏可分为 4 个步骤：

（1）基本步骤：包括快速评估、初步复苏及评估。

（2）人工呼吸：包括面罩或气管插管正压人工呼吸。

（3）胸外按压。

（4）给予药物或扩容输液。

2. 具体复苏步骤　复苏时将新生儿放在辐射保暖台上或因地制宜采取保温措施，如用预热的毯子裹住新生儿以减少热量散失等。

（1）清理呼吸道（A）

1）体位：置新生儿头轻度仰伸位（鼻吸气位）。

2）吸引：在肩娩出前助产者用手将新生儿的口咽、鼻中的分泌物挤出。娩出后，用吸球或吸管先口咽后鼻清理分泌物。

3）羊水胎粪污染时的处理：当羊水有胎粪污染时，无论胎粪是稠是稀，初生儿一娩出先评估新生儿有无活力。新生儿有活力时，继续初步复苏；如无活力，采用胎粪吸引管进行气管内吸引。

（2）建立呼吸（B）

1）擦干：快速擦干全身。

2）刺激：用手拍打或手指轻弹患儿的足底或摩擦背部 2 次以诱发自主呼吸，如这些努力无效表明新生儿处于继发性呼吸暂停，需要正压人工呼吸。有关用氧的推荐：一般采用 100% 氧进行复苏。近年来有临床或实验资料显示采用空气（21% 氧浓度）复苏；其结果与 100% 氧同样有效，甚至更为安全或有效。采用空 - 氧混合器混合后的不同氧浓度或空气（21% 氧浓度）可能是今后新生儿复苏的趋势。

3）气囊 - 面罩正压人工呼吸：指征为呼吸暂停或抽泣样呼吸；心率 < 100 次/分和持续的中心性发绀。方法：正压呼吸需要 20 ~ 25cmH_2O，少数病情严重的患儿用 30 ~ 40cmH_2O 压力，频率 40 ~ 60 次/分（胸外按压时为 30 次/分）；以心率迅速增快、胸廓起伏、呼吸音及肤色来评价；经 30s 后有自主呼吸，且心率≥100 次/分，可逐步减少并停止正压人工呼吸。如自主呼吸不充分，或心率 < 100 次/分，须继续用气囊面罩或气管导管施行人工呼吸。如心率 < 60 次/分，继续正压人工呼吸并开始胸外按压。

（3）恢复循环（C）：即胸外心脏按压。如气管插管正压通气 30s 后，心率 < 60 次/分，应在继续正压通气的条件下，同时进行胸外心脏按压。通常采用双拇指或中示指按压胸骨体下 1/3 处，按压深度

为胸廓前后径的1/3；胸外按压和人工呼吸的比例应为3 ∶ 1，即90/min按压和30/min呼吸，达到每分钟约120个动作，3次胸外按压1次正压呼吸。30s后重新评估心率，如心率仍<60/min，除继续胸外按压外，考虑使用肾上腺素。

（4）药物治疗（D）：在新生儿窒息复苏时，很少需要用药。

1）肾上腺素：①指征：心搏停止或在30s正压人工呼吸和胸外按压后，心率持续<60/min。②剂量：静脉或气管0.1~0.3mL/kg的1 ∶ 10 000溶液；气管注入：0.3~1mL/kg的1 ∶ 10 000溶液，需要时3~5min重复1次。③用药方法：首选脐静脉导管或脐静脉注入；脐静脉插管操作过程尚未完成时，可气管内注入肾上腺素。

2）扩容剂：①指征：有低血容量，怀疑失血或休克的新生儿在对其他复苏措施无反应时考虑扩充血容量。②扩容剂的选择：可选择等渗晶体溶液，推荐生理盐水。③方法：首次剂量为10mL/kg，经外周静脉或脐静脉（>10min）缓慢推入。

（5）复苏后监护（E）：复苏后的新生儿可能有多器官损害的危险，应继续监护，包括：

1）体温管理。

2）生命体征监测。

3）早期发现并发症：继续监测维持内环境稳定，包括：氧饱和度、心率、血压、血细胞比容、血糖、血气分析及血电解质等。复苏后立即进行血气分析有助于评估窒息的程度。及时对脑、心、肺、肾及胃肠等器官功能进行监测，早期发现异常并适当干预，以减少窒息导致的死亡和伤残。

（叶　微）

第二节　新生儿肺炎

一、概述

新生儿肺炎（neonatal pneumonia）是新生儿期最常见的疾病之一，也是新生儿死亡的重要原因。新生儿肺炎可分吸入性和感染性肺炎两大类。吸入性肺炎又可分为羊水、胎粪和乳汁吸入性肺炎，其中尤以胎粪吸入性肺炎为重，病死率高达25%以上。胎粪吸入性肺炎多见于严重宫内窘迫的婴儿，胎儿因缺氧排出胎粪，污染羊水，吸入后而发生肺炎。以足月小样儿和过期产儿多见。临床上常见为出生后不久或复苏后立即出现呼吸困难，表现为气促、呻吟、发绀和三凹征。重者可引起多种并发症包括呼吸衰竭、持续性肺动脉高压、急性呼吸窘迫综合征、气漏等。感染性肺炎可分为出生前、出生时和出生后感染，由细菌、病毒或其他病原体引起的肺部感染性疾病。出生前、出生时感染是通过血行传播或羊水感染所致。出生后感染是通过呼吸道途径或医源性传播所致。NICU中肺炎的发生率常高达10%。

二、诊断思路

（一）病史要点

1. 胎粪吸入性肺炎

（1）病史：常见于足月儿和过期产儿，多有胎儿宫内窘迫、羊水胎粪污染及出生窒息史。

（2）发病情况和症状：因产前或产时发生缺氧，刺激副交感神经引起胎儿排便，污染羊水，缺氧又刺激胎儿呼吸中枢，诱发喘息，胎儿吸入胎粪污染的羊水。临床表现主要为患儿出生后不久或复苏后即出现呼吸困难、呼吸急促，伴呻吟、三凹征，青紫明显，重者发展至呼吸衰竭。重症患儿因严重缺氧酸中毒发生肺动脉高压，持续胎儿循环，吸氧不能改善。如病情突然恶化、呼吸困难和青紫加重，提示并发气漏。本病常继发细菌感染。

2. 感染性肺炎

（1）病史：出生前感染可有孕妇妊娠晚期感染或胎膜早破史；出生时感染可有产程中吸入被病原菌污染的产道分泌物或断脐不洁史；出生后感染多因密切接触者有呼吸道感染史，或患儿有其他部位感染史及接受过侵入性操作史。

（2）致病因素

1）出生前感染性肺炎：病毒为最常见的病原体，如TORCH感染，细菌感染中以大肠埃希菌、克雷白菌、利斯特菌感染、B族链球菌、金黄色葡萄球菌等常见。肺炎常为宫内全身感染表现的一部分。

2）出生时感染性肺炎：病原体与宫内吸入污染羊水所致肺炎相仿，细菌感染以革兰阴性杆菌多见，其他还有B族链球菌、巨细胞病毒、沙眼衣原体、解脲衣原体等。多见于发热、患绒毛膜羊膜炎孕妇娩出的新生儿。

3）出生后感染性肺炎：病原体以细菌为主，致病菌种类多，以金黄色葡萄球菌、大肠埃希菌、深部真菌感染多见，但如克雷白菌、假单胞菌、表皮葡萄球菌等机会致病菌感染增多，呼吸道合胞病毒、流感病毒、肠道病毒等病毒感染也常见。

（3）发病情况和症状：宫内感染性肺炎通常在生后3天内起病，而分娩时或出生后感染要有一定潜伏期才出现症状。临床表现有体温不升或发热、反应低下、拒奶、气急、呻吟、发绀、呼吸暂停及进行性呼吸困难等。宫内感染患儿同时伴有全身感染症状，肺部体征出现较晚。产后感染性肺炎多以呼吸道症状首发。

（二）查体要点

1. 胎粪吸入性肺炎　患儿可有气促、呻吟、鼻翼扇动、皮肤发绀和三凹征现象，胸廓隆起，两肺呼吸音减低，可闻及湿啰音。脐带、皮肤、指趾甲被胎粪所黄染。重者可并发气漏或持续性肺动脉高压（PPHN）。

2. 感染性肺炎　患儿可有呼吸频率增快、呼吸困难或呼吸暂停、鼻扇、面色青紫、口吐白沫、严重者伴有吸气三凹征、黄疸、肝脾大、抽搐、昏迷等。听诊两肺呼吸音改变，可闻及干啰音、水泡音。

（三）辅助检查

1. 常规检查

（1）胎粪吸入性肺炎

1）血常规中白细胞增高提示并发细菌感染。

2）血生化及电解质紊乱提示病情严重。

3）血气分析可有不同程度的低氧血症、酸中毒（呼吸性、代谢性或混合性）。

4）X线检查表现多样化，肺野密度增高，可见粗颗粒或片状、团块状、云絮状阴影，或呈节段性肺不张，伴肺气肿。重者可发生纵隔积气或气胸。

（2）感染性肺炎

1）外周血白细胞计数升高，中性粒细胞比例升高，血沉增快提示细菌感染，沙眼衣原体感染者嗜酸粒细胞增多，弓形虫、部分巨细胞病毒感染者红细胞与血小板可降低。

2）C反应蛋白（CRP）升高提示细菌感染。

3）有时气道吸出物涂片及培养或血培养可明确病原菌。

4）严重病例血气分析血pH下降、PaO_2降低、$PaCO_2$升高。

5）血生化和电解质可异常。

6）血中可检出病原体特异性IgM或抗原。

7）细菌性肺炎者胸部X线片以支气管肺炎为主，可见两肺纹理增粗，边缘模糊，有斑片状或斑点状阴影，以两下肺多见。病毒性肺炎者胸片以间质性肺炎为主，肺纹理增多增粗，有网状阴影与小结节状阴影，可伴有肺气肿等。

2. 其他检查

（1）超声波检查：心脏彩色多普勒超声可确定PPHN的存在。

（2）有条件时可作病毒或病原体分离、用对流免疫电泳、乳胶凝集试验、酶联免疫吸附测定、放射免疫测定、聚合酶链反应等等方法快速正确作出病原学诊断。

（四）诊断标准

1. 胎粪吸入性肺炎

（1）病史中多有宫内窘迫史和羊水胎粪污染史，常为足月产儿或过期产儿。

（2）皮肤、指（趾）甲常被胎粪所污染，出生后不久或复苏后立即出现呼吸困难，表现为气促、呻吟、发绀和三凹征。重者发展至呼吸衰竭。

（3）体检胸廓隆起，呼吸音减低或有湿啰音，重者可并发气漏或持续性肺动脉高压（PPHN）。

（4）X 线表现为肺气肿、肺不张和斑片状的实变阴影或弥散性渗出影，10% ~20% 可出现气胸、纵隔积气。

（5）血气分析可有低氧血症、酸中毒（呼吸性、代谢性或混合性）。

2. 感染性肺炎

（1）母亲有妊娠晚期感染史和（或）有羊膜早破史，患儿有吸入污染羊水、脐带或皮肤等感染史，或有感染接触史。

（2）体温不升或发热、反应低下、拒奶、气急、口吐白沫、鼻翼翕动、呻吟、发绀、呼吸暂停及进行性呼吸困难等。

（3）肺部闻及干、湿啰音，这在疾病早期可以阴性，常生后 12 ~48 小时后开始出现。

（4）宫内和分娩过程中感染发生的肺炎，胸部 X 线检查在出生后第 1 天表现可不明显，第 2 天或第 3 天才出现明显改变。X 线表现以支气管肺炎为主，呈点状或斑片状渗出阴影，大小不等，以两下肺、心膈角、左心后区多见。少数严重病例 X 线表现的小片状阴影可融合成大片状阴影，并可合并肺不张及肺气肿。

（5）白细胞计数和分类、血沉、CRP 等对评价新生儿感染性肺炎病原学有参考价值，如沙眼衣原体感染可有嗜酸粒细胞升高，细菌感染者白细胞、中性粒细胞、CRP 升高。

（6）气道吸出物培养或血培养阳性，病原体抗原或特异性 IgM 阳性。

3. 分型诊断

（1）产前感染性肺炎：出生后 24 小时内发病，多有窒息史，窒息复苏后可见呼吸快、呻吟、反应差、体温不稳定，逐渐出现肺部湿啰音等表现。血行感染者缺乏肺部体征。血白细胞计数多正常。母有产前发热、胎膜早破等史。

（2）产时感染性肺炎：出生后数日至数周后发病，临床表现因感染的病原体不同而差别较大，且容易发生全身感染。脐血特异性 IgM 增高，或胃液及气管分泌物涂片、培养可阳性。

（3）产后感染性肺炎：起病较缓慢，常先有上呼吸道感染症状，继之出现呼吸急促、鼻翕、口吐白沫、发热、肺部湿啰音等表现。鼻咽分泌物培养、病毒分离或抗原检查可阳性，血特异性 IgM 可阳性。胸部 X 线表现为局灶性或弥散性炎症。

（五）诊断步骤

诊断步骤见图 5 –1。

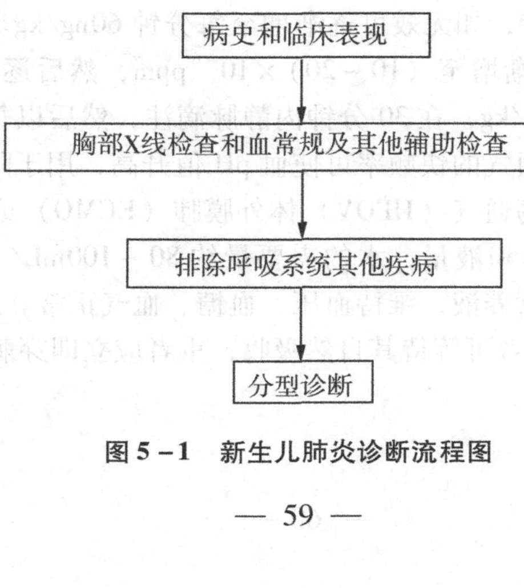

图 5 –1　新生儿肺炎诊断流程图

（六）鉴别诊断

1. 新生儿呼吸窘迫综合征　以早产儿多见，无明显的羊水或胎粪污染史及吸入史。胸部X线呈肺野透亮度减低及支气管充气征象，无肺气肿表现。

2. 新生儿湿肺　无羊水污染史及吸入史。症状轻，胸部X线片显示肺泡、叶间或胸膜腔积液。

3. 胎粪吸入综合征　常与产时感染性肺炎合并存在，两者不易严格区别。前者有宫内窘迫、羊水污染史，出生后即出现呼吸困难。胸部X线片表现肺纹理增粗、斑点状阴影或肺气肿。后者可有体温波动，气道分泌物培养阳性，胸部X线呈小灶性或斑片状阴影。

4. 先天性心脏病　孕母常有妊娠期病毒感染史。体检心前区可闻及收缩期或（和）舒张期杂音。二维超声心动图可明确诊断。

5. 膈疝　出生后即出现阵发性呼吸急促及发绀。但腹部凹陷，患侧胸部呼吸音减弱甚至消失，闻及肠鸣音，胸部X线见患侧胸部有充气的肠曲或胃泡影及肺不张时明确诊断。

三、治疗措施

（一）经典治疗

1. 胎粪吸入性肺炎

（1）清理呼吸道，保持气道通畅：见到胎粪污染羊水时，应在胎头刚娩出而肩尚未娩出时，迅速吸净口腔、鼻咽部分泌物，并立即评价新生儿有无活力，有活力（心率>100次/分、哭声响亮、肤色红润，肌张力好）者先观察，必要时复苏，若无活力者，胎儿娩出后不要急于刺激呼吸，助手应双手限制胸廓，不使之呼吸，抢救者迅速行直接喉镜行气管内吸引，深入地吸出气管内分泌物，直到吸清为止。在气道未吸清之前，切勿做正压通气，以免将胎粪污染物压向肺内。

（2）氧疗及机械通气：根据血气分析供氧，轻症者清理呼吸道后经面罩吸氧或用持续气道正压通气（CPAP）治疗数天可恢复。严重病例须机械通气，并根据胸片情况调节呼吸机参数，如胸片以肺不张为主，血气分析 PaO_2 明显降低时，选较高的最大吸气压力（PIP）25～30cmH_2O，呼气末正压（PEEP）不超过5cmH_2O；如胸片以肺气肿为主或血气分析以 $PaCO_2$ 增高为主，则PIP应稍降低至20～25cmH_2O，PEEP为3cmH_2O，呼吸频率稍快，40～50次/分，并适当延长呼气时间，以维持 $PaO_2$60～80mmHg或 $TcSO_2$90%～95%。少数重度患儿常频通气无效或已发生气漏时，可改用高频通气有效。

（3）抗生素治疗：继发感染时，可根据气道吸出物、血培养结果选用有效抗生素治疗。

（4）对症治疗

1）肺表面活性物质（PS）应用：肺内胎粪抑制PS合成，在生后6小时内气道内注入PS，每次150mg/kg，每6～12小时1次，可用3～4次。大量胎粪吸入者可用生理盐水肺灌洗，然后用PS治疗。

2）纠正酸中毒：改善通气后，用碳酸氢钠纠正酸中毒。碳酸氢钠mL数＝－BE×体重×0.5。轻度酸中毒时可通过改善循环加以纠正。

3）PPHN治疗：可用酚妥拉明，首剂1～2mg/kg静脉滴注，然后以每小时0.5～1mg/kg维持。前列环素每分钟20ng/kg静脉滴注维持，如无效可逐渐增至每分钟60ng/kg。也可氧化亚氮（NO）吸入，先用 5×10^{-6}ppm，如疗效不好可逐渐增至 $(10\sim20)\times10^{-6}$ppm，然后逐渐减少，维持3～4天。也可应用硫酸镁，浓度5%，首剂200mg/kg，在30分钟内静脉滴注，然后以每小时20～50mg/kg维持，注意心率、呼吸、血压。另外，机械通气的快频率可使血pH值升高，用于降低肺动脉高压，治疗PPHN。对机械通气失败者国外应用高频震荡通气（HFOV）体外膜肺（ECMO）或液体通气（LV）等治疗。

4）护理：注意保暖，供给营养和液量，水的需要量约80～100mL/（kg·d），保证内环境稳定。不能经口喂养者可鼻饲或静脉滴注营养液，维持血压、血糖、血气正常。严密观察病情进展。

5）并发气胸或纵隔积气时，轻者可等待其自然吸收，重者应立即穿刺抽气或胸腔插管闭式引流。

2. 感染性肺炎

(1) 呼吸道管理：气管分泌物多时给予雾化吸入、吸痰、定期翻身拍背等胸部物理治疗，保持呼吸道通畅。

(2) 供氧：有低氧血症时可根据病情选择不同方式给氧，呼吸衰竭时行机械通气，使 PaO_2 维持在 50～80mmHg。

(3) 抗病原体治疗：应及时做痰培养，根据药敏选用抗生素。宫内或分娩过程中感染的肺炎，多为大肠杆菌等感染所致，选用针对革兰阴性杆菌的抗生素，如氨苄西林、头孢噻肟等。产后感染者多为金黄色葡萄球菌、大肠杆菌等所致，选用广谱抗生素如头孢呋辛、头孢曲松。获得药敏试验结果后可进行调整。医院内感染者耐药菌株较多，应根据药敏试验结果选用。沙眼衣原体或解脲支原体肺炎可用大环内酯类抗生素。病毒感染者可用抗病毒药物，如利巴韦林雾化吸入，或 α 干扰素 20 万～100 万 U/d，肌内注射，连用 5～7 日。

(4) 对症治疗

1) 注意保暖，合理喂养，供给足够的营养与液体，常用血浆、氨基酸、脂肪乳等供应热量及营养，总液量控制在每日 60～100mL/kg，保持水、电解质及酸碱平衡。有酸中毒时须测血气分析，予以监控。呼吸性酸中毒在供氧后可以纠正，代谢性酸中毒须补充碳酸氢钠予以纠正。

2) 免疫疗法：重症肺炎及极低出生体重儿可辅以免疫疗法，如静脉滴注免疫球蛋白 400mg/（kg·d），连用 3～5 日，或应用重组粒细胞集落刺激因子，提高患儿的抗病能力。

3) 出现胸腔积液、脓气胸时可立即行闭式引流、抽气排脓等。

(二) 治疗措施

1. 胎粪吸入性肺炎 治疗措施见图 5－2。

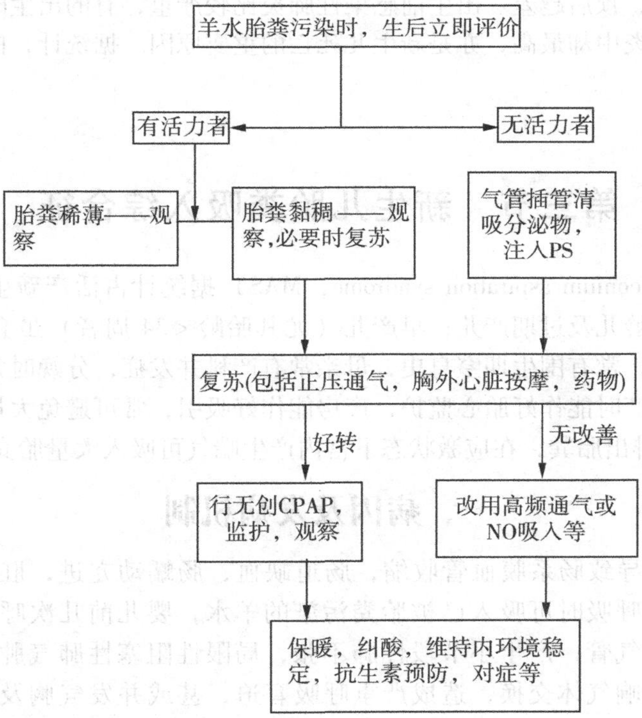

图 5－2 胎粪吸入性肺炎治疗流程图

2. 感染性肺炎　治疗措施见图 5－3。

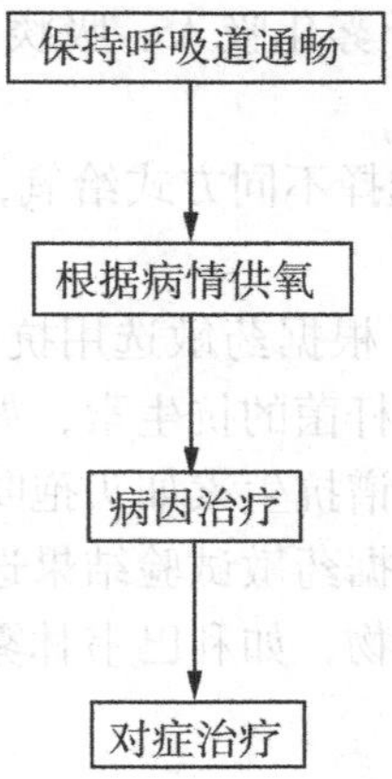

图 5－3　感染性肺炎治疗流程图

四、预后

新生儿肺炎目前根据临床实践，将其分为吸入性肺炎和感染性肺炎两大类，两类肺炎可独立存在，也可先后发生或同时并存。在吸入性肺炎中，以胎粪吸入性肺炎为重，预后差。其预后与出生时窒息程度、复苏措施是否得当、吸入胎粪的多少、有否发生大量气胸和纵隔气肿，以及炎症及肺不张范围的大小、治疗措施是否得当有力有关。国内报道胎粪吸入性肺炎发病率为 0.2% ～2.2%，病死率 7% ～15.2%，国外报道发病率为 1% ～9.2%，病死率 4.2% ～28%。感染性肺炎，其疾病严重程度与感染的时间有关，感染时间越早，预后越差。出生前感染性肺炎比较严重，有的出生时即为死胎。出生后感染性肺炎发生率在新生儿肺炎中却最高，亦是新生儿死亡的重要原因。据统计，围生期感染性肺炎病死率为5% ～20%。

（叶　微）

第三节　新生儿胎粪吸入综合征

胎粪吸入综合征（meconium aspiration syndrome，MAS）据统计占活产新生儿的1.2% ～1.6%，本病发生于足月儿、小于胎龄儿及过期产儿；早产儿（尤其胎龄 <34 周者）虽有严重窒息，在宫内也不排胎粪。此类婴儿病史中，常有围生期窒息史，母亲常有产科并发症，分娩时常有产程延长及羊水胎粪污染史，如在妊娠末期或产时能作好胎心监护，产房能作好吸引，常可避免大量胎粪吸入，急慢性缺氧（或）感染均可造成宫内排出胎粪，在应激状态下宫内产生喘气可吸入大量胎粪污染羊水。

一、病因及发病机制

急、慢性宫内缺氧可导致肠系膜血管收缩，肠道缺血，肠蠕动亢进，肛门括约肌松弛而引起宫内排胎粪，宫内缺氧胎儿呼吸时可吸入已被胎粪污染的羊水，婴儿前几次呼吸可将在上呼吸道含胎粪小颗粒的羊水吸入细支气管，产生小节段性肺不张，局限性阻塞性肺气肿及化学性肺炎，使肺的通气、血流比例失调，影响气体交换，造成严重呼吸窘迫，甚或并发气胸及持续肺动脉高压，胎粪吸入综合征患儿约有 1/3 并发肺动脉高压，在宫内脐带长时间受压可导致肺血管重构造成持续肺动脉高压（图 5－4）。

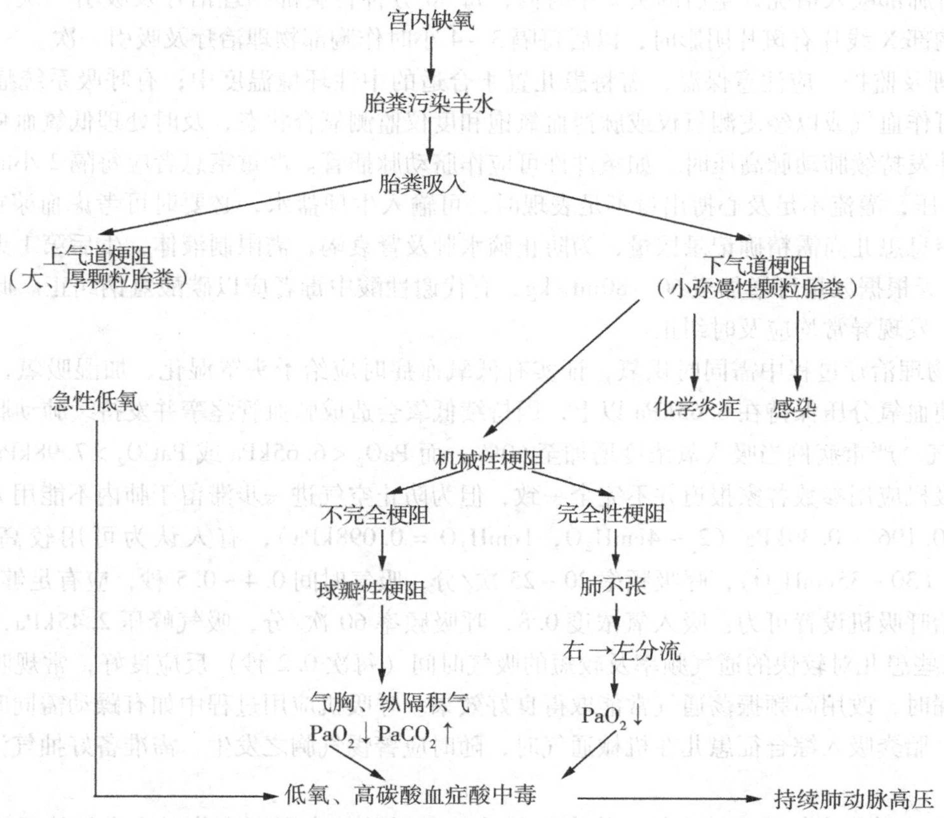

图5-4　胎粪吸入综合征的病理生理

二、临床表现

婴儿出生时皮肤常覆盖胎粪，指、趾甲及脐带为胎粪污染呈黄、绿色，经复苏，建立自主呼吸后不久即出现呼吸困难、青紫。当气体滞留于肺部时，因肺部过度扩张可见胸廓前、后径增宽呈桶状，听诊可闻粗大啰音及细小捻发音；出生时有严重窒息者可有苍白和肌张力低下，由于严重缺氧可造成心功能不全、心率减慢，末梢循环灌注不足及休克表现。10%～20%可伴有气胸及纵隔积气，严重病例当并发持续胎儿循环时呈严重青紫。多数病例于7～10天恢复。

三、X线表现

1. 轻型　肺纹理增粗，呈轻度肺气肿，横膈轻度下降，诊断需结合病史及临床，常仅需吸入低于40%氧，吸氧时间<48小时。

2. 中型　肺野有密度增加的粗颗粒或片状、团块状、云絮状阴影；或有节段肺不张及透亮充气区，心影常缩小，常需吸入>40%氧，持续吸氧时间>48小时，但无气漏发生。

3. 重型　两肺有广泛粗颗粒阴影或斑片云絮状阴影及肺气肿现象，有时可见肺不张和炎症融合形成大片状阴影，常并发气胸或纵隔积气，需机械通气治疗，持续通气时间常超过48小时，常伴肺动脉高压。

四、治疗

1. 清理呼吸道　见到胎粪污染羊水时，于婴儿胸部娩出前清理口、鼻、咽分泌物，用大口径吸管吸出含胎粪的黏液、羊水，窒息如无活力婴儿出生时立即在喉镜下用胎粪吸引管作气管内吸引，然后再按复苏步骤处理，必要时需再次气管插管吸引。如自主呼吸有力可拔除气管插管，继续观察呼吸症状，同时摄胸片了解肺部吸入情况。生后的头2小时内，每30分钟行胸部物理治疗及吸引一次，如有呼吸道症状出现，胸部X线片有斑片阴影时，以后每隔3～4小时作胸部物理治疗及吸引一次。

2. 一般处理及监护　应注意保温，需将患儿置于合适的中性环境温度中；有呼吸系统症状者应进行血氧监测，可作血气或以经皮测氧仪或脉搏血氧饱和度仪监测氧合状态，及时处理低氧血症，如有严重低氧血症疑并发持续肺动脉高压时，如条件许可应作脐动脉插管。严重窒息者应每隔2小时监测血压1次，当有低血压，灌流不足及心搏出量不足表现时，可输入生理盐水，必要时可考虑血浆或5%白蛋白；对于严重窒息患儿尚需精确记录尿量，为防止脑水肿及肾衰竭，需限制液体，生后第1天给液量为60mL/kg，第2天根据尿量可增加至60～80mL/kg，有代谢性酸中毒者应以碳酸氢钠纠正。此外尚需监测血糖及血钙，发现异常均应及时纠正。

3. 氧疗　物理治疗过程中需同时供氧，证实有低氧血症时应给予头罩湿化、加湿吸氧，随时调整吸入氧浓度，使血氧分压保持在6.65kPa以上，因持续低氧会造成肺血管痉挛并发持续肺动脉高压。

4. 机械通气　严重病例当吸入氧浓度增加至60%，而$PaO_2<6.65kPa$或$PaCO_2>7.98kPa$时需机械通气治疗，呼吸机应用参数各家报道并不完全一致，但为防止空气进一步滞留于肺内不能用太高呼气末正压，推荐用0.196～0.39kPa（2～4cmH_2O，1cmH_2O = 0.098kPa），有人认为可用较高吸气峰压2.94～3.43kPa（30～35cmH_2O），呼吸频率20～25次/分，吸气时间0.4～0.5秒，应有足够呼气时间；也有人认为开始呼吸机设置可为：吸入氧浓度0.8，呼吸频率60次/分，吸气峰压2.45kPa，呼气末正压0.29kPa。某些患儿对较快的通气频率及较短的吸气时间（每次0.2秒）反应良好，常规呼吸机治疗失败或并发气漏时，改用高频振荡通气常能取得良好效果。呼吸机应用过程中如有躁动需同时用镇静剂或肌肉松弛剂，胎粪吸入综合征患儿在机械通气时，随时应警惕气胸之发生，需准备好抽气注射器及排气设备。

5. 药物治疗　胎粪会加速细菌生长，故当X线胸片显示肺部有浸润变化时应常规给予广谱抗生素治疗，必要时作气管分泌物细菌培养。

6. 严重低氧血症病例　经上述处理不能使低氧改善时，常并发持续肺动脉高压。

五、预防

对于有胎盘功能不良的孕妇如妊娠毒血症或高血压等，或已确诊为小于胎龄儿及过期产儿时，在妊娠末近分娩期应做胎心监护，发现胎粪污染羊水时，应作好吸引胎粪及复苏准备，力争建立第1次自主呼吸前，吸出咽喉部及气管内胎粪。

（张秋花）

第四节　新生儿呼吸窘迫综合征

一、概述

新生儿呼吸窘迫综合征（neonatal respiratory distress syndrome，NRDS）又称为新生儿肺透明膜病（hyaline membrane disease，HMD），是由于肺表面活性物质不足而引起的新生儿疾病，在我国其发病率约为1%，较欧美国家低。本病多发生在胎龄小于35周的早产儿，尤以胎龄小于32周、出生体重低于1 500g者为多见，病死率可达25%。胎龄越小发病率越高。近年来由于诊断技术的进步、表面活性物质替代物质的应用，病死率已逐年下降。其发病是由于早产、缺氧、低体重、孕妇患糖尿病等多种因素造成肺表面活性物质不足，加之低氧血症造成血管痉挛，使肺血液灌注量不足，血管通透性增加，最终促使肺透明膜形成所致。而低体重儿由于其肺的成熟度差，母亲糖尿病时其血中高浓度胰岛素能拮抗肾上腺皮质激素的，可延迟胎儿的肺成熟，造成表面活性物质不足而引起本病。其发病率比正常高5～6倍。

二、诊断思路

（一）病史要点

1. 出生史　肺表面活性物质在胎龄20~24周时初现，35周后始迅速增加，故本病多见于早产儿，出生时胎龄越小，发病率越高。在围生期窒息，急性产科出血如前置胎盘、胎盘早剥、双胎第二婴和母亲低血压时，肺透明膜病的发生率均显著增高。糖尿病母亲，婴儿由于胰岛素拮抗肾上腺皮质激素对卵磷脂的合成作用，肺成熟延迟，其肺透明膜病的发生率可增加5~6倍。剖宫产婴儿因减除了正常分娩时子宫收缩使肾上腺皮质激素分泌增加而促进肺成熟的作用，故肺透明膜病的发生率亦明显高于正常产者。

2. 发病情况与症状　NRDS患儿出生时或生后不久（4~6小时）即出现呼吸急促（呼吸频率>60次/分）、呼气呻吟声、鼻扇和吸气性三凹征等典型体征；由于低氧血症，表现为发绀，严重时面色青灰，并常伴有四肢松弛；心音由强转弱，有时在胸骨左缘可听到收缩期杂音；肝可增大；肺部听诊早期多无阳性发现，以后可闻及细湿啰音。

（二）查体要点

（1）出生时哭声正常，4~6小时后出现呼吸频率增快（>60次/分）、呼气性呻吟、吸气性三凹征、鼻翼扇动、青紫及呼吸不规则，并呈进行性加重。两肺呼吸音减低，四肢肌张力降低。

（2）常伴有四肢松弛。

（3）心音由强转弱，有时在胸骨左缘可听到收缩期杂音。

（4）肺部听诊早期多无阳性发现，以后可闻细湿啰音。

（5）肝脏可增大。

（三）辅助检查

1. 常规检查

（1）血常规检查。

（2）血气分析：PaO_2下降，$PaCO_2$升高，酸中毒时碱剩余（BE）减少。

（3）X线检查：两侧肺野普遍性透光度下降，呈毛玻璃状（称为“白肺”），有支气管充气征。

2. 其他检查　胃液振荡试验：患儿检查结果为阴性，提示肺表面活性物质缺乏。

（四）诊断标准

根据生后24小时胸片特点即可诊断，必要时可做胃液振荡试验。还应注意可能有肺部感染同时存在。出生后12小时候开始出现呼吸困难者一般不考虑本病；但轻症患儿也可较晚起病，有迟至24~48小时者。

具有下述第（1）、（2）、（3）、（4）项，伴或不伴第（5）项，可诊断为新生儿呼吸窘迫综合征。

（1）多见于早产儿、剖宫产儿、窒息新生儿、低体重儿或母亲为糖尿病的新生儿。

（2）出生时正常，约4~6小时后出现呼吸频率增快（>60次/分），出现呼气性呻吟、吸气性三凹征、鼻翼扇动、青紫及呼吸不规则，并呈进行性加重；两肺呼吸音减低，四肢肌张力降低。

（3）血气分析PaO_2下降，$PaCO_2$升高，酸中毒时碱剩余（BE）减少。胃液振荡试验阴性。

（4）X线检查两侧肺野普遍性透光度下降，呈毛玻璃状，有支气管充气征。

（5）排除其他原因或疾病引起的新生儿呼吸增快或不规则，如新生儿湿肺、肺炎等。

（五）诊断步骤

诊断步骤见图5－5。

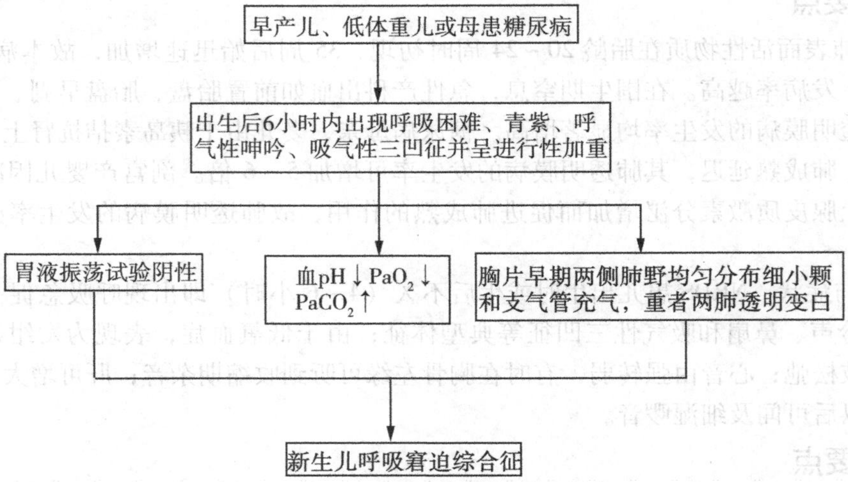

图5－5　新生儿呼吸窘迫综合征诊断流程图

（六）鉴别诊断

1. 湿肺　多见于足月儿或剖宫产儿，其症状轻、病程短、预后好，胃液振荡试验阳性，胸片无肺透明膜病的表现，肺瘀血和叶间积液较常见。

2. 颅内出血　缺氧引起者多见于早产儿，产伤引起者多见于足月儿，表现为呼吸抑制或不规则，神经系统症状抑制或兴奋。头颅CT检查可确诊。

3. B族β溶血性链球菌感染　本病极似呼吸窘迫综合征，但本病患儿有胎膜早破或产程延长史，或妊娠后期母亲有感染史，母亲宫颈拭子培养示B族β溶血性链球菌阳性。只要及时做血培养、患儿胃液或气管分泌物镜检或培养，可发现链状排列的革兰阳性球菌。

4. 胎粪吸入性肺炎　多见于足月儿和过期产儿，有窒息史和胎粪吸入史，胃液振荡试验阳性，胸片有不规则的斑片状阴影，肺气肿明显。

三、治疗措施

应及早治疗，进行呼吸支持以纠正低氧血症，同时纠正酸碱平衡紊乱，保证营养的供给，使用肺泡表面活性物质，保证患儿安全度过72小时危险阶段。

（一）经典治疗

1. 一般治疗　注意保暖与能量供应，应行静脉营养。

2. 基本治疗

（1）呼吸支持：患儿在出生后不久出现呼吸困难与呼吸性呻吟时，常可发展为呼吸衰竭，为此须进行呼吸支持。

1）持续气道正压呼吸（CPAP）给氧：一旦发生呼吸性呻吟应给予CPAP，CPAP可使肺泡在呼气末保持一定的压力，以增加功能残气量，防止肺泡萎缩，增加肺泡气体交换面积，减少肺内分流，从而改善缺氧状态。

2）机械通气：对反复性呼吸暂停、自主呼吸较表浅、CPAP压力超过7cmH_2O仍无效或$PaCO_2$仍升高者，应及时使用机械通气。

（2）表面活性物质（PS）替代治疗：表面活性物质一般每次用100～200mg/kg，早期给药是治疗成功的关键，约需使用2次，间隔时间为10～12小时。将表面活性物质经气管插管注入肺内，分仰卧、左侧位和右侧位等不同体位均等注入。

（3）抗生素治疗：若与肺部B族β溶血性链球菌感染不易鉴别时可加用青霉素治疗。

（4）保持内环境稳定：由于本病均存在严重缺氧、高碳酸血症等因素，可引起水、电解质紊乱和酸碱平衡失调，应及时纠正，纠正代谢性酸中毒可给予5%碳酸氢钠溶液，所需量（mL）＝BE（负值）×体重（kg）×0.5。

（5）并发症的治疗

1）动脉导管未闭：可用吲哚美辛（消炎痛），首剂0.2mg/kg，第2剂和第3剂则改为0.1mg/kg，每剂间隔12小时，静脉滴注或栓剂塞肛。

2）持续肺动脉高压：可用酚妥拉明、妥拉唑林、前列环素及吸入氧化亚氮（NO）等治疗。

3）低血压、少尿：可静脉滴注多巴胺每分钟3～5μg/kg，或多巴酚丁胺每分钟8～10μg/kg维持。

（二）治疗措施

治疗措施见图5－6。

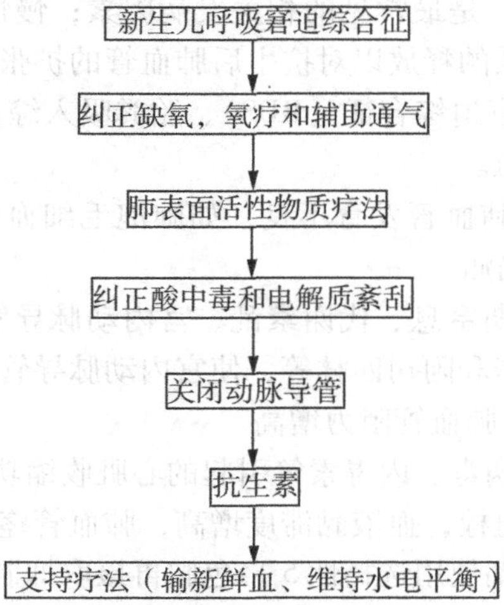

图5－6　新生儿呼吸窘迫综合征治疗流程图

四、预后

新生儿呼吸窘迫综合征的病情重，病死率较高。近年来由于机械通气技术的改善，加上PS、NO吸入以及ECMO、LV等技术的应用，发达国家新生儿呼吸窘迫综合征的病死率已明显下降，一般为20%～30%，国内病死率较前也有所下降，但仍达50%～60%。如机械通气技术使用得当，使患儿能度过呼吸衰竭关，则病死率可明显下降。X线胸片提示病变为Ⅰ～Ⅱ级即给予积极治疗，则预后较好，如果已发生严重的呼吸衰竭，且X线胸片提示为“白肺”方开始治疗，则病死率很高。

（张秋花）

第五节　新生儿持续肺动脉高压

出生后胎儿心血管系统必须很快适应宫外生活的新需求，其循环的转换（circulation transition）障碍在新生儿肺动脉高压的发生中起重要作用。如果不能顺利实现出生后肺血管阻力（pulmonary vascular resistance，PVR）的持续下降，可引起持续肺动脉高压（pulmonary hypertension of the newborn，PPHN）。PPHN指生后肺血管阻力持续性增高，肺动脉压超过体循环动脉压，使由胎儿型循环过渡至正常“成年人”型循环发生障碍，而引起的心房和（或）动脉导管水平血液的右向左分流，临床出现严重低氧血症等症状。PPHN多见于足月儿、近足月或过期产儿，但是早产儿亦可出现肺血管阻力的异常增高。该病已成为新生儿监护病房（NICU）的重要临床问题，可出现多种并发症，包括死亡、神经发育损伤和其他问题。

一、生后循环转换的生理

生后循环转换指生后数分钟至数小时的循环调整，也是生后生理变化最明显的时期。当肺血管阻力（pulmonary vascular resistance，PVR）由胎儿时期的高水平降至生后的低水平时，肺血流可增加 8 ~ 10 倍，以利于肺气体交换。相关促进生后肺阻力降低的事件包括：

（1）肺的通气扩张。

（2）氧的作用：生后血氧分压的增加可进一步降低肺血管阻力。

（3）脐带的结扎：脐带结扎使新生儿脱离了低血管阻力的胎盘，使体循环阻力增加。

二、病因

1. 宫内慢性缺氧或围生期窒息　是最常见的相关发病因素；慢性缺氧可致肺小动脉的重塑和异常机化；生后急性缺氧可致缩血管介质的释放以对抗生后肺血管的扩张。

2. 肺实质性疾病　常见有呼吸窘迫综合征（RDS）、胎粪吸入综合征（MAS）和肺炎等，它们可因低氧而出现肺血管收缩、肺动脉高压。

3. 肺发育不良　包括肺实质及肺血管发育不良，如肺泡毛细血管发育不良（alveolar capillary dysplasia）、肺实质发育低下和先天性膈疝。

4. 心功能不全　病因包括围生期窒息、代谢紊乱、宫内动脉导管关闭等；母亲在产前接受非类固醇类抗感染药物如布洛芬、吲哚美辛和阿司匹林等，使宫内动脉导管过早关闭，致外周肺动脉的结构重塑，肺动脉肌化（muscularization）、肺血管阻力增高。

5. 肺炎或败血症　由于细菌或病毒、内毒素等引起的心脏收缩功能抑制、内源性 NO 的抑制、血栓素和白细胞三烯的释放、肺微血管血栓，血液黏滞度增高，肺血管痉挛等。

6. 其他　遗传因素、母亲在孕期使用选择性 5 羟色胺再摄取抑制药、孕妇甲状腺功能亢进等。

三、病理

1. 肺血管适应不良（maladaptation）　指肺血管阻力在生后不能迅速下降，而其肺小动脉数量及肌层的解剖结构正常。肺血管阻力的异常增加是由于肺实质性疾病如胎粪吸入综合征（MAS）、RDS、围生期应激、如酸中毒、低温、低氧、高碳酸血症等引起；这些患者占 PPHN 的大多数，其改变是可逆的，对药物治疗常有反应。

2. 肺血管发育不良（maldevelopment）　慢性宫内缺氧可引起肺血管重塑（remodeling）和中层肌肥厚；宫内胎儿动脉导管早期关闭（如母亲应用阿司匹林、吲哚美辛等）可继发肺血管增生；对于这些患者，治疗效果较差。

3. 肺血管发育不全（underdevelopment）　指呼吸道、肺泡及相关的动脉数减少，血管面积减小，使肺血管阻力增加。该型 PPHN 的病理改变可见于先天性膈疝、肺发育不良等，其治疗效果最差。

四、临床表现

患者多为足月儿或过期产儿，可有羊水被胎粪污染、围生期窒息、胎粪吸入等病史。生后除短期内有窘迫外，在生后 24h 内可发现有发绀，如有肺部原发性疾病，患儿可出现气急、三凹征或呻吟，动脉血气显示严重低氧，二氧化碳分压相对正常。应强调在适当通气情况下，任何新生儿早期表现为严重的低氧血症与肺实质疾病的严重程度或胸部 X 线表现不成比例、并除外气胸及先天性心脏病时均应考虑 PPHN 的可能。

PPHN 患儿常表现为明显发绀，一般吸氧不能缓解；通过心脏听诊可在左或右下胸骨缘闻及三尖瓣反流所致的收缩期杂音。因肺动脉压力增高而出现第二心音增强。

当新生儿在人工呼吸机应用时，呼吸机参数未变而血氧分压不稳定（libility of oxygenation）应考虑有 PPHN 可能。

五、诊断

1. 诊断试验

(1) 高氧试验：新生儿发绀可由多种原因引起。高氧吸入试验的目的是将 PPHN 或发绀型先天性心脏病与肺部疾病所致的发绀进行鉴别。肺部疾病所出现的发绀在高氧浓度（如100%）吸入后可出现血氧分压的显著上升。如缺氧无改善提示存在 PPHN 或发绀型心脏病所致的右向左血液分流。如血氧分压大于150mmHg，则可排除大多数发绀型先天性心脏病。

(2) 高氧高通气试验：PPHN 或发绀型先天型心脏病在一般吸氧后血氧分压常无明显改善。在 PPHN，如能使肺血管阻力暂时下降则右向左分流可显著减少，血氧改善；而在发绀性先天性心脏病，血氧分压不会改善。高氧高通气试验的具体方法是：对高氧试验后仍发绀者在气管插管或面罩下行皮囊通气，频率为100~150/min，持续5~10min，使血二氧化碳分压下降至“临界点”（30~20mmHg），此时血氧分压可显著上升，可大于100mmHg，而发绀型心脏病患者血氧分压增加不明显。

2. 辅助检查

(1) 动脉导管开口前后血氧分压差：PPHN 患者的右向左分流可出现在心房卵圆孔水平或动脉导管水平，或两者均有。当存在动脉导管水平的右向左分流，动脉导管开口前的血氧分压高于开口后的血氧分压（图5-7）。可同时检查动脉导管开口前（常取右桡动脉）及动脉导管开口后的动脉（常为左桡动脉、脐动脉或下肢动脉）血氧分压，当两者差值大于15~20mmHg 或两处的经皮血氧饱和度差>5%~10%，又同时能排除先天性心脏病时，提示存在动脉导管水平的右向左分流。当只存在心房水平的右向左分流时，上述试验的血氧差别可不出现，但此时也不能排除 PPHN 可能。

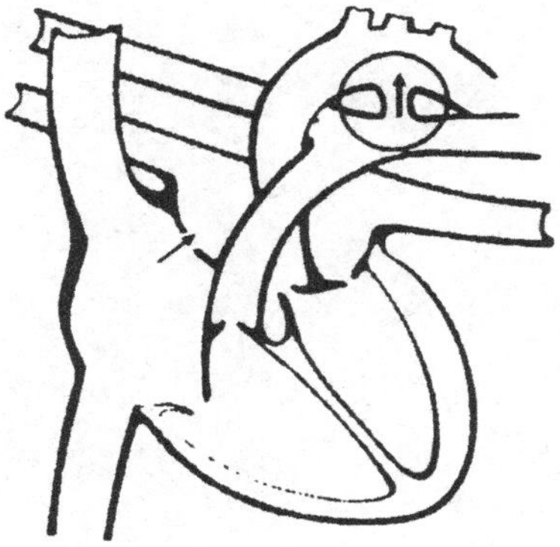

图5-7 PPHN 心房和动脉导管水平的分流

(2) 胸部 X 线片：常为正常或与肺部原发疾病有关。心胸比例可稍增大，肺血流减少或正常。

(3) 心电图：可见右心室占优势，也可出现心肌缺血表现。

(4) 超声多普勒检查：该项检查已作为 PPHN 诊断和评估的主要手段。可排除先天性心脏病的存在；证实心房或动脉导管水平右向左分流；提供肺动脉高压程度的定性和定量证据。

常利用肺动脉高压患者的三尖瓣反流，以连续多普勒测定反流速度，以简化柏努利（Bernoulli）方程，计算肺动脉压：肺动脉收缩压 $=4\times$ 反流血流速度$^2+$ CVP（假设 CVP 为 5mmHg）。当肺动脉收缩压≥75%体循环收缩压时，可诊断为肺动脉高压。

六、治疗

1. 一般治疗　包括治疗原发病，给予镇静、必要时用肌松药等。

2. 人工呼吸机治疗　气管插管人工呼吸机进行高通气以降低肺动脉压力一直是治疗 PPHN 的主要方法之一。通过机械通气使血氧分压维持正常或偏高，同时使血二氧化碳分压降低，以利于肺血管扩张和肺动脉压的下降。

高通气治疗：将 PaO_2 维持在大于 80mmHg，$PaCO_2$ 30～35mmHg。但近年来也有采用较温和的通气治疗方式，将 PaO_2 维持在正常范围，将 $PaCO_2$ 维持在 35～45mmHg。当有肺实质性疾病时，可试用高频震荡人工呼吸机。

3. 纠正酸中毒及碱化血液　可通过高通气、改善外周循环及使用碳酸氢钠方法，使血 pH 增高达 7.45～7.55。但近年来也有采用较温和的方式，将 pH 维持在 7.35～7.45。

4. 维持体循环压力　当有容量丢失或因血管扩张药应用后血压降低时，可用 5% 的白蛋白、血浆、输血或生理盐水补充容量；也可使用正性肌力药物，如多巴胺 2～10μg/（kg·min），或多巴酚丁胺 2～10μg/（kg·min）。

5. 扩血管药物　除吸入一氧化氮外，至今尚无十分理想的选择性扩张肺血管的药物。近年来 5－型磷酸二酯酶抑制药（phosphodiesterase inhibitor）西地那非被试用于新生儿 PPHN，且显示出能较选择性地降低肺血动脉压力。西地那非口服参考剂量为 0.3～1mg/kg，每 6～12h 1 次。其他药物如前列腺素 E_1、前列环素（prostacyclin）等也有试用于 PPHN。

6. 一氧化氮吸入（inhaled nitric oxide，iNO）　一氧化氮吸入是目前唯一的高度选择性的肺血管扩张药。NO 通过激活鸟苷酸环化酶，使 cGMP 产生增加，后者可能通过抑制细胞内钙激活的机制，使血管平滑肌舒张。

常用治疗 PPHN 的 iNO 剂量开始用 20ppm 浓度，可在 4h 后降为 5～6ppm 维持；一般持续 24h，也可以用数天或更长。

（张秋花）

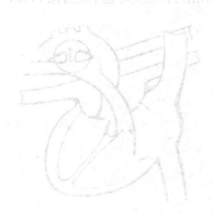

第六章

呼吸系统疾病

第一节　急性上呼吸道感染

急性上呼吸道感染即普通感冒，是指喉部以上呼吸道的鼻和咽部的急性感染，国际上通称急性鼻咽炎，俗称伤风或感冒，是小儿时期最常见的疾病，有一定的传染性，主要是鼻咽部黏膜炎的局部症状及全身感染症状。婴幼儿患感冒后，往往全身症状重而局部症状轻，炎症易向邻近器官扩散而引起中耳炎、肺炎等并发症，故需及早诊治。

一、病因

1. 常见病原体　各种病毒和细菌均可引起，但90%以上为病毒，主要有鼻病毒、RSV、FluV、para FluV、ADV等。病毒感染后易继发溶血性链球菌、肺炎链球菌、流感杆菌等细菌感染。近年来MP亦不少见。

2. 诱因　过敏体质、先天性免疫缺陷或后天性免疫功能低下及受凉、过度疲劳、居室拥挤、大气污染、直接或间接吸入烟雾、呼吸道黏膜的局部防御能力降低时容易发病。婴幼儿时期由于上呼吸道的解剖和免疫特点而易患本病。营养不良性疾病，如维生素D缺乏性佝偻病、亚临床维生素A、锌或铁缺乏症等，或护理不当，气候改变和环境不良等因素则易发生反复上呼吸道感染或使病程迁延。

二、临床表现

由于年龄大小、体质强弱及病变部位的不同，病情的缓急、轻重程度也不同。一般年长儿症状较轻，婴幼儿重症较多。轻者只有鼻部症状，如流涕、鼻塞、喷嚏等，也可有流泪、轻咳、咽部不适，可在3~4天内自然痊愈。如炎症涉及鼻咽部，常有发热（持续3~7天），咽部肿痛，扁桃体、颌下或颈部淋巴结肿大，恶心、呕吐、腹泻等。重者可突然高热达39~40℃或以上，发冷、头痛、全身乏力、精神不振、食欲减退、睡眠不安、咳嗽频繁、咽部红肿或有疱疹及溃疡。有的扁桃体肿大，出现滤泡和脓性渗出，咽痛和全身症状均加重，鼻咽分泌物由稀薄变黏稠。热重者可出现惊厥等。临床上可见两种特殊类型：①疱疹性咽峡炎：病原体为柯萨奇A组病毒。好发于夏秋季。起病急骤，临床表现为高热、咽痛、流涎、厌食、呕吐等。体检可发现咽部充血，在咽腭弓、软腭、腭垂的黏膜上可见数个至十数个2~4mm大小灰白色的疱疹，周围有红晕，1~2天后破溃形成小溃疡。疱疹也可发生于口腔的其他部位。病程为1周左右。②结合膜热：以发热、咽炎、结膜炎为特征。病原体为腺病毒3、7型。好发于春夏季，散发或发生小流行。临床表现为高热、咽痛、流泪、眼部刺痛，有时伴消化道症状。体检发现咽部充血，可见白色点块状分泌物，周边无红晕，易于剥离。一侧或双侧滤泡性眼结合膜炎，可伴球结合膜出血，颈及耳后淋巴结增大。病程1~2周。

三、诊断与鉴别诊断

（一）实验室检查

病毒感染者白细胞计数正常或减少，中性粒细胞减少，淋巴细胞计数相对增多。病毒分离和血清学检查可明确病因，近年来免疫荧光、免疫酶学及分子生物学技术可做出早期诊断。细菌感染者白细胞总数、中性粒细胞增多，CRP 阳性。在使用抗菌药物前行咽拭子培养可发现致病菌。链球菌引起者于 2 ~ 3 周后 ASO 效价可增高。

（二）鉴别诊断

根据临床表现一般不难诊断，但应尽量判明是病毒性或细菌性，以便指导治疗。常需与以下疾病鉴别。

1. 流行性感冒　由 FluV、para FluV 引起。有明显的流行病史，局部症状较轻，全身症状较重。常有高热、头痛、四肢肌肉酸痛等，病程较长，并发症较多。

2. 急性传染病早期　上感常为各种传染病的前驱表现，如麻疹、流脑、百日咳、猩红热等。应结合流行病史、临床表现及实验室资料等综合分析，并观察病情演变加以鉴别。

3. 消化道疾病　婴幼儿感冒往往有呕吐、腹痛、腹泻等消化系统症状，可误诊为胃肠道疾病，必须慎重鉴别。伴腹痛者应注意与急性阑尾炎鉴别。后者腹痛常先于发热，腹痛部位以右下腹为主，呈持续性，有固定压痛点、反跳痛及腹肌紧张、腰大肌试验阳性等，白细胞及中性粒细胞增多。

4. 过敏性鼻炎　常打喷嚏、流清涕，但不发热，咽常痒而不痛，鼻黏膜苍白水肿，鼻腔分泌物涂片示嗜酸性粒细胞增多，支持过敏性鼻炎的诊断。

四、治疗

1. 一般治疗　病毒性上感，应告诉患者该病的自限性和治疗的目的；防止交叉感染及并发症。注意休息，给予有营养而易消化的食物，多饮水和补充大量维生素 C，保持室内空气新鲜和适当的温度与湿度等。

2. 抗感染治疗　①抗病毒药物：大多数上呼吸道感染由病毒引起，可试用利巴韦林（病毒唑）10 ~ 1.5mg/（kg · d），口服或静脉滴注；或 20mg 含服，每 2 小时/1 次，3 ~ 5 天为一疗程。亦可试用双嘧达莫 5mg/（kg · d），分 2 ~ 3 次口服，3 天为一疗程，或用麻甘颗粒、金振口服液、清热解毒软胶囊、黄栀花口服液或正柴胡饮等治疗；②抗生素类药物：细菌性上感或病毒性上感继发细菌感染者可选用抗生素治疗。小婴儿、持续高热、中毒症状明显者指征可以放宽。常选用青霉素类、第 1、第 2 代头孢、复方甲基异噁唑及大环内酯类抗生素等。咽拭子培养阳性结果有助于指导抗菌治疗。若证实为链球菌感染，或既往有风湿热、肾炎病史者，青霉素疗程应为 10 ~ 14 天。

3. 对症治疗　①发热：体温 38℃以内，一般可不处理。高热或有热惊厥史者应积极降温。可以乙醇擦浴，头部冷敷，冷水灌肠，推拿按摩。高热时可口服泰诺、托恩、巴米尔或来比林等注射、安乃近滴鼻、小儿解热栓肛门塞入，均有良好的降温作用。一般不常规用激素类药物治疗；②镇静止痉：发生高热惊厥者可予以镇静、止惊等处理；烦躁时苯巴比妥每次 2 ~ 3mg/kg，口服，或异丙嗪每次 0.5 ~ 1mg/kg，口服或肌内注射；抽搐时可用 10% 水合氯醛每次 40 ~ 60mg/kg 灌肠，或苯巴比妥钠每次 5 ~ 8mg/kg，肌内注射；③鼻塞：轻者不必处理，影响哺乳时，可于授乳前用稀释后 0.5% 麻黄碱 1 ~ 2 滴滴鼻；④止咳化痰：可用小儿伤风止咳糖浆、复方甘草合剂、金振口服液、消积止咳口服液、肺热咳喘口服液、强力枇杷露、百部止咳糖浆、止咳桃花散、蛇胆川贝液、急支糖浆、鲜竹沥、枇杷露等口服；咽痛可含服银黄含片、含碘喉片等；⑤中药：辨证施治，疗效可靠。风寒感冒：多见于较大儿童的感冒初期。证见恶寒、发热、无汗、鼻流清涕、全身疼痛、咳嗽有痰、舌质淡红、舌苔薄白，脉浮紧等。宜辛温解表。用藿香 9g、菊花 9g、苏梗 6g、荆芥穗 6g、连翘 9g、生石膏 15g，水煎服，或用小青龙汤、清热解毒口服液、麻甘颗粒等。风热感冒：多见于婴幼儿，发热重，出汗而热不退，鼻塞、流黄涕、面红、咽肿、咳嗽有痰，舌苔薄白或黄白，脉浮数或滑数。宜辛凉解表、清热解毒。表热重者用双花9个、连翘9g、薄荷6g、板蓝根9g、牛蒡子9g、生石膏15g；里热重者用双花9g、连翘9g、菊花9g、青黛3g、地骨皮9g、白薇9g、生地9g、板蓝根9g、生石膏15g。水煎后分2～3次口服，服药困难者可鼻饲，亦可直肠灌注，每日3次，每次30～40mL。轻症可用银翘散，复方犀羚解毒片、维C银翘片、桑菊感冒片、板蓝根冲剂、金振口服液、肺热咳喘口服液、清热解毒口服液等中成药。

五、预防

①加强体育锻炼，多做户外活动，保持室内空气新鲜，增强身体抵抗力，防止病原体入侵；②根据气候适当增减衣服，加强护理，合理喂养，积极治疗佝偻病和营养不良；③感冒流行时不带孩子去公共场所。托儿所或家中，可用食醋5～10mL/m^3 加水1～2倍，加热熏蒸至全部气化，每日一次，连续5～7天；④药物：感冒流行期或接触感冒患者后可用病毒唑滴鼻或（和）口服大青叶合剂、返魂草、犀羚解毒片等预防。平时应用免疫调节剂提高机体抗病能力。

（张秋花）

第二节　急性感染性喉炎

一、概述

急性感染性喉炎（acute infectious laryngitis）为喉部黏膜急性弥漫性炎症。可发生于任何季节，以冬春季为多。常见于婴幼儿，多为急性上呼吸道病毒或细菌感染的一部分，或为麻疹、猩红热及肺炎等的前驱症或并发症。病原多为病毒感染，细菌感染常为继发感染。多见于6个月至4岁小儿。由于小儿喉腔狭小，软骨支架柔软，会厌软骨窄而卷曲，黏膜血管丰富，黏膜下组织疏松等解剖特点，所以炎症时局部易充血水肿，易引起不同程度的喉梗阻；部分患儿因神经敏感，可因喉炎刺激出现喉痉挛。严重喉梗阻如处理不当，可造成窒息死亡，故医生及家长必须对小儿喉炎引起重视。

二、诊断

（一）病史要点

有无发热，咳嗽是否有犬吠样声音，有无声音嘶哑，有无吸气性喉鸣、呼吸困难及青紫等。有无异物吸入。有无佝偻病史，有无反复咳喘病史，有无支气管异物史。有无先天性喉喘鸣（喉软骨软化病），询问生长发育情况，是否接种过白喉疫苗。父母有无急慢性传染病史，有无过敏性疾病家族史。

（二）查体要点

检查咽喉部是否有明显充血，有无白膜覆盖。注意呼吸情况，有无吸气性呼吸困难、三凹征、鼻翼翕动、发绀，有无心率加快。肺部听诊可闻及吸气性喉鸣声，但重度梗阻时呼吸音几乎消失。检查有无先天性喉喘鸣的表现，先天性喉喘鸣的患儿吸气时喉软骨下陷，导致吸气性呼吸困难及喉鸣声，在感染时症状加重，可伴有颅骨软化等佝偻病的表现。

（三）辅助检查

1. 常规检查　血常规中白细胞计数可正常或偏低，CRP正常。细菌感染者血白细胞升高，中性粒细胞比例升高，CRP升高。咽拭子或喉气管吸出物做细菌培养可阳性。

2. 其他检查　间接喉镜检查可见声带肿胀，声门下黏膜呈梭形肿胀。

（四）诊断标准

（1）发热、声嘶、犬吠样咳嗽，重者可致失音和吸气时喉鸣。体检可见咽喉部充血，严重者有面色苍白、发绀、烦躁不安或嗜睡、鼻翼翕动、心率加快、三凹征，呈吸气性呼吸困难，咳出喉部分泌物后可稍见缓解。

（2）排除白喉、喉痉挛、急性喉气管支气管炎、支气管异物等所致的喉梗阻。

（3）间接喉镜下可见声带肿胀，声门下黏膜呈梭形肿胀。

（4）细菌感染者咽拭子或喉气管吸出物做细菌培养可阳性。

具有上述第（1）、（2）项可临床诊断为急性感染性喉炎，如同时具有第（3）项可确诊，如同时具有第（4）项可做病原学诊断。

（5）喉梗阻分度诊断标准

Ⅰ度：患者安静时无症状体征，仅于活动后才出现吸气性喉鸣及呼吸困难，肺呼吸音清晰，心率无改变。三凹征可不明显。

Ⅱ度：患儿在安静时出现喉鸣及吸气性呼吸困难，肺部听诊可闻喉传导音或管状呼吸音，心率较快120～140次/分。三凹征明显。

Ⅲ度：除Ⅱ度喉梗阻症状外，患儿因缺氧而出现阵发性烦躁不安、口周和指端发绀或苍白、双眼圆睁、惊恐万状、头面出汗。肺部听诊呼吸音明显降低或听不到，心音较钝，心率加快140～160次/分以上，三凹征显著。血气分析有低氧血症、二氧化碳潴留。

Ⅳ度：经过对呼吸困难的挣扎后，患儿极度衰弱，呈昏睡状或进入昏迷。由于无力呼吸，表现呼吸浅促、暂时安静、三凹征反而不明显，面色苍白或青灰，肺部听诊呼吸音几乎消失，仅有气管传导音。心音微弱、心率或快或慢或不规律。血气分析有低氧血症、二氧化碳潴留。

（五）诊断步骤

诊断步骤：犬吠样咳嗽等临床症状→询问病史：有无发热、声音嘶哑、异物吸入、哮喘史→体格检查：吸气性三凹征、表紫等症状→辅助检查：血常规、CRP、喉镜→确诊急性喉炎。

（六）鉴别诊断

根据病史、体征排除白喉、喉痉挛、急性喉气管支气管炎、支气管异物等所致的喉梗阻。

三、治疗

（一）经典治疗

1. 一般治疗　保持安静及呼吸道通畅，轻者进半流质或流质饮食，严重者可暂停饮食。缺氧者吸氧。保证足量液体和营养，注意水电解质平衡，保护心功能，避免发生急性心力衰竭。

2. 药物治疗　如下所述。

（1）对症治疗：每2～4小时做1次雾化吸入，雾化液中加入1%麻黄碱10mL、庆大霉素4万U、地塞米松2～5mg、盐酸氨溴素15mg。也可雾化吸入布地奈德2～4mg、肾上腺素4mg。痰黏稠者可服用或静脉滴注化痰药物如沐舒坦。高热者予以降温。烦躁不安者宜用镇静剂如苯巴比妥、水合氯醛、地西泮、异丙嗪等。异丙嗪不仅有镇静作用，还有减轻喉头水肿的作用，氯丙嗪则使喉肌松弛，加重呼吸困难，不宜使用。

（2）控制感染：对起病急，病情进展快，难以判断系病毒感染或细菌感染者，一般给予全身抗生素治疗，如青霉素类、头孢菌素类、大环内酯类抗生素等。

（3）糖皮质激素：宜与抗生素联合使用。Ⅰ度喉梗阻可口服泼尼松，每次1～2mg/kg，每4～6h 1次，呼吸困难缓解即可停药。>Ⅱ度喉梗阻用地塞米松，起初每次2～5mg，静脉推注，继之按每日1mg/kg静脉滴注，2～3日后症状缓解即停用。也可用氢化可的松，每次5～10mg/kg静脉滴注。

3. 手术治疗　对经上述处理仍有严重缺氧征象，有>Ⅲ度喉梗阻者，应及时做气管切开术。

（二）治疗步骤

治疗步骤：保证呼吸道畅通→吸氧→激素吸入或静脉使用抗感染→气管切开。

四、预后评价

多数患儿预后良好，病情严重、抢救不及时者，可造成窒息死亡。

五、最新进展与展望

近年来，随着儿科气管插管机械通气技术的成熟，气管插管机械通气也渐成为治疗该病的一个手段。儿科气管术前准备简单，便于急诊室或病房操作，操作时间短、创伤小、不留瘢痕。

（张秋花）

第三节　毛细支气管炎

毛细支气管炎是一种婴儿期常见的下呼吸道疾病，好发于2岁以内，尤其是6个月内的婴儿。致病原主要是呼吸道合胞病毒，其他为副流感病毒、腺病毒、呼肠病毒等，亦可由肺炎支原体引起。以喘憋为主要临床特征，好发于冬春两季。

一、诊断步骤

（一）病史采集要点

1. 起病情况　起病急，在2~3天内达高峰。在起病初期常有上呼吸道感染症状。

2. 主要临床表现　剧咳，轻~中度发热，发作性呼吸困难，阵发性喘憋。

3. 既往病史　既往是否有喘息病史。此外，为判断以后是否会发展为哮喘，应询问患儿有无湿疹、过敏性鼻炎病史；家族中有无哮喘、过敏性鼻炎患者。

（二）体格检查要点

1. 一般情况　可有烦躁不安。

2. 呼吸困难情况　呼吸快而浅，有明显鼻翕及三凹征，严重病例出现苍白或发绀。

3. 肺部特征　叩诊呈过清音，听诊呼气延长，可闻及哮鸣音。喘憋时常听不到湿啰音，趋于缓解时可闻中、小水泡音、捻发音。严重时，毛细支气管接近完全梗阻，呼吸音明显减低甚至听不到。

4. 其他　由于过度换气引起不显性失水增加及液体摄入不足，可伴脱水，酸中毒。严重病例可并发心力衰竭、脑水肿、呼吸暂停及窒息。

（三）门诊资料分析

血常规：白细胞总数及分类大多在正常范围内。

（四）进一步检查项目

1. 病原学检查　采集鼻咽拭子或分泌物，使用免疫荧光技术、ELISA等检测病毒抗原。肺炎支原体可通过检测血肺炎支原体－IgM确定。

2. CRP　通常在正常范围。

3. 胸部X线检查　可见不同程度肺气肿或肺不张，支气管周围炎及肺纹理增粗。

4. 血总IgE及特异性IgE检查　了解患儿是否为特应性体质。

5. 辅助检查　如PPD皮试、血生化检查等，以利于鉴别诊断和了解是否存在电解质、酸碱平衡紊乱。

6. 血气分析　对存在呼吸困难患儿应行血气分析以了解有无呼吸功能障碍及有无呼吸性/代谢性酸中毒等情况。

二、诊断对策

（一）诊断要点

根据患儿主要为小婴儿，冬春季节发病，具有典型的喘憋及呼气相哮鸣音，呼气延长，可考虑诊断。

（二）鉴别诊断要点

1. 支气管哮喘　哮喘患儿常有反复喘息发作，发作前可无前驱感染，对支气管扩张剂反应好，血嗜酸性粒细胞增高。此外，多有哮喘家族史。

2. 呼吸道异物　有异物吸入史及呛咳史。必要时经胸部 CT 及支气管纤维镜检查可确定。

3. 粟粒型肺结核　可有结核中毒症状，PPD 试验阳性，结合胸部 X 线检查可以鉴别。

4. 其他疾病　如充血性心力衰竭、心内膜弹力纤维增生症等，应结合病史、体征及必要的检查做出鉴别。

三、治疗对策

（一）治疗原则

①对症支持治疗。②控制喘憋。③控制感染。

（二）治疗计划

1. 一般治疗　如下所述。

（1）环境及体位：增加环境空气湿度极为重要，一般保持在 55% ~60%。对喘憋较重者应抬高头部及胸部，以减轻呼吸困难。

（2）吸氧：轻症患儿可以不吸氧，有缺氧表现时，可采用鼻导管、面罩或氧帐等方式给氧。

（3）液体疗法：一般先予口服补液，不足时可以静脉补充 1/5 张液体。有代谢性酸中毒时，可以根据血气检查结果补碱。

2. 药物治疗　如下所述。

（1）镇静：由于镇静剂有呼吸抑制作用，是否使用有争议。

（2）平喘：可用异丙嗪，1mg/（kg·次），肌内注射或口服，具有止喘、镇咳和镇静作用，但少数患儿可有烦躁、面部潮红等不良反应。沙丁胺醇加溴化异丙托品气雾吸入治疗也常常使用，对是否有效有不同看法，如果试用后病情改善，则应继续使用。糖皮质激素用于严重的喘憋发作或其他治疗不能控制者，可采用甲基泼尼松龙 1 ~2mg/（kg·d）或琥珀酸氢化可的松 5 ~10mg/（kg·d），加入 10% GS 中静脉滴注。但有人认为激素对治疗毛细支气管炎无效。

（3）抗病毒治疗：较重者可用利巴韦林、阿昔洛韦等雾化吸入治疗，也有采用雾化吸入 α－干扰素，但疗效均不肯定。

（4）免疫治疗：对于重症病毒感染可考虑应用静脉注射免疫球蛋白（IVIG），400mg/（kg·d），连用 3 ~5d。静脉注射抗合胞病毒免疫球蛋白（RSV－IVIG），一般用于 RSV 感染的高危人群。预防方法为在 RSV 流行季节，每月 RSV－IVIG 750mg/kg，约 3 ~5 次；治疗方法为每次 1 500mg/kg。最近生产的抗 RSV 单克隆抗体（Palivizumab）多用于高危婴儿（早产儿、支气管肺发育不良、先天性心脏病、免疫缺陷），并对毛细支气管炎后反复喘息发作预防效果确切。用法是每月肌内注射 1 次，每次 15mg/kg，用于 RSV 可能流行的季节。

3. 机械通气　对个别极严重病例，经以上方法处理仍不能纠正呼吸衰竭时，可行机械通气。

四、病程观察及处理

（一）病情观察要点

①密切观察呼吸、心率、鼻翕、三凹征及发绀情况。②观察双肺喘鸣音的变化。③记录经皮测血氧饱和度（TaO_2）的变化。④对病情危重者，应监测血气分析。

（二）疗效判断与处理

1. 疗效判断　如下所述。

（1）治愈：症状体征全部消失，胸部 X 线检查正常。

（2）好转：体温降低，咳嗽、肺部啰音减轻。

（3）未愈：症状体征及X线检查无好转或加重者。

2. 处理　如下所述。

（1）有效者应继续按原方案治疗，直至缓解或治愈。

（2）病情无变化或加重应调整治疗方案，必要时采用IVIG 400mg/（kg·d），连用3～5天。

五、预后

病程一般为5～10天，平均为10天。近期预后多数良好。但是，22.1%～53.2%毛细支气管炎患儿以后会发展为哮喘。影响因素包括：婴儿早期严重RSV感染、母亲患哮喘、母亲吸烟。

六、随访

①出院时带药LP、Meptin等。②定期呼吸专科门诊随诊。③出院应当注意的问题：避免呼吸道感染，观察日后是否反复喘息发作。

附：闭塞性细支气管炎

闭塞性细支气管炎（BO）是临床上较少见的与小气道炎症性损伤相关的慢性气流阻塞综合征。其病理类型主要分为缩窄性细支气管炎和增生性细支气管炎两种。

（一）病因与发病机制

BO可由多种原因引起，包括感染、异体骨髓或心肺移植、吸入有毒气体、自身免疫性疾病和药物不良反应等，也有部分BO为特发性。目前认为致BO病原体的靶点为呼吸道纤毛细胞，由于免疫反应介导，上皮细胞在修复过程中发生炎症反应和纤维化，从而导致BO。已有研究发现，BO与患儿年龄、性别、被动吸烟等因素无关。

1. 感染　BO通常继发于下呼吸道感染，病毒感染最多见。腺病毒是BO的主要病原，病毒（腺病毒3、7、21型，呼吸道合胞病毒，副流感染病毒2和3型，流感病毒A和B型及麻疹病毒等），细菌（如百日咳杆菌、B族链球菌和流感嗜血杆菌），支原体均有报道，病毒感染多见，其中腺病毒最常见。

2. 组织器官移植　BO的发生与异体骨髓、心肺移植有很强相关性。急性移植物抗宿主反应是移植后BO发生的高危因素。免疫抑制剂的应用也参与BO的形成。

3. 吸入因素　有毒气体（包括氨、氯、氟化氢、硫化氢、二氧化硫等）、异物、胃食管反流等均可损伤气道黏膜，导致慢性气道阻塞性损伤，发展成BO。

4. 结缔组织疾病　类风湿性关节炎、渗出性多型性红斑（Stevens－Johnson综合征，SJS）、系统性红斑狼疮、皮肌炎等也与BO有关。

有研究发现，1/3的SJS患儿有气道上皮受损，可进一步发展成BO。

（二）目前BO的诊断主要依赖于临床表现、肺功能和HRCT改变

1. 临床诊断BO的条件　如下所述。

（1）急性感染或急性肺损伤后6周以上的反复或持续气促，喘息或咳嗽、喘鸣，对支气管扩张剂无反应。

（2）临床表现与X线胸片轻重程度不符，临床症状重，X线胸片多为过度通气。

（3）胸部HRCT显示支气管壁增厚、支气管扩张、肺不张、马赛克灌注征。

（4）肺功能示阻塞性通气功能障碍。

（5）X线胸片为单侧透明肺。

（6）排除其他阻塞性疾病，如哮喘、先天纤毛运动功能障碍、囊性纤维化、异物吸入、先天发育异常、结核、艾滋病和其他免疫功能缺陷等。

2. 临床诊断 BO 条件　如下所述。

(1) 急性感染或急性肺损伤后 6 周以上的反复或持续气促、喘息、咳嗽，喘鸣对支气管扩张剂无反应。

(2) 肺内可闻及喘鸣音和（或）湿啰音。

(3) 临床表现重，胸部 X 线仅表现为过度通气和（或）单侧透明肺，症状与影像表现不符。

(4) 肺 CT 示双肺通气不均，支气管壁增厚，支气管扩张，肺不张，马赛克灌注征。

(5) 肺 X 线片为单侧透明肺。

(6) 肺功能示阻塞性通气功能障碍，可逆试验为阴性。

(7) 排除其他阻塞性疾病如先天性纤毛运动不良、哮喘、免疫功能缺陷、胰腺纤维囊性变。

(三) 临床表现

BO 为亚急性或慢性起病，进展可迅速，依据细支气管及肺损伤的严重度、广泛度和疾病病程表现各异，病情轻重不一，临床症状和体征呈非特异性，临床表现可从轻微哮喘样症状到快速进行性恶化、死亡。患儿常在急性感染后持续出现慢性咳嗽、喘息和运动不耐受，达数月或数年，逐渐进展，并可因其后的呼吸道感染而加重，重者可在 1 ~2 年死于呼吸衰竭。

(四) 影像学及其他实验室检查

1. 胸部 X 线　BO X 线胸片表现无特异性，对诊断 BO 不敏感，40% BO 患儿 X 胸片正常。部分患儿 X 线胸片表现有肺透亮度增加，磨玻璃样改变，可有弥漫的结节状或网状结节状阴影，无浸润影。X 线胸片表现常与临床不符。

2. 高分辨率 CT（HRCT）　HRCT 的应用提高了儿童 BO 诊断的能力。HRCT 在各种原因引起的 BO 诊断中均有非常重要意义，具有特征性改变，可显示直接征象和间接征象。直接征象为外周细支气管壁增厚，细支气管扩张伴分泌物滞留，表现为小叶中心性支气管结节影；间接征象为外周细支气管扩张、肺膨胀不全、肺密度明显不均匀，高通气与低通气区混合（称马赛克灌注征）、气体滞留征。这些改变主要在双下肺和胸膜下。马赛克征（mosaic 征），即肺密度降低区与密度增高区镶嵌分布，是小气道损伤的最重要征象。马赛克征的出现高度提示 BO 的可能，但马赛克灌注并无特异性，在多种完全不同的弥漫肺部疾病中都是首要的异常征象。CT 呼气相上的气体滞留征诊断 BO 的敏感性及准确率最高，文献报道几乎 100% BO 患者有此征象。有报道，儿童患者可采用侧卧等方式代替动态 CT 扫描。

3. 肺功能　特异性表现为不可逆的阻塞性通气功能障碍，即呼气流量明显降低。气流受限是早期变化，用力肺活量 25% ~75% 水平的平均呼气流量（FEF 25% ~75%）在检测早期气道阻塞方面比第一秒用力呼气容积（FEV_1）更敏感，在 BO 患儿显示明显降低，可小于 30% 预计值。

4. 支气管激发试验　BO 与哮喘一样存在气道高反应性，但二者对醋甲胆碱和腺苷 - 磷酸（AMP）支气管激发试验的反应不同。哮喘对直接刺激剂醋甲胆碱、间接刺激剂 AMP 均阳性，而 BO 对醋甲胆碱只有部分阳性，而且是短暂的，对 AMP 呈阴性反应。

5. 动脉血气　严重者出现低氧血症，血气可用来评估病情的严重程度。

6. 肺通气灌注扫描　BO 患儿肺通气灌注扫描显示斑块状分布的通气、血流灌注减少。王维等对 11 例患儿进行肺通气灌注扫描显示，双肺多发性通气血流灌注受限，以通气功能受限为著，其结果与患儿肺 CT 的马赛克灌注征相对应，且较 CT 敏感，认为该测定是一项对 BO 诊断及病情评估有帮助的检查。

7. 纤维支气管镜及肺泡灌洗液细胞学分析　可利用纤维支气管镜检查除外气道发育畸形，也可进行支气管黏膜活检。有研究提示，BO 与肺泡灌洗液中性粒细胞升高相关，也有学者认为灌洗液中性粒细胞的增加为 BO 的早期标志，但还不能用于诊断 BO。

8. 肺活检　是 BO 诊断金标准，但由于病变呈斑片状分布，肺活检不但有创而且不一定取到病变部位，故其儿科应用受到限制。

(五) 鉴别诊断

1. 哮喘　BO 和哮喘均有喘息表现，且 BO 胸片多无明显异常，易误诊为哮喘。哮喘患儿胸部

HRCT 可出现轻微的磨玻璃样影或马赛克征，易误诊为 BO，故可根据喘息对支气管扩张剂和激素的治疗反应、过敏性疾病史或家族史、HRCT 的表现等对这两种疾病进行综合判断鉴别。

2. 弥散性泛细支气管炎　绝大多数该病患儿有鼻窦炎，胸部 HRCT 显示双肺弥漫性小叶中心性结节状和支气管扩张，而非马赛克征和气体闭陷征。

3. 特发性肺纤维化　特发性肺纤维化又称 Hamman - Rich 综合征。起病隐匿，多呈慢性经过，临床以呼吸困难、发绀、干咳较为常见，多有杵状指（趾）。X 线胸片呈广泛的颗粒或网点状阴影改变，肺功能为限制性通气障碍伴肺容量减少。

（六）治疗

目前还没有公认的 BO 治疗准则，缺乏特效治疗，主要是对症支持。

1. 糖皮质激素　对激素应用剂量、疗程和方式仍然存在争议。未及时使用激素的 BO 病例几乎均遗留肺过度充气、肺膨胀不全和支气管扩张，并且肺功能逐渐恶化。吸入激素可降低气道高反应，避免全身用药的副反应，但实际上如果出现了严重呼吸道阻塞，则气溶胶无法到达肺周围组织，故有人提议加大吸入剂量（二丙酸倍氯米松 >1 500g），但缺乏安全性依据。针对严重 BO 患儿，有研究静脉应用甲泼尼龙 30mg/（kg·d），连用 3 天，每月 1 次，可减少长期全身用药的副反应。9 例骨髓移植后 BO 患儿接受大剂量甲泼尼龙冲击治疗 10mg/（kg·d），连用 3 天，每月 1 次（平均 4 个月），辅以吸入激素治疗，临床症状消失，肺功能稳定。有学者建议口服泼尼松 1 ~2mg/（kg·d），1 ~3 个月后逐渐减量，以最小有效量维持治疗；病情较重者在治疗初期予甲泼尼龙 1 ~2mg/（kg·d）静脉滴注，3 ~5 天后改为口服；同时采用布地奈德雾化液 0.5 ~1.0mg/次，每日 2 次，或布地奈德气雾剂 200 ~400r/d 吸入治疗。

2. 支气管扩张剂　随 BO 病情进展，肺功能可由阻塞性通气功能障碍变为限制性或混合性通气功能障碍，对并发限制性通气功能障碍患儿，支气管扩张剂可部分减少阻塞症状，对肺功能试验有反应和（或）临床评估有反应患儿可应用。长效 β_2 受体激动剂可作为减少吸入或全身激素用量的联合用药，不单独使用。文献提出，对支气管扩张剂有反应是长期应用激素的指标。

3. 其他　如下所述。

（1）抗生素：BO 患儿易并发呼吸道细菌感染，应针对病原选择抗生素。对于伴广泛支气管扩张的 BO 患儿更需要抗生素治疗。大环内酯类抗生素，特别是阿奇霉素在抗菌活性之外，还有抗炎特性，对部分 BO 患者有效，可改善肺功能。

（2）氧疗：吸氧浓度要使氧饱和度维持在 0.94 以上（氧合指数 0.25 ~0.40）。

（3）纤支镜灌洗：有研究观察了 8 例 BO 患儿纤支镜灌洗效果，提出纤支镜灌洗对 BO 病情的恢复无帮助。

（4）肺部理疗：主要适应证是支气管扩张和肺不张，可降低支气管扩张相关问题的发生率，避免反复细菌感染。

（5）外科治疗：①肺或肺叶切除：对于伴局部支气管扩张或慢性肺叶萎陷的 BO 患儿，受累肺叶切除可避免肺部感染的频发和加重。文献报道 1 例累及单侧肺的 BO 患儿，在保守治疗无效后行单侧肺切除后效果较好。②肺移植：肺移植为处于终末阶段的 BO 患儿提供了长期存活的机会。持续存在的严重气流阻塞，伴有肺功能降低和越来越需要氧气支持的 BO 患儿可考虑肺移植。

（6）营养支持：提供足够热量和能量的支持疗法，尽可能让患儿身高、体重达到同年龄儿童的水平。

4. 纤支镜灌洗　有人观察了 8 例 130 患儿纤支镜灌洗的效果，提出纤支镜灌洗对 BO 病情的恢复没有帮助。

5. 肺部理疗　肺部理疗对于 BO 患儿主要的适应证是针对支气管扩张和肺不张的治疗。目的是为了减少支气管扩张相关问题的发生率和避免反复的细菌感染。

6. 外科治疗　如下所述。

（1）肺或肺叶切除：对于伴有局部支气管扩张或慢性肺叶萎陷的患儿，受累肺叶切除可避免肺部感染的频发和加重，减少理疗的需求。文献报道1例累及单侧肺的BO，在保守治疗无效后行单侧肺切除后效果较好。

（2）肺移植：儿科肺移植的发展给一些处于终末阶段的肺疾病（包括BO在内）患儿提供了长期存活的机会。持续存在的严重的气流阻塞状态，伴有肺功能降低和越来越需要氧气支持的BO患儿可考虑肺移植。

（张秋花）

第四节　支气管哮喘

支气管哮喘（简称哮喘）是一种常见的全球性小儿呼吸道变态反应性疾病，近年来对其病因、发病机制、病理改变及防治等方面的研究，都取得了较大进展，尤其GINA的制定和推广，使哮喘防治进一步规范化，并已见显著成效。但发病率仍呈上升趋势，全球已有3亿人患哮喘，死亡率徘徊不降，给儿童健康和社会造成严重危害和负担，成为全球威胁人类健康最常见的慢性肺部疾患之一，已引起社会各界关注。

哮喘是一种以嗜酸性粒细胞、肥大细胞等多种炎症细胞和细胞因子、炎性介质共同参与形成的气道慢性变应性炎症，对易感者，此类炎症使之对各种刺激物具有高度反应性，并可引起气道平滑肌功能障碍，从而出现广泛的不同程度的气流受限。临床表现为反复发作性喘息、呼吸困难、咳嗽、胸闷等，有的以咳嗽为主要或唯一表现，这些症状常在夜间或晨起发生或加剧。可经治疗缓解或自行缓解。

由于地区和年龄的不同及调查方法和诊断标准的差异，世界各地哮喘患病率相差甚大，如新几内亚高原几乎无哮喘，而特里斯坦－达库尼亚岛上的居民则高达50%。从总体患病率来看，发达国家（如欧、美、澳等）患病率高于发展中国家（如中国、印度等）。一般在0.1%～14%。据美国心肺血液研究所报道，1987年哮喘的人群患病率较1980年上升了29%，该时期以哮喘为第一诊断的病死率增加了31%。国内20世纪50年代上海和北京的哮喘患病率分别为0.46%和4.59%，至80年代分别增至0.69%和5.29%。90年代初期全国27省市0～14岁儿童哮喘患病率情况抽样调查结果，患病率为0.11%～2.03%，平均1.0%。10年后累计患病率达1.96%（0.5%～3.33%）增加1倍。山东省调查不同地理环境中984 131名城乡人群，儿童患病率为0.80%，明显高于成人（0.49%），均为农村高于城市，丘陵地区＞内陆平原＞沿海地区，并绘出了山东省哮喘病地图。但10年后济南、青岛两市调查结果显示，患病率也升高1倍多。性别方面，儿童期男＞女，成人则相反。年龄患病率3岁内最高，随年龄增长逐渐降低。首次起病在3岁之内者达75.69%。呼吸道感染是首次发病和复发的第一位原因。

一、病因

哮喘的病因复杂，发病机制迄今未全阐明，不同病因引起哮喘的机制不尽一致，现介绍如下。

（一）内因

哮喘患者多属过敏性体质（旧称泥膏样或渗出性素质），即特应性体质，存在气道高反应性，其特点是：体态肥胖，易患湿疹、过敏性皮炎和药物、食物过敏，婴儿期IgA较低，易患呼吸道感染或顽固性腹泻。血清IgE升高，嗜酸性粒细胞等有较多IgE受体。机体免疫功能，尤其是细胞免疫障碍，Ts细胞减少，Th细胞增多，尤其Th_2类细胞因子亢进。抗体水平失衡。微量元素失调，主要是Zn降低，使免疫功能下降。A型血哮喘患儿明显高于其他型血者，乃由于其气道含较多ABH血型物质，易发生Ⅰ型变态反应。此外哮喘患儿内分泌失调，雌二醇升高，皮质醇、黄体酮水平下降。有较高的阳性家族过敏史和过敏源皮试阳性率，迷走神经功能亢进，β_2受体反应性下降，数量减少，β/α比例紊乱等，这些内因是可以遗传的，其遗传因素在第6对染色体的HLA附近。近年研究发现尚与其他多种染色体有关。这是发生哮喘的先决条件。有人对985例哮喘儿童进行家系调查，64.68%的患儿有湿疹等变应性疾病史；42.15%有哮喘家族史，而且亲代愈近，患病率愈高，有家族聚集现象，属于多基因遗传病，遗传度80%。此外早期喘息与肺发育较小、肺功能差等有关。

（二）外因

也是哮喘发生的必备条件。

1. 变应原　变态反应学说认为，哮喘是由 IgE 介导的Ⅰ型变态反应性疾病。变应原作用于机体后，使机体致敏，并产生 IgE，当再次接触相应抗原后，便与肥大细胞上的 IgE 结合，通过“桥联作用”，Ca^{2+} 流入细胞内，激活细胞内的酶，溶酶体膜溶解，使其脱颗粒，释放出组胺等过敏介质，发生哮喘。引起哮喘的变应原种类繁多，大体可分为吸入性、食物性和药物性等三类，如屋尘、螨、花粉、真菌、垫料、羽毛等吸入性变应原和奶、鱼、肉、蛋、瓜果、蔬菜等食物性过敏源及阿司匹林类解热镇痛药、青霉素类等药物，此外 SO_2、DDV、油漆、烟雾、环氧树脂等亦可诱发哮喘。近年房屋装修，甲醛、油漆等有害物质致空气污染，已成为哮喘发生的又一常见原因。饮食结构的变化、工业污染、汽车废气及生态环境的变化等与哮喘患病率增加也均有关系。

2. 呼吸道感染　是哮喘的又一重要原因，其发病机制复杂，病原体本身就是一种变应原，并且感染可以因为气道黏膜损伤，免疫功能低下，气道反复感染，形成恶性循环，导致气道反应性增高。据有学者对 2 534 例哮喘的调查，91. 91% 的首次病因和 74. 29% 的复发诱因是感染，尤其是呼吸道病毒感染。近年研究业已证明 RSV 毛支炎患儿，鼻咽部 RSV－IgE 和组胺水平及嗜碱性粒细胞脱颗粒阳性率均增高，其他如腺病毒、hMPV、麻疹病毒、副流感病毒、百日咳杆菌、肺炎支原体、衣原体、曲菌等真菌感染均可引起哮喘，鼻窦炎与哮喘关系也非常密切。

3. 其他　运动约 90% 的哮喘患儿由运动而激发，这可能系气道冷却或纤毛周围呈现暂时性高渗状态，促使炎症细胞产生并释放过敏性介质所致。大哭、大笑等剧烈情绪波动，精神过度紧张（如考试）或创伤及冷空气刺激、气候骤变、气压降低等及咸、甜饮食均可诱发哮喘。胃－食管反流是夜间哮喘发作的主要原因之一。

二、临床表现

轻重悬殊。夜间或晨起发作较多或加重。轻者仅咳嗽、喷嚏、流涕，年长儿可诉胸闷。重者则喘息，严重呼气性呼吸困难（婴幼儿呼气相延长可不明显）和哮鸣音。有的只有顽固性咳嗽，久治不愈。并发感染时可有发热，肺部水泡音（但咳黄痰不一定都是细菌感染）。喘息程度与气道梗阻程度并不平行，当严重气道狭窄时，因气流量减少，喘鸣及呼吸音反减弱，此乃危笃征兆，有时易被误认为减轻。哮喘可分为急性发作期、慢性持续期（指虽无急性发作，但在较长时间内总是不同频度和程度地反复出现喘息、咳嗽、胸闷等症状的状态）和缓解期（即症状体征消失，肺功能正常并维持 4 周以上）。

1. 典型哮喘　可分为三期。第一期为发作性刺激性干咳，颇似异物所致的咳嗽，但气道内已有黏液分泌物，可闻少量哮鸣音；第二期可见咳出白色胶状黏痰（亦可略稀带泡沫），患儿烦躁不安，面色苍白，大汗淋漓，可有发绀，气喘加重，呼气延长，哮鸣音多，可掩盖心音，远处可闻，三凹征（+）。婴儿喜伏于家长肩头，儿童多喜端坐，胸廓膨满，叩诊过清音，膈肌下降，心浊音界不清；第三期呼吸困难更严重，呼吸运动弱，有奇脉，肝大、水肿，终致急性呼吸衰竭或窒息，甚至猝死，但绝大多数患儿上述三期表现是可逆的。

2. 病情严重程度分级　我们将国内标准略加补充更切实可行，即轻症：仅有哮鸣音且呼吸困难轻，每月发作 <1 次，摒除变应原或其他激发因素后，喘息可被一般支扩剂控制，不影响正常生活；中症：呼吸困难较重，一月发作 1 次左右；或轻度发作，但次数较频（几乎每天发作），排除变应原及其他激发因素后，用一般支扩剂喘息部分缓解，活动受限，有时需用激素改善症状；重症：呼吸困难严重，每月发作 1 次以上，或反复频繁的中度呼吸困难，排除变应原和其他激发因素后，哮喘无明显改善，一般支扩剂无效，严重影响正常生活，需经常住院或使用激素控制症状；危急：哮鸣音明显减少或消失，血压降低，奇脉，意识模糊，精神错乱，体力明显耗竭，有呼酸并代酸，心电图示电轴右偏或 P 波高尖，需要进行急救治疗。此外，无论发作次数多少，凡依赖激素改善症状者，均为中、重度，每日需泼尼松 10mg 以上的激素依赖者或发作时有意识障碍者均为重症。

三、诊断与鉴别诊断

（一）诊断

详尽的病史及典型症状不难诊断。轻症及不典型病例，可借助辅助检查确诊。

1. 病史采集 ①询问是否有过典型哮喘表现，并除外其他喘息性疾患；问明首次发病的年龄、病情、持续时间、每次复发的诱因和居住环境是否阴暗、潮湿、空气污浊及生活习惯；家中是否养猫、狗、鸟等；发病先兆、起病缓急、持续时间、有无受凉、发热等上感表现；常用治疗措施及缓解方法；②特应症病史及Ⅰ、Ⅱ级亲属中过敏史：如湿疹、皮炎、过敏性鼻炎、咽炎、结膜炎，药物、食物过敏，反复呼吸道感染及慢性腹泻史；家族中有无上述疾病史和哮喘、气管炎史等；③发病诱因：何时、何种环境下发病，寻找环境中可疑变应原；与运动、情绪、劳累、冷空气、烟尘、DDV、油漆、食物及上感等的关系等。

2. 辅助检查 ①血液：外源性哮喘血嗜酸性粒细胞数升高，常 $>0.3\times10^9/L$，嗜碱性粒细胞 $>0.033\times10^9/L$，嗜碱性粒细胞脱颗粒试验阳性，合并感染时可见中性粒细胞数升高。血电解质一般无异常；②痰液及鼻分泌物：多呈白色泡沫状稀黏痰或胶冻状痰，嗜酸性粒细胞明显增多，并发感染时痰成黄或绿色，中性粒细胞为主，大量嗜酸性粒细胞可使痰变棕黄色。显微镜下可见库什曼螺旋体和夏科-雷登晶体；③X线胸片检查：少数可正常，多有肺纹理粗乱，肺门阴影紊乱、模糊，发作期可有肺不张、肺气肿，右心肥大等表现，并感染时可有点片状阴影；④肺功能：缓解期以小气道病变常见，发作期可见阻塞性通气功能障碍。肺活量降低，残气量增加等。峰流速仪测定PEER简单易行，实用价值大，可估计病情，判定疗效，自我监测，诊断轻型和不典型哮喘。正常或轻症的PEF应>预计值或本人最佳值的80%，24h变异率<20%；其PEF为预计值的60%～80%，变异率为20%～30%为中症；PEF和 FEV_1 有高度相关性，可代替后者；⑤血气分析：对估计气道梗阻程度及病情、指导治疗均有重大意义。轻度哮喘：血气正常，每分通气量稍增加（Ⅰ级），或 $PaCO_2$ 轻度下降，血pH轻度升高，每分通气量增加（Ⅱ级）；中度哮喘（Ⅲ级）：V/Q比例失调，PaO_2 下降，$PaCO_2$ 仍略低；严重哮喘（Ⅳ级）：PaO_2 进一步下降，$PaCO_2$“正常或略升高”，提示气道阻塞严重，易误认为病情好转；晚期哮喘（Ⅴ级）：出现Ⅱ型呼吸衰竭的血气表现和酸中毒。pH<7.25表示病情危笃，预后不良；⑥支气管激发或扩张试验或运动激发试验的测定；⑦变应原测定；⑧免疫功能检查示总IgE升高或特异性IgE升高；⑨其他：还可根据条件及病情测ECP等炎性介质及CKs、IL-4、IL-5、β_2 受体功能、内分泌功能、血清前列腺素水平、微量元素及cAMP/cGMP等。

3. 诊断标准

（1）儿童哮喘：①反复发作喘息、气促、胸闷或咳嗽，多与接触变应原、冷空气、物理或化学刺激、呼吸道感染、运动及甜、咸食物等有关；②发作时双肺闻及弥漫或散在哮鸣音，呼气多延长；③支气管扩张剂有显著疗效；④除外其他引起喘息、胸闷和咳嗽的疾病。

需要说明的是：①喘息是婴幼儿期的一个常见症状，故婴幼儿期是哮喘诊治的重点。但并非婴幼儿喘息都是哮喘。有特应质（如湿疹、过敏性鼻炎等）及家族过敏史阳性的高危喘息儿童，气道已出现变应性炎症，其喘息常持续至整个儿童期，甚至延续至成年后。但是无高危因素者其喘息多与ARI有关，且多在学龄前期消失；②不能确诊的可行：哮喘药物的试验性治疗，这是最可靠的方法；可用运动激发试验，如阳性，支持哮喘诊断；对于无其他健康方面问题的儿童出现夜间反复咳嗽或患儿感冒“反复发展到肺”或持续10天以上或按哮喘药物治疗有效者应考虑哮喘的诊断，而不用其他术语，这种可能的“过度”治疗远比反复或长期应用抗生素好；更要注意病史和X线排除其他原因的喘息，如异物、先天畸形、CHD、囊性纤维性变、先天免疫缺陷、反复牛奶吸入等。

（2）咳嗽变异性哮喘：即没有喘鸣的哮喘：①咳嗽持续或反复发作>1月，常于夜间或清晨发作，运动、遇冷空气或特殊气味后加重，痰少；临床无感染征象或经较长期抗感染治疗无效；②平喘药可使咳嗽缓解；③有个人或家族过敏史或变应原试验阳性；④气道有高反应性（激发试验阳性）；⑤排除其他引起慢性咳嗽的疾病。

（二）鉴别诊断

1. 毛细支气管炎　又称喘憋性肺炎，是喘息常见病因，可散发或大流行，多见于1岁内尤其2～6个月小儿，系RSV等病毒引起的首次哮喘发作，中毒症状和喘憋重，易并发心力衰竭、呼吸衰竭等，对支扩剂反应差，可资鉴别。但在特应质、病理改变及临床表现方面与哮喘相似，且有30%以上发展为哮喘。我们曾长期随访RSV毛支炎，约70%发展为喘支，25%～50%变为哮喘，其高危因素为：较强的过敏体质和家族过敏史，血清IgE升高，变应原皮试阳性，细胞免疫低下和反复呼吸道感染等。

2. 喘息性支气管炎　国外多认为喘支属于哮喘范围。其特点是：多见于1～4岁儿童，是有喘息表现的气道感染，有发热等表现，抗感染治疗有效，病情较轻，无明显呼吸困难，预后良好，多于4～5岁后发作减少，症状减轻而愈。因此与过敏性哮喘有显著区别。但在临床症状、气道高反应性、特应性及病理变化等多方面与哮喘，尤其感染性哮喘有共同之处，且有40%以上的患儿移行为哮喘。新近有人指出：3岁内小儿感染后喘息，排除其他原因的喘息后，就是哮喘，是同一疾病在不同年龄阶段的表现形式。

3. 心源性哮喘　小儿较少见。常有心脏病史，除哮鸣音外，双肺大量水泡音，咳出泡沫样血痰及心脏病体征，平喘药效果差，吗啡、哌替啶治疗有效。心电图、心脏彩色多普勒超声检查有的发现心脏异常。当鉴别困难时可试用氨茶碱治疗，禁用肾上腺素和吗啡等。

4. 支气管狭窄或软化　多为先天性，常为出生后出现症状，持续存在，每于感冒后加重，喘鸣为双相性。CT、气道造影或纤支镜检查有助诊断。

5. 异物吸入　好发于幼儿或学龄前儿童，无反复喘息史，有吸入史；呛咳重，亦可无，有持续或阵发性哮喘样呼吸困难，随体位而变化，以吸气困难和吸气性喘鸣为主。多为右侧，可听到拍击音，X线可见纵隔摆动或肺气肿、肺不张等，若阴性可行纤支镜检查确诊。

6. 先天性喉喘鸣　系喉软骨软化所致。生后7～14天出现症状，哭闹或呼吸道感染时加重，俯卧或抱起时可减轻或消失，随年龄增大而减轻，一般2岁左右消失。

7. 其他　凡由支气管内阻塞或气管外压迫致气道狭窄者，均可引起喘鸣，如支气管淋巴结核、支气管内膜结核、胃食管反流、囊性纤维性变、肺嗜酸细胞浸润症、嗜酸细胞性支气管炎、原发性纤毛运动障碍综合征、支气管肺曲菌病、肉芽肿性肺疾病、气管食管瘘、原发免疫缺陷病、纵隔或肺内肿瘤、肿大淋巴结、血管环等。可通过病史、X线、CT等检查予以鉴别。

四、治疗

（1）治疗目的：缓解症状，改善生活质量，保证儿童正常身心发育，防止并发症，避免治疗后的不良反应。

（2）防治原则：去除诱（病）因，控制急性发作，预防复发，防止并发症和药物不良反应以及早诊断和规范治疗等。

（3）治疗目标：①尽可能控制哮喘症状（包括夜间症状）；②使哮喘发作次数减少，甚至不发作；③维持肺功能正常或接近正常；④β_2受体激动剂用量减至最少，乃至不用；⑤药物不良反应减至最少，甚至没有；⑥能参加正常活动，包括体育锻炼；⑦预防发展为不可逆气道阻塞；⑧预防哮喘引起的死亡。因此哮喘治疗必须坚持“长期、持续、规范和个体化”原则。

（一）急性发作期的治疗

主要是抗感染治疗和控制症状。

1. 治疗目标　①尽快缓解气道阻塞；②纠正低氧血症；③合适的通气量；④恢复肺功能，达到完全缓解；⑤预防进一步恶化和再次发作；⑥防止并发症；⑦制定长期系统的治疗方案，达到长期控制。

2. 治疗措施

（1）一般措施：①保持气道通畅，湿化气道，吸氧使SaO_2达92%以上，纠正低氧血症；②补液：糖皮质激素和β_2受体激动剂均可致使低钾，不能进食可致酸中毒、脱水等，是哮喘发作不缓解的重要原因，必须及时补充和纠正。

（2）迅速缓解气道痉挛：①首选氧或压缩空气驱动的雾化吸入，0.5%万托林每次0.5～1mL/kg（特布他林每次300μg/kg），每次最高量可达5mg和10mg。加生理盐水至3mL，初30min～1h 1次，病情改善后改为q6h。无此条件的可用定量气雾剂加储雾罐代替，每次2喷，每日3～4次。亦可用呼吸机的雾化装置。无储雾罐时可用一次性纸杯代替；②当病情危重，呼吸浅慢，甚至昏迷，呼吸心跳微弱或骤停时或雾化吸入足量 β_2 受体激动剂＋抗胆碱能药物＋全身用皮质激素未控制喘息时，可静滴沙丁胺醇［0.1～0.2μg/（kg·min）］，或用异丙肾 ivdrip 代替；③全身用激素：应用指征是中、重度哮喘发作，对吸入 β_2 激动剂反应欠佳；长期吸激素患者病情恶化或有因哮喘发作致呼衰或为口服激素者，应及时、足量、短期用，一般3～4天，不超过7天，至病情稳定后以吸入激素维持；④中重度哮喘：用 β_2 激动剂＋0.025%的异丙托品（每次<4岁0.5mL，≥4岁1.0mL），q4～6h；⑤氨茶碱，3～4mg/kg，不大于每次250mg，加入10%葡萄糖中缓慢静脉注射（≮20min），以0.5～1mg/（kg·h）的速度维持，每天不大于24mg/kg，亦可将总量分4次，q6h，静脉注射，应注意既往用药史，最好检测血药浓度，以策安全；⑥还可用 $MgSO_4$、维生素 K_1、雾化吸入呋塞米、利多卡因、普鲁卡因、硝普钠等治疗。

（3）人工通气。

（4）其他：①抗感染药仅在有感染证据时用；②及时发现和治疗呼衰、心衰等并发症；③慎用或禁用镇静剂；④抗组胺药及祛痰药无确切疗效。

（5）中医药：可配合中医辨证论治，如射干麻黄汤、麻地定喘汤等加减或用蛤蚧定喘汤、桂龙咳喘宁等。

（二）慢性持续期的治疗

按 GINA 治疗方案进行。①首先根据病情判定患者所处的级别，选用哪级治疗；②各级均应按需吸入速效 β_2 受体激动剂；③表中 ICS 量为每日 BDP 量，与其他 ICS 的等效剂量为：BDP250μg≈BUD200μg≈FP125μg；④起始 ICS 剂量宜偏大些；⑤每级、每期都要重视避免变应原等诱因。

（1）升级：如按某级治疗中遇变应原或呼吸道感染等原因，病情加重或恶化，经积极治疗病因，仍不见轻时，应立即升级至相应级别治疗。

（2）降级：如按某级治疗后病情减轻达到轻的一级时要经至少3个月维持并评估后（一般4～6个月），再降为轻一级的治疗。

（三）缓解期的防治（预防发作）

1. 避免接触变应原和刺激因素　对空气和食物中的变应原和刺激因素，一旦明确应尽力避免接触，如对屋尘过敏时可认真清理环境，避开有尘土的环境，忌食某些过敏的食物。对螨过敏者除注意卫生清扫外，可用杀螨剂、防螨床罩或威他霉素喷洒居室。阿司匹林等药物过敏者可用其他药物代替。对猫、狗、鸟等宠物或花草、家具过敏的，可将其移开或异地治疗。

2. 保护性措施　患儿应生活有规律，避免过劳、精神紧张和剧烈活动，进行三浴锻炼，尤其耐寒锻炼，积极防治呼吸道感染，游泳、哮喘体操、跳绳、散步等运动有利于增强体质和哮喘的康复，但运动量以不引起咳、喘为限，循序渐进，持之以恒。

3. 提高机体免疫力　根据免疫功能检查结果选用增强细胞、体液和非特异性免疫功能的药物，如普利莫（即万适宁）、斯奇康、乌体林斯、气管炎菌苗片、静注用丙种球蛋白、转移因子、胸腺素、核酪、多抗甲素、复合蛋白锌等锌剂、胎盘脂多糖及玉屏风颗粒、黄芪颗粒、还尔金、儿康宁、固本咳喘片、组胺球蛋白（亦称抗过敏球蛋白）等。

4. 减敏疗法

（1）特异减敏疗法：旧称脱敏疗法，通过小剂量抗原反复注射而使机体对变应原的敏感性降低。需先进行皮试，根据阳性抗原种类及强度确定减敏液起始浓度。该疗法疗效肯定，但影响因素较多，且疗效长，痛苦大，有时难以坚持到底。目前已有进口皮试抗原和脱敏液，安全、有效可应用，但价格较贵。新近还从国外引进百康生物共振变应原检测治疗仪，对哮喘等过敏性疾病有良好疗效。

（2）非特异减敏疗法：所用方法不针对某些具体抗原，但起到抗炎和改善过敏体质作用，常用的如细胞膜稳定剂色甘酸钠、尼多酸钠、曲尼斯特及抗组胺药氯雷他定（开瑞坦）、西替利嗪（仙特明）、阿伐斯汀（新敏乐）等及酮替芬、赛庚啶、特非那定等。甲氨蝶呤、雷公藤多苷、环胞素 A 对防治哮喘亦有较好效果，但因不良反应大，不常规应用。最重要和最常用的药物当属肾上腺皮质激素。主要是吸入给药。

五、预后

多数患儿经正规合理治疗可完全控制，像健康儿童一样生活。大部分婴幼儿哮喘随年龄增长逐渐减轻，至 4 ~5 岁后不再发作，其他患儿在青春期前后随着内分泌的剧烈变化，呈现一种易愈倾向，尤以男孩为著，故至成人期，两性差异不大或女多于男，因此总的预后是好的，但仍有部分患儿治疗无效或死亡。其病死率在日本为 1.3% ~6.5%，美国儿童哮喘的死亡率为 1.1/10 万（1972 年），国内 10 年住院儿童哮喘病死率为 0.13% ~0.44%。山东省儿童哮喘死亡率为 0.33/10 万。治疗失败的原因为：①医生及家长对哮喘的严重性估计不足，缺乏有效的监测措施；②肾上腺皮质激素用量不足或应用过晚；③治疗不当，如滥用 β_2 受体激动剂等。因此死亡中的多数是可避免的。总之不积极治疗、等待自愈和悲观失望、放弃治疗的想法都是不可取的。

（张秋花）

第七章

循环系统疾病

第一节 感染性心内膜炎

一、概述

感染性心内膜炎（infective endocarditis，IE）是由于致病微生物直接侵袭心内膜而引起的炎症性疾病，在心瓣膜表面形成的赘生物中含有病原微生物。引起心内膜感染的因素有：①病原菌侵入血流，引起菌血症、败血症或脓毒血症，并侵袭心内膜。②先天性或后天性心脏病患儿，尤其在心脏手术后，有人工瓣膜和心内膜补片者，有利于病原菌的寄居繁殖。③免疫功能低下如应用免疫抑制剂、器官移植应用细胞毒性药物者易发病。致病微生物主要为细菌，偶见霉菌、病毒、立克次体。近20年来，本病在小儿有显著增多的趋势。根据起病缓急和病情程度，本病可分2类：①急性感染性心内膜炎：原无心脏病，发生于败血症时，细菌毒力强，病程<6周。②亚急性感染性心内膜炎：在原有心脏病的基础上感染毒力较弱的细菌，病程>6周。随着抗生素的广泛应用和病原微生物的变化，前者已大为减少。

二、诊断思路

（一）病史要点

1. 现病史　询问患儿有无发热、乏力、食欲低下、全身不适、盗汗、关节痛、肌痛、皮肤瘀点、腹痛、恶心、呕吐、腰痛、血尿、便血、头痛、偏瘫、失语、抽搐、昏迷等。发病前有无扁桃体炎、龋齿、皮肤感染、败血症、拔牙等小手术、静脉插管、心内手术等。

2. 过去史　询问有无室间隔缺损、动脉导管未闭等先天性心脏病及后天性心脏病病史，有无心脏手术、人工瓣膜或心内膜补片等病史，询问患儿有无外伤史。

3. 个人史　询问出生时喂养及生长发育情况。

4. 家族史　询问家属中有无心脏病患者。

（二）查体要点

1. 一般表现　注意有无体温升高、苍白、精神不振。寻找各器官有无栓塞表现，如指、趾尖有无红色疼痛性 Osler 结，手、脚掌有无出血性红斑（Janeway 斑），有无指甲下条纹状出血，眼结膜出血，有无脾肿大及压痛等。有无杵状指、趾。有无肾区叩击痛、脑膜刺激征、偏瘫。视网膜有无卵圆形出血红斑。有无心力衰竭表现如肝大、水肿等。

2. 心脏检查　对原有先天性心脏病或风湿性心脏病等患者，听诊时注意心脏有无出现新杂音或心脏杂音性质改变。原有杂音可变响变粗，原无杂音者可出现乐鸣性杂音且易多变。

（三）辅助检查

1. 常规检查　如下所述。

（1）外周血象表现为白细胞增多、中性粒细胞升高、进行性贫血，可有血小板减少。

（2）血沉增快，CRP 升高。

（3）血培养阳性。

（4）特殊检查：原有心脏病者心电图、X 线胸片等有相应异常。超声心动图检查可确定赘生物的大小、数量、位置及心瓣膜损坏情况。

2. 其他检查　尿常规中可出现蛋白及红细胞。血清球蛋白、γ 球蛋白可升高，循环免疫复合物、类风湿因子、抗心内膜抗体、抗核抗体可升高。

（四）诊断标准

1. 临床指标（2001 年中华儿科学会心血管组制定）　如下所述。

（1）主要指标

1）血培养阳性：分别 2 次血培养有相同的感染性心内膜炎常见的致病菌（如草绿色链球菌、金黄色葡萄球菌、肠球菌等）。

2）心内膜受累证据：应用超声心动图检查有心内膜受累证据（有以下征象之一）：①附着于心脏瓣膜或瓣膜装置、心脏、大血管内膜、置入人工材料上的赘生物。②心内脓肿。③瓣膜穿孔、人工瓣膜或缺损补片有新的部分裂开。

3）血管征象：重要动脉栓塞，脓毒性肺梗死或感染性动脉瘤。

（2）次要指标

1）易感染条件：基础心脏疾病、心脏手术、心导管术或中心静脉内插管。

2）症状：较长时间的发热（≥38℃），伴贫血。

3）心脏检查：原有心脏杂音加重，出现新的反流杂音或心功能不全。

4）血管征象：瘀斑、脾肿大、颅内出血、结膜出血，镜下血尿或 Janeway 斑（手掌和足底有直径 1 ~ 4mm 的出血红斑）。

5）免疫学征象：肾小球肾炎，Osler 结（指和趾尖豌豆大的红或紫色痛性结节），Roth 斑（视网膜的卵圆形出血红斑，中心呈白色），或类风湿因子阳性。

6）微生物学证据：血培养阳性，但未符合主要指标中的要求。

2. 病理学指标　如下所述。

（1）赘生物（包括已形成的栓塞）或心内脓肿经培养或镜检发现微生物。

（2）存在赘生物或心内脓肿，并经病理检查证实伴活动性心内膜炎。

3. 诊断依据　如下所述。

（1）具备以下① ~ ⑤项中任何之一者可确诊为感染性心内膜炎：①符合临床指标中主要指标 2 项。②符合临床主要指标 1 项和次要指标 3 项。③有心内膜受累证据并符合临床次要指标 2 项。④符合临床次要指标 5 项。⑤符合病理学指标 1 项。

（2）有以下情况时可排除感染性心内膜炎诊断：①有明确的其他诊断可解释临床表现。②经抗生素治疗≤4 天临床表现消除。③抗生素治疗≤4 天，手术或尸检无感染性心内膜炎的病理证据。

（3）临床考虑感染性心内膜炎，但不具备确诊依据时仍应进行治疗，根据临床观察及进一步的检查结果确诊或排除感染性心内膜炎。

（五）诊断步骤

诊断步骤见图7-1。

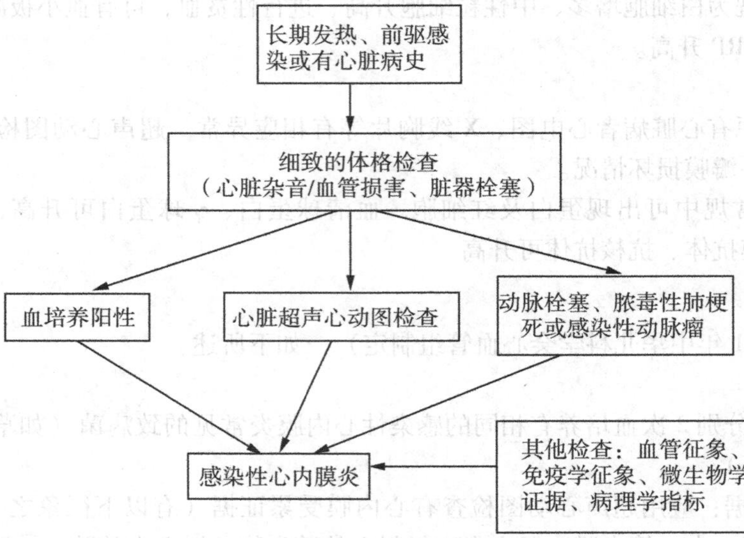

图7-1　感染性心内膜炎诊断流程图

（六）鉴别诊断

（1）本病如以发热为主要表现者须与伤寒、败血症、结核、风湿热和系统性红斑狼疮等鉴别。

（2）本病如以心力衰竭为主要表现者须与伴有低热者的先天性或后天性心脏病并发心力衰竭者相鉴别。

（3）与活动性风湿性心脏炎的鉴别比较困难，但感染性心内膜炎有栓塞、脾大、杵状指及血培养阳性，特别是二维超声心动图检查发现较大赘生物等均可与上述诸病相鉴别。

（4）手术后感染性心内膜炎须与心包切开综合征及术后灌注综合征鉴别，后二者均为自限性疾病，经休息、服用阿司匹林或糖皮质激素治疗后可痊愈。

三、治疗措施

（一）经典治疗

1. 一般治疗　卧床休息，加强营养，维持水、电解质平衡，补充维生素及铁剂，对病情严重或一般情况较差者可输血、血浆及静脉滴注免疫球蛋白等支持治疗。

2. 药物治疗　应尽早、足量、足疗程、联合、静脉应用具有杀菌作用的抗生素，然后再根据血培养结果及药物敏感情况改用敏感而有效的抗生素，最好选用药物敏感试验阳性的两种抗生素，疗程至少4~6周。对伴有严重并发症或病情顽固者疗程可达8周。

（1）致病菌不明者：青霉素与苯唑西林及奈替米星三者联用，前二者剂量、疗程见下述，奈替米星每日6~7.5mg/kg，每日静脉滴注1次，疗程为6~8周。根据卫生部医政司建议，<6岁不用氨基糖苷类抗生素，≥6岁者应用时须监测听力或测定血药浓度。

（2）草绿色链球菌：青霉素与氨基糖苷类抗生素如奈替米星等联用，青霉素每日30万U/kg，每4小时静脉推注或静脉滴注1次，疗程4~6周。也可选用头孢菌素如头孢呋辛、头孢曲松。对青霉素耐药者应用万古霉素（或去甲万古霉素），但有较大不良反应，万古霉素剂量为每日40mg/kg，分2~4次静脉滴注。替考拉宁（壁霉素）不良反应少，每次12mg/kg，第1日每12小时1次，以后每次6mg/kg，每日1次。

（3）葡萄球菌：对青霉素敏感者用青霉素与利福平联用，青霉素剂量、疗程同前，利福平每日10mg/kg，分2次口服，疗程6~8周。对青霉素耐药者选用苯唑西林（新青霉素Ⅱ）或奈夫西林（新青霉素Ⅲ），均为每日200mg/kg，分4～6次静脉推注或静脉滴注，疗程4～6周。耐甲氧西林金黄色葡萄球菌（MRSA）感染者可用万古霉素或去甲万古霉素、替考拉宁，与利福平联用。

（4）肠球菌：可应用青霉素、氨苄西林＋舒巴坦，对青霉素耐药者选用头孢匹罗、亚胺培南、万古霉素，可与氨基糖苷类抗生素如奈替米星等联用。疗程4～6周。耐万古霉素肠球菌（VRE）感染者可用替考拉宁。

（5）真菌：两性霉素B每日1mg/kg静脉滴注，并用5－氟胞嘧啶每日150mg/kg，分4次口服，疗程6～8周。

3. 其他治疗　手术治疗指征：①瓣膜功能不全导致难治性心力衰竭。②主动脉瓣或二尖瓣人造瓣膜置换术后感染性心内膜炎，经内科治疗不能控制感染者，应手术切除感染的人造组织或瓣膜。③先天性心脏病患者，如动脉导管未闭、室间隔缺损等合并感染性心内膜炎经内科治疗无效者，应进行导管结扎或缺损修补术。④反复发生的严重或多发性栓塞，或巨大赘生物（直径1cm以上），或赘生物阻塞瓣口。⑤内科疗法不能控制的心力衰竭，或最佳抗生素治疗无效，或霉菌感染。⑥新发生的心脏传导阻滞。

（二）治疗步骤

治疗步骤见图7－2。

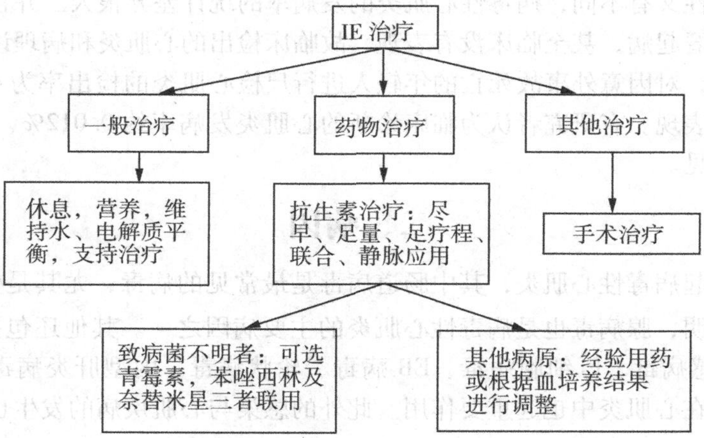

图7－2　感染性心内膜炎治疗流程图

四、预后

本病小儿的病死率约为20%～40%。预后取决于下列因素：①治疗的早晚，治疗越早，治愈率越高。②致病菌的毒性及破坏性，金黄色葡萄球菌及真菌性心内膜炎的预后较差。③免疫功能低下或经治疗后免疫复合物滴度不下降者预后差。④抗生素治疗后赘生物不消失者预后差。治愈者由于心内膜瘢痕形成而造成严重的瓣膜变形和腱索增粗、缩短，可导致瓣膜狭窄和（或）关闭不全。

用药后体温逐渐降至正常，心脏杂音减弱甚至消失，栓塞征减轻或消失，血沉常在治疗后1个月或疗程结束时恢复正常，停药后血培养3次均无菌生长，临床上即达到治愈标准可给予出院，定期随访。

五、预防

本病复发率达10%，复发与下列情况有关：①治疗前病程长。②对抗生素不敏感或疗程不足。③有严重肺、脑或心内膜的损害。复发病例再治疗时应联合用药，加大剂量和延长疗程。故需积极治疗原发病，疗程要足。必要时使用长效青霉素预防性治疗。

（高瑞波）

第二节 病毒性心肌炎

心肌炎（myocarditis）是指心肌局灶性或弥散性炎性病变，其特征为间质炎性细胞浸润以及心肌细胞的变性和坏死。炎症可累及心肌细胞、间质组织、血管成分及心包。心肌炎可由多种病因引起，感染性心肌炎最常见，其中最主要的病原为病毒感染，其他如细菌、支原体、寄生虫、真菌、衣原体等病原的感染也可导致心肌炎。此外，免疫介导疾病、中毒和过敏等因素也可引起心肌炎。本章介绍病毒性心肌炎。

病毒性心肌炎（viral myocarditis）是指病毒感染心肌后，通过对心肌细胞产生直接损伤和（或）通过自身免疫反应引起的心肌细胞坏死、变性和间质炎性细胞及纤维素渗出过程。有时病变也可累及心内膜或心包。临床可呈暴发性、急性和慢性过程。大多预后良好，少数可转为慢性，发展为扩张性心肌病。

一、流行病学

儿童期病毒性心肌炎的发病率尚不确切，由于到目前为止没有统一的病毒性心肌炎临床诊断标准，而病理组织学检查敏感性又有不同，病毒性心肌炎的发病率的统计差异很大。并且由于心肌炎临床表现差异很大，许多患者隐匿起病，甚至临床没有表现，故临床检出的心肌炎和病理诊断的心肌炎发病率差异很大。国外资料显示，对因意外事故死亡的年轻人进行尸检心肌炎的检出率为4%～5%，6%～21%猝死儿童尸检有心肌炎表现。有研究者认为临床诊断的心肌炎发病率约0.012%。柯萨奇病毒感染后心肌炎在男性比女性更常见。

二、病因

许多病毒都可以引起病毒性心肌炎，其中肠道病毒是最常见的病毒，尤其是柯萨奇病毒 B_1～B_6 型多见。最近研究资料表明，腺病毒也是病毒性心肌炎的主要病因之一。其他还包括细小病毒 B_{19}、人类疱疹病毒6、呼吸道流感病毒、巨细胞病毒、EB 病毒、轮状病毒、丙型肝炎病毒、HIV 等。近年，日本学者连续报道，感染在心肌炎中也起重要作用。此外的感染与心肌疾病的发生也有关联。

三、发病机制

病毒性心肌炎的发病机制尚未完全阐明。目前认为病毒性心肌炎的发病机制主要包括病毒直接损伤心肌；病毒触发机体免疫反应损伤心肌细胞；可能与遗传有关。

1. 病毒心肌的直接损伤作用　病毒与心肌细胞膜上的病毒受体结合，进入心肌细胞进行复制，通过损伤心肌细胞膜功能、干扰心肌代谢等导致心肌细胞溶解。此外，柯萨奇病毒还能够产生蛋白酶溶解细胞－细胞间或者细胞－基质间连接，导致心肌细胞完整性破坏，促进病毒进入宿主心肌细胞进行复制，也促进病毒从心肌细胞释放，并导致心肌细胞损伤。

2. 病毒对心肌的间接免疫损伤作用　病毒感染后触发的自身免疫反应是把“双刃剑”。一方面，免疫系统的适当激活可增强机体清除病毒的能力，病毒感染后 NK 细胞和巨噬细胞被激活，清除病毒感染的心肌细胞并且抑制病毒复制；另一方面，免疫系统过度激活能够导致炎症浸润，反而破坏心肌细胞。

（1）体液免疫：目前研究已从病毒性心肌炎患者和动物体内检测出多种抗心肌成分的自身抗体，包括抗肌球蛋白抗体、抗心磷脂抗体、抗肌凝蛋白抗体等。目前一般认为抗心肌肌凝蛋白等自身抗体的产生可能主要通过抗原模拟机制，即病毒与心肌肌凝蛋白等有相同的抗原表位，病毒感染刺激产生的抗病毒抗体也可作用于肌凝蛋白等自身抗原，从而造成心肌损伤。

（2）细胞免疫：在病毒性心肌炎发病中具有重要作用。T 细胞过度激活，CD_4/CD_8 T 细胞比例失调、Th1/Th2 细胞比例失调。细胞毒性 T 细胞通过穿孔素－颗粒酶介导的细胞毒作用和 Fas/FasL 途径介导的细胞毒作用损伤心肌细胞。

（3）细胞因子：由巨噬细胞、NK细胞和T细胞等分泌的细胞因子是体液免疫和细胞免疫的介质，研究证实肿瘤坏死因子、白介素和干扰素等多种细胞因子在病毒诱发的炎症和感染后免疫反应的产生及进展过程中起重要作用。此外，激活的免疫细胞产生细胞因子，引起诱导型NO合成酶产生NO增加，促进心肌损伤。

3. 遗传因素 具有遗传易感性的患者容易发生心肌炎。不同研究发现HLA－DR4、DR12、DR15和DQ8阳性可能与心肌炎发生相关。此外，具有特殊遗传背景的心肌炎患者易发生DCM，如CD_{45}和编码心肌蛋白的基因可能也与慢性心肌炎/扩张性心肌病的发生有关。

四、病理

心脏可显示不同程度的扩大，心肌苍白松弛。心肌纤维之间和血管周围的结缔组织中有单核细胞、淋巴细胞等炎性细胞浸润。心肌纤维不同程度变性、横纹消失、肌浆溶解，呈小灶性、斑点性或大片状坏死。可伴浆液纤维素性心包炎和心内膜炎。慢性病例晚期除心肌纤维变性坏死外，可见纤维细胞增生，胶原纤维增多，瘢痕形成。

五、临床表现

病毒性心肌炎的临床表现轻重不一，有无任何临床表现隐性发病者，也有重症暴发起病者，还有猝死者。取决于病变的范围和严重程度。起病前常有呼吸道感染或消化道感染等前驱病毒感染史。

症状轻重相差悬殊。轻型可无自觉症状或表现为心悸、胸痛、胸闷、心前区不适、乏力、多汗、气短、头晕、面色苍白、腹痛、恶心、呕吐等。体检心脏大小正常或轻微扩大，常有窦性心动过速、第一心音低钝，时有奔马律或各种心律失常（以期前收缩多见）。

重型起病较急，可表现为：①心力衰竭：呼吸急促，呼吸困难，肺底部可闻及细湿啰音，肝脏增大，水肿。②心源性休克：四肢发冷，脉搏细弱，血压下降，面色青灰。③严重心律失常：听诊心动过缓（完全性房室传导阻滞或病态窦房结综合征）或心动过速（室上性心动过速或室性心动过速）。临床常表现为突然晕厥，重者意识完全丧失，面色苍白，常伴有抽搐及大、小便失禁，阿－斯综合征发作。也可发生猝死。

部分患儿呈慢性过程，演变为扩张性心肌病，临床表现为心脏扩大、心力衰竭和心功能减低等。

新生儿病毒性心肌炎病情严重，进展迅猛，死亡率高，预后差，易有流行倾向。多在生后10d内发病，部分患儿起病前可先有发热、腹泻、呕吐和拒食等前驱症状。临床表现多为非特异症状，病情进展很快发展为心力衰竭和心源性休克。并累及多个脏器，累及神经系统引起惊厥和昏迷，累及肝引起肝增大、肝功能损害和黄疸，累及肺引起肺炎和呼吸衰竭。还可出现类似重症败血症的表现。新生儿心肌炎易有流行倾向，多个国家报道过柯萨奇B病毒引起新生儿心肌炎的流行。

六、辅助检查

1. X线胸片 心脏大小正常或不同程度增大。有心力衰竭时心脏明显增大，肺瘀血，心脏搏动减弱。

2. 心电图 急性期心电图多有异常改变，①窦性心动过速：很常见。②ST－T改变：ST段偏移，T波平坦、双向或倒置。有时ST－T形成单向曲线，酷似急性心肌梗死。③心律失常：期前收缩常见，尤其室性期前收缩最常见。亦可见室上性及室性心动过速、心房扑动和颤动等。传导阻滞可为窦房阻滞、房室传导阻滞、左或右束支阻滞、双束支阻滞甚至3束支阻滞，其中以三度房室传导阻滞最重要。④其他：尚可见QRS波群低电压（新生儿除外），Q－T间期延长及异常Q波等。

但是心电图改变缺乏特异性，强调动态观察的重要性。

3. 超声心动图 超声心动图检测不能特异性诊断心肌炎，但可除外先天性心脏病和瓣膜性心脏病、心脏肿瘤等心脏结构改变。急性心肌炎超声心动图最常见的表现是非特异性的节段性室壁运动异常。可因室壁水肿而表现一过性心室壁肥厚，但与肥厚性心肌病不同，心肌肥厚于数周或数月内恢复。可有少量心包积液和瓣膜关闭不全。慢性心肌炎可表现为类似扩张性心肌病改变，心腔扩大，心室收缩功能减低。

4. 心肌损伤的血清生化指标　如下所述。

（1）心肌酶谱：心肌受损时，血清中有十余种酶的活力可以增高，临床用于诊断病毒性心肌炎的酶主要为肌酸激酶（creatine kinase，CK）及其同工酶 CK－MB。CK 主要存在于骨骼肌、心肌及脑组织中。心肌受损时，一般在起病 3～6h CK 即可出现升高，2～5d 达高峰，多数病例在 2 周内恢复正常。现已知 CK 有 4 种同工酶，即 CK－MM（骨骼肌型）、CK－MB（心肌型）、CK－BB（脑型）和线粒体同工酶 Mt。CK－MB 主要来源于心肌，对早期诊断心肌炎价值较大。由于血清总 CK 活力值、CK－MB 活力值与小儿年龄相关，因此，一般以血清 CK－MB 活性与 CK 总活性之比≥6% 作为心肌损伤的特异性指标（正常人血清中 CK－MB 占 CK 总活性的 5% 以下）。CK－MB 的定量分析（CK－MB 质量，单位 ng/mL）较活力分析（单位为 U/mL）更为精确，且小儿正常参考值不受年龄因素的影响，≥5ng/mL为阳性，提示心肌损伤。

（2）心肌肌钙蛋白（cardiac troponin，cTn）：是心肌收缩和舒张过程中的一种调节蛋白，由 3 种亚单位（cTnT、cTnI 和 cTnC）组成。当心肌细胞受损时，cTnT（或 cTnI）易透过细胞膜释放入血，使血中 cTnT（或 cTnI）明显升高。近年来发现，cTn 这种非酶类蛋白血清标志物对于评价心肌损伤具有高度特异性和敏感性，并且出现早，持续时间长。

5. 抗心脏抗体　以免疫荧光或者 Western 等方法检测外周血或者心肌活检标本中的心脏抗体，如抗肌球蛋白抗体、抗肌凝蛋白抗体、抗线粒体腺苷酸转移酶抗体、抗心肌 G 蛋白偶联受体抗体、抗 β_1 受体抗体、抗热休克蛋白抗体等，如阳性支持心肌炎的诊断。如心脏抗体持续滴度升高，高度提示发展成扩张性心肌病（炎症性心肌病，慢性心肌炎）的可能。

6. 放射性核素心肌显像　如下所述。

（1）^{67}镓－心肌炎症显像：^{67}镓（^{67}Ga）具有被心肌炎症细胞（T 淋巴细胞及巨噬细胞等）摄取的性能，^{67}Ga 以离子或转铁蛋白结合形式易聚集到炎症部位（血管通透性增强）而显影。^{67}Ga 心肌显像对心肌炎有较高的诊断价值，特异性高，但敏感性差。

（2）^{111}铟－抗肌球蛋白抗体心肌坏死灶显像：心肌细胞坏死时，肌球蛋白轻链释放血循环中，而重链仍残留心肌细胞内。^{111}铟（^{111}In）标记的单克隆抗肌球蛋白抗体可与重链特异性结合使心肌坏死灶显像。结合量多少与坏死灶大小及程度成正比，与局部心肌血流量成反比。研究显示^{111}In－抗肌球蛋白显像对心肌炎的特异性较高为 86%，敏感性为 66%。但需注射后 48h 后延迟显像，放射性核素暴露时间长。

（3）^{99m}锝－MIBI（甲氧基异丁基异腈）心肌灌注显像：^{99m}锝（Tc）－MIBI 静脉注射后能被正常心肌细胞摄取使心肌显影。心肌聚集放射性药物的量与该区冠状动脉血流灌注量呈正相关。心肌炎时，由于炎性细胞浸润，间质纤维组织增生，退行性变等，致使心肌缺血，正常心肌细胞减少，故核素心肌显像呈正常与减淡相间的放射性分布（呈花斑样改变），可做出心肌炎倾向性诊断，但特异性差。

7. 心脏磁共振显像　近十余年来，心脏磁共振显像（cardiac magnetic resonance imaging，CMR）以其安全、无创、准确、全面等优点在心血管系统疾病诊断中的应用越来越广泛。CMR 除能显示心脏的形态（心腔大小、室壁厚度、心包积液）和心脏功能（收缩功能和舒张功能）外，还能显示心肌损伤的组织病理学特征改变。CMR 显示心肌炎的组织病理学特征主要有 3 种表现。①水肿信号：炎症细胞损伤的重要特征是细胞膜通透性的增加，从而导致细胞内水肿。T_2 加权像对于组织水肿很敏感，水肿部位呈现高信号。②早期增强（充血和毛细血管渗漏）：血管扩张是组织炎症的特征。由于炎症部位血容量增加，注射钆喷酸葡胺（Gd－DTPA）增强造影剂后在早期血管期（增强 T_1 像）其摄取增加。造影剂快速分布到间质，故早期增强仅持续几分钟。③晚期增强（坏死和纤维化）：晚期增强反映心肌坏死和纤维化等不可逆心肌损伤，可用于心肌梗死不可逆心肌损伤的诊断。晚期增强对于心肌炎的诊断特异性也很高。但是心肌梗死和心肌炎二者 CMR 显示的损伤部位不同：缺血损伤（心肌梗死）主要位于心内膜下；非缺血损伤（心肌炎）主要位于心外膜下，并且心室外侧游离壁更为常见。CMR 早期增强、晚期增强和水肿信号相结合，对心肌炎诊断的敏感性、特异性和准确性大大提高，可清楚显示炎症的位置、范围及严重程度，并且可长期随访观察严重的活动变化情况。

8. 心内膜心肌活检　心内膜心肌活检目前仍为病毒性心肌炎诊断的金标准。但由于炎症可呈局灶分布，取样部位的局限性使阳性率不高，而假阴性率高。并且心内膜心肌活检系有创性检查，有一定的危险性，在国内很难作为常规检查项目。美国心脏病学会推荐11种临床情况可以考虑行心内膜心肌活检，主要包括以下2种情况。①近2周内新出现的心力衰竭，伴左心室大小正常或扩张，血流动力学稳定；②近2周至3个月内新出现的心力衰竭，左室扩张，出现新的室性心律失常，二~三度房室传导阻滞或经1~2周常规治疗反应差者。

心内膜心肌活检主要包括3项。

（1）病理组织学诊断：目前仍沿用1984年Dallas病理组织学诊断标准，拟定心肌炎形态学的定义为：心肌炎性细胞浸润，并伴邻近心肌细胞坏死和（或）退行性病变。可分成以下3种。

1）活动性心肌炎：炎性细胞浸润和邻近心肌细胞不同程度损害和坏死。

2）临界心肌炎：有炎性细胞浸润，但无心肌细胞损害或坏死。需要心内膜心肌活检复查确认。

3）无心肌炎：组织学正常。

病理组织学诊断心肌炎阳性率很低，约10%，而且病理观察容易受主观因素影响。

（2）免疫组织学诊断：近年来免疫组织学检查已成功应用于心肌炎的诊断。免疫组织学法是应用各种特异免疫组织学标志物的单克隆抗体来检测心肌组织中的炎症浸润淋巴细胞。由于炎症免疫组织学标记物分布于整个心肌，不易出现假阴性，因此，明显提高了诊断阳性率（50%以上）。并且有助于分辨炎症浸润细胞（T细胞，B细胞和巨噬细胞等）的类型和活性。免疫组织标记物包括主要组织相容性复合体（MHC）、人类白细胞抗原（HLA）、细胞黏附分子和CD_2、CD_3、CD_4和CD_8等。

采用特异单克隆抗体直接结合人淋巴细胞细胞表面抗原对心肌组织浸润炎症细胞做定量分析。淋巴细胞数>2.01高倍视野（×400），即相当于淋巴细胞数>14.0/mm^2为阳性。

（3）病毒检测：目前应用最多的为病毒基因检测，即应用原位杂交或PCR法检测病毒核酸，从而明确有无病毒感染和感染病毒的类型。

9. 病毒学检查　如下所述。

（1）病毒分离：在急性期从心内膜心肌活检或心包穿刺液中可分离出病毒，但检出率极低。

（2）病毒基因检测：应用原位杂交或PCR法检测病毒核酸，从而明确有无病毒感染和感染病毒的类型，意义最大，应用最多。

（3）血清学检查：病程早期血清特异性病毒IgM阳性或者恢复期血清抗体滴度较急性期升高4倍以上有意义，但只能说明近期有该型病毒感染，而不能将其定位在心脏。

七、诊断

病毒性心肌炎缺乏特异性诊断方法，主要依靠综合临床资料，并须排除其他疾病。心内膜心肌活检的病理组织学及免疫组织学诊断，提供了可靠的病理诊断依据，但系创伤性检查，一般不作为常规检查。目前国际上没有统一的诊断标准。

中华医学会儿科学分会心血管学组修订的病毒性心肌炎诊断标准供临床诊断参考。

附：病毒性心肌炎诊断标准

中华医学会儿科学会心血管学组

中华儿科杂志编辑委员会

1. 临床诊断依据　如下所述。

（1）心功能不全、心源性休克或心脑综合征。

（2）心脏扩大（X线、超声心动检查具有表现之一）。

（3）心电图显示以R波为主的2个或2个以上主要导联（Ⅰ、Ⅱ、aVF、V_5）的ST-T改变持续4

天以上伴动态变化，窦房传导阻滞、房室传导阻滞、完全性右或左束支阻滞，成联律、多形、多源、成对或并行性期前收缩，非房室结及房室折返引起的异位心动过速，低电压（新生儿除外）及异常Q波。

（4）CK－MB升高或心肌肌钙蛋白（cTnI和cTnT）阳性。

2. 病原学诊断依据　如下所述。

（1）确诊指标：自患儿心内膜、心肌、心包（活检、病理）或心包穿刺液检查，发现以下之一者可确定心肌炎由病毒引起。

1）分离出病毒。

2）用病毒核酸探针查到病毒核酸。

3）特异性病毒抗体阳性。

（2）参考依据：有以下之一者结合临床可考虑心肌炎系病毒引起。

1）自患儿粪便、咽拭子或血液中分离到病毒，且恢复期血清同型抗体滴度较第一份血清升高或降低4倍以上。

2）病毒早期患儿血中特异性IgM抗体阳性。

3）用病毒核酸探针自患儿血中查到病毒核酸。

3. 确诊依据　如下所述。

（1）具备临床诊断依据2项，可临床诊断为心肌炎。发病同时或发病前1～3周有病毒感染的证据更支持诊断。

（2）同时具备病原学确诊依据之一，可确诊为病毒性心肌炎。具备病原学参考依据之一，可临床诊断为病毒性心肌炎。

（3）凡不具备确诊依据，应给予必要的治疗或随诊，根据病情变化，确诊或除外心肌炎。

（4）应除外风湿性心肌炎、中毒性心肌炎、先天性心脏病、结缔组织病以及代谢性疾病的心肌损害、甲状腺功能亢进症、原发性心肌病、原发性心内膜弹性纤维增生症、先天性房室传导阻滞、心脏自主神经功能异常、β受体功能亢进及药物引起的心电图改变。

八、分期

1. 急性期　新发病，症状及检查阳性发现明显且多变，一般病程在半年以内。

2. 迁延期　临床症状反复出现，客观检查指标迁延不愈，病程多在半年以上。

3. 慢性期　进行性心脏增大，反复心力衰竭或心律失常，病情时轻时重，病程在1年以上。

九、鉴别诊断

病毒性心肌炎主要需与以下疾病进行鉴别。

1. 扩张性心肌病　多隐匿起病，临床上主要表现心脏扩大、心力衰竭和心律失常，超声心动图显示为左心扩大为主的全心扩大，心脏收缩功能下降。心脏扩大和心脏收缩功能下降的程度较病毒性心肌炎严重。心肌酶谱多正常。多预后不良。但应注意病毒性心肌炎如不能痊愈后期将表现扩张性心肌病，即炎症性心肌病。

2. 风湿性心脏病　多有发热、关节炎等风湿热的病史，心脏表现以心脏瓣膜尤其二尖瓣和主动脉瓣受累为主，心电图P－R间期延长最常见，ASO多升高。

3. 冠状动脉性心脏病　儿童少见，在儿童多为川崎病并发冠状动脉损害，少数为遗传性高胆固醇血症导致的冠状动脉粥样硬化性心脏病和先天性冠状动脉发育异常。心电图上具有异常Q波的病毒性心肌炎尤其需注意鉴别诊断。通过超声心动图、冠状动脉CT，必要时冠状动脉造影可确诊。

4. 心包炎　心电图会显示肢导低电压，超声心动图发现中到大量心包积液。

5. 先天性心脏病　多出生后即发现器质性心脏杂音和（或）发绀，超声心动图可发现心脏结构改变。

6. 功能性心血管疾病　包括β受体功能亢进和血管迷走性晕厥、体位性心动过速综合征等直立不耐受在内的一类疾病。这类疾病以学龄期儿童最常见，女孩多见，常常可以出现胸痛、胸闷、乏力、头晕、头痛等非特异症状，多有长时间直立、情绪激动、闷热环境等诱因。体检常常无阳性发现。心电图、超声心动图和生化心肌酶电解质等检查常常无阳性发现。部分β受体功能亢进症的儿童心电图可表现T波倒置，运动后或者给予普萘洛尔可使T波直立。直立试验或者直立倾斜试验有助于诊断，确诊前需除外器质性疾病。

十、治疗

本病目前尚无特效治疗，应结合患儿病情采取有效的综合措施，可使大部分患儿痊愈或好转。

1. 休息　卧床休息是心肌炎最重要的治疗。卧床休息可以减轻心脏负荷及减少心肌氧耗量。动物实验证实，运动可使病毒感染力增强，加重心肌损害。急性期至少卧床休息3～4周。有心功能不全或心脏扩大者更应强调绝对卧床休息3个月。恢复期也要避免剧烈运动。

2. 抗病毒治疗　对处于病毒血症阶段的早期患儿或者心肌活检证实有病毒复制的患儿，可选用抗病毒治疗。但病毒感染存在与否以及感染病毒的类型临床有时很难确定。干扰素（INF）对病毒性心肌炎有较好的疗效，它可以选择性抑制病毒 mRNA 与宿主细胞核蛋白体的结合，阻断病毒的复制，同时可抑制抗心肌抗体的产生，增强巨噬细胞的功能，调节机体免疫。利巴韦林与 INF－α 合用是 HCV 感染的标准治疗方案，并且对柯萨奇病毒感染有效。巨细胞病毒也是引起心肌炎的常见病毒，更昔洛韦对此病毒有效。pleconaril 是一种能够与柯萨奇病毒 B 直接结合，并阻止其与靶细胞结合并感染靶细胞的药物，早期的小样本研究疗效满意，大规模临床研究正在进行。

3. 改善心肌营养与代谢药物　如下所述。

（1）大剂量维生素C：缓慢静脉推注，对促进心肌病变的恢复、改善心肌代谢、减轻症状和纠正心源性休克有一定疗效。研究表明，大剂量维生素C治疗心肌炎的机制可能与清除自由基有关。用法每次100～200mg/kg，1/d，2～4周1个疗程。

（2）辅酶 Q_{10}：参与氧化磷酸化及能量的生成过程，并有抗氧自由基及膜稳定作用，改善心肌的收缩力，保护缺血心肌。

（3）1，6二磷酸果糖：可改善心肌细胞线粒体能量代谢，能稳定细胞膜和溶酶体膜，抑制氧自由基生成，减轻组织损伤，保护心肌。

（4）磷酸肌酸：能够更直接地提供能量，改善心肌代谢。

4. 免疫抑制药　一直以来，应用免疫抑制药治疗病毒性心肌炎是有争议的，免疫抑制药对于心肌炎的疗效还没有定论。免疫抑制药一方面可以抑制病毒诱导的对心肌组织造成损伤的自身免疫反应，但另一方面也会抑制机体对病毒的免疫反应，引起机体免疫力下降及病毒扩散，不恰当的使用有可能会加剧病情。因此，应把握好时间和剂量，不可盲目滥用。

一般病例不宜常规应用，主要用于暴发起病有心力衰竭、心源性休克或高度房室传导阻滞、室性心动过速、室颤等严重心律失常的危重患者，或者慢性持续性心功能不全、心肌活检证实慢性心肌炎伴免疫激活而病毒检测阴性的患者。

免疫抑制药常用甲泼尼龙或泼尼松，少数病例加用硫唑嘌呤。泼尼松开始剂量1～2mg/（kg·d），分3次口服，2～4周后逐渐减量，至8周左右减至0.3mg/（kg·d），维持2～3个月后再逐渐减量停药，总疗程根据患者具体情况确定，约半年左右。硫唑嘌呤2mg/（kg·d），分2次口服，疗程同前。对于危重病例可采用冲击疗法，甲泼尼龙10～30mg/（kg·d），于1～2h静脉滴注，连用3d，然后渐减量改为口服泼尼松。

5. 大剂量丙种球蛋白　疗效还没有定论，但多数研究显示静脉注射大剂量丙种球蛋白用于急性病毒性心肌炎有良好疗效。目前多用于急性起病有心力衰竭、心源性休克或高度房室传导阻滞和室性心动过速等严重心律失常的重症患儿，对于慢性心肌炎心肌活检证实伴免疫激活的患儿也可试用。总剂量为2g/kg，于2～3d静脉滴注。治疗机制可能为：①直接提供针对病毒的中和抗体；②阻断了IgFc段与心肌细胞上的病毒抗原FcR结合可改变免疫反应；③抑制炎症性细胞因子的产生，减轻补体介导的组织损伤；④影响细胞凋亡及调节细胞周期。

6. 对症治疗　如下所述。

（1）控制心力衰竭：心肌炎使心肌应激性增高，对强心苷耐受性差，易出现中毒而发生心律失常。一般病例用地高辛口服，饱和量用常规的2/3量。心力衰竭不重，发展不快者，可用每日口服维持量法。

（2）抢救心源性休克：及时应用血管活性药物，如多巴胺、多巴酚丁胺、氨力农、米力农等加强心肌收缩力，维持血压及改善微循环。必要时使用体外模式氧合。

（3）心律失常的治疗：仅有期前收缩而无明显症状者，可先观察而不一定给予抗心律失常药物治疗。快速型心律失常可选用抗心律失常药物，要注意选择对心肌收缩力影响不大的药物。室上性心动过速无血流动力学障碍者可静脉注射腺苷，血流动力学不稳定者应直接电转复。室性心动过速者应用胺碘酮临床有效并且提高了存活率。但对心率缓慢的三度房室传导阻滞，QRS宽或出现阿－斯综合征者需要安装临时人工心脏起搏器，如心脏阻滞2周不恢复可考虑安装永久起搏器。

7. 中医中药　黄芪、麦冬、人参等具有抗病毒和调节免疫功能的作用，临床上可根据病情选择应用。

十一、预后

绝大多数患者预后良好，经适当治疗后可痊愈。少数患儿可发展成扩张性心肌病。极少数暴发起病者由于心肌弥漫性炎症和坏死，发生心力衰竭、心源性休克或者严重心律失常，在早期死亡。暴发起病者如能存活，多数预后良好，很少会发展成扩张性心肌病。新生儿病毒性心肌炎往往病情重，死亡率可高达75%。

（高瑞波）

第三节　扩张性心肌病

心肌病（cardiomyopathy）为发生于心肌的疾病。该术语最初出现于1957年，当时指一组不能归因于冠状动脉病变的心肌病变。此后，心肌病的定义发生了变化。目前，心肌病的定义为心肌的结构或功能异常，且无高血压或肺动脉高压、无心脏瓣膜病变、无先天性心脏病而言。

以解剖与生理改变为依据，可将心肌病分为以下三型：①扩张（充血）型心肌病：此型左心室或双心室扩大，心肌收缩功能不同程度降低。一般其主要临床特征为收缩功能异常，表现为充血性心力衰竭的症状与体征。②肥厚性心肌病：先前称之为特发性肥厚性心肌病，以左心室肥厚为特征，可不对称。收缩功能通常正常，临床表现由左心室流出道梗阻、舒张功能障碍或心律失常引起，后者可致猝死。③限制型心肌病（restrictive cardiomyopathy）：心房显著扩大，一般心室大小及收缩功能正常，舒张功能损害，症状由肺及体循环静脉充血引起，也可出现晕厥。

一、病因

扩张性心肌病（dilated cardiomyopathy，DCM）在各种类型心肌病中最为常见，在美国及欧洲，其年发病率约为2/10万～8/10万人口，据估计每10万人口中约有36人患有DCM。最近的报道显示成人DCM患者中47%为特发性，12%与心肌炎有关，11%与冠状动脉病变有关，另有30%为其他原因。在另外两个不同年龄儿童DCM的研究表明其中2%～15%有活体组织检查证实的心肌炎，其余85%～90%的患儿原因不明。此外，20%～30%的DCM患者为家族性的。

二、病理

扩张性心肌病病变以心肌纤维化为主，心肌肥厚不显著，心腔扩大明显，二尖瓣环和三尖瓣环增大，乳头肌伸长，常有心腔内附壁血栓，可累及心肌节律点及传导系统而引起心律失常。由于心肌纤维化，心肌收缩功能减弱，导致心力衰竭。

三、临床表现

本病起病及进展缓慢，症状轻重不一。主要表现为心脏增大，心力衰竭，心律失常，小动脉栓塞。患儿先出现心脏增大，但起初无症状，因此确定起病日期较困难，有时病儿已有射血分数下降，经数年仍无症状，以后在劳累后出现气喘、乏力、心悸、咳嗽、胸闷等症状，有的可有偏瘫。体格检查可见心尖冲动弥散或抬举，心浊音界向左扩大，心率增快，有时可有奔马律，可闻及Ⅱ/Ⅵ～Ⅲ/Ⅵ级收缩期杂音（心力衰竭控制后杂音减轻或消失），肝脏增大，下肢水肿等。

四、实验室检查

1. 胸部X线检查　心影扩大，由左心室、左心房扩大引起。常存在肺静脉充血，可发展为肺水肿。左肺部分区域可因左心房扩大压迫左支气管而致不张，也可出现胸腔积液。

2. 心电图及HOLTER　大多数患儿心电图上呈窦性心动过速。常见非特异性ST－T变化，左心室肥大，左右心房扩大及右心室肥大。46%的患儿HOLTER检查可发现心律失常。

3. 超声心动图　DCM患儿的超声心动图特征包括左心室、左心房扩大，缩短分数及射血分数减低，左心室射血前期与射血期比率增加等。

4. 心导管检查与活体组织检查　由于DCM可由超声心动图检查确定，心导管检查主要用于排除异常的左冠状动脉起源，因这一情况在超声心动图检查时易于漏诊，必要时活体组织检查帮助确定心肌病的病因。

五、治疗

扩张性心肌病的临床特征为心输出量减少、液体潴留及血管收缩活性增加，后者为神经体液因素作用以维持足够的灌注压。因此，治疗的目的就是处理以上这些问题。此外，如怀疑代谢缺陷，应不耽搁地予以经验性补充。

增强心肌收缩力的药物：

1. 第一类为拟交感药物　包括多巴胺、多巴酚丁胺及肾上腺素。多巴胺小剂量时可改善肾脏功能，剂量加大可增强对心脏的作用，但也可引起外周血管阻力增加，并有可能致心律失常。多巴酚丁胺致心律失常作用较弱，但有报道因可引起肺动脉楔压升高而致肺水肿。这两种药物通常联合应用。

2. 第二类增强心肌收缩力的药物　为双吡啶衍生剂包括氨力农及米力农，可通过抑制磷酸二酯酶增加细胞内钙的浓度，有强心及扩张外周血管的作用。其可能的不良反应为血小板减少、肝毒性及胃肠道刺激。

地高辛为可长期应用的经典心肌收缩力增强药物，但在危重病例，因心肌损害严重及肾功能减退，应减量慎用。

3. 利尿剂　改善液体内环境平衡在扩张性心肌病的治疗中至关重要。呋塞米（速尿）为首选的药物，但应注意监测电解质水平，尤其是血钾水平，必要时可适当补充钾盐，也可与螺内酯等类药物合用。其他可应用的利尿剂包括依他尼酸、布美他尼。

4. 血管扩张剂　硝普钠及肼屈嗪可有效扩张外周血管，从而降低后负荷，增加心输出量及减低充盈压。有效的口服降低后负荷制剂包括ACE抑制剂。在儿科，最常用的为卡托普利及依那普利。ACE抑制剂还有一定的抑制甚至逆转心肌病时的心室重塑作用。

5. 其他　治疗扩张性心肌病因心腔扩大，血流淤滞，有可能发生血栓形成。因而这些患儿应考虑应用华法林等类抗凝剂。如已明确有心腔内血栓，应积极以肝素治疗，最终过渡到长期华法林治疗。

急性病例应推荐卧床休息，限制水及钠盐摄入以帮助控制液体潴留。每日称体重有助于评估液体潴留情况及指导利尿。

如确定系心动过速诱导的心肌病，应予以抗心律失常药物治疗。药物的选择依心动过速的原因而定。普鲁卡因胺及β受体阻滞剂是有效的抗心律失常药物，但因其有负性肌力作用，在这种患儿应慎用。

6. 心脏移植　儿童心脏移植近年已增加，且改善了严重心肌病患儿的存活率。因此，重症心肌病患儿如积极的内科治疗无效，应考虑心脏移植。

（高瑞波）

第四节　肥厚性心肌病

肥厚性心肌病（hypertrophic cardiomyopathy，HCM）时左心室肥厚，但不扩张，诊断时应排除高血压、主动脉瓣狭窄、水肿及先天性心脏病等其他可引起肥厚的疾病。肥厚性心肌病命名与分类最为混乱。有的将有流出道狭窄的称为梗阻性心肌病。有的根据其心室肥厚是否对称而分类。如左右心室都肥厚的称为对称性，否则称为非对称性。一般对称性多数为非梗阻性，不对称多数为梗阻性，但也有左心室壁与室间隔肥厚，右心室壁不肥厚而左心室流出道不狭窄的，即只有不对称而无梗阻的。有的患儿室间隔特别肥厚，突入到左心室腔间，尤其在主动脉瓣下，表现为左心室流出道狭窄称为特发性肥厚性主动脉瓣下狭窄。肥厚性心肌病伴梗阻的不到总数的25%。

一、病因

HCM是一种原发性的通常是家族性的心脏疾病，因其发生年龄不同且许多遗传性病例呈亚临床过程，因而目前尚无其确切的发病率。有文献报道HCM的发病率为2.5/10万人口，占所有儿童原发性心肌病的20%～30%。

HCM通常以常染色体显性方式遗传，目前已知多个基因与典型的家族性肥厚性心肌病有关，这些基因均编码肌节蛋白，如β肌凝蛋白重链等。HCM也可作为经母亲遗传的线粒体病遗传。许多患儿伴有与遗传综合征一致的畸形，如那些患有Noonan综合征、Pompe病、Beckwith－Wiedemann综合征的患儿。

二、病理

HCM多数为左心室肥厚，心功能早期无明显障碍，临床上无明显症状，晚期有程度不等的心功能不全。梗阻型心肌病的病理特点是左心室肥厚重于右心室，室间隔肥厚更为显著，室间隔厚度与左心室壁厚度之比大于1.3∶1。左心室腔缩小，二尖瓣前叶增厚，室间隔局部肥厚增生，致左心室流出道狭窄梗阻，左心室腔收缩压升高，与左心室流出道和主动脉收缩压相比有明显压力阶差，左心室舒张末期压力也可增高，心排血量初期正常，以后愈益降低。流出道的梗阻及其引起的压力阶差可因很多生理因素而异，凡使心室收缩力增强、室腔容量减少及后负荷减低等情况均可使梗阻加重，压差更大，反之亦然。所以患者的流出道梗阻的程度并非固定，时时在变，各种影响以上三因素的情况和药物均可改变梗阻的程度。

HCM的心肌普遍肥大（多数左心室重于右心室，心室重于心房），肌纤维增大，心肌细胞亦肥大，常有不同程度的间质纤维化、细胞变性，并有不同程度的坏死和瘢痕形成，很少有炎性细胞浸润。本病最突出的组织学改变为心肌细胞的排列杂乱无章，而非整齐划一。细胞间的连接常互相倾斜甚至垂直相连。这些错综的连接使心肌收缩时步调不整。再者，心肌细胞的凌乱排列还可影响心电的传播，甚至构成严重心律失常的病理基础。

三、临床表现

肥厚性心肌病主要表现为呼吸困难，心绞痛、昏厥、亦可发生猝死。呼吸困难主要由于左心室顺应性减退和二尖瓣反流引起左心房压力升高，左心室舒张末压力也升高，肺静脉回流受阻而引起肺瘀血。心绞痛是由于心肌过度粗大或左心室流出道梗阻引起冠状动脉供血不足。由于脑供血不足，故剧烈运动时有晕厥，甚至猝死。年小儿可表现为生长落后，心力衰竭的发生率较年长儿高。

体格检查部分病例在心尖可闻及全收缩期杂音，并向左腋下放射，此杂音是由于二尖瓣反流所致。左心室流出道梗阻者沿胸骨左缘下方及心尖可及收缩期杂音，其程度直接与主动脉瓣下压力阶差有关。可有第二心音逆分裂（即 P_2 在前，A_2 在后）。有些病例心浊音界扩大，偶可听到奔马律。

四、实验室检查

1. 胸部 X 线检查　心影扩大，但如无合并心力衰竭则肺纹理都正常。

2. 心电图　90% ~95% 的 HCM 患儿有 12 导心电图异常，包括左心室肥大、ST－T 变化（如显著的 T 波倒置）、左心房扩大、异常的深 Q 波，外侧心前导联 R 波振幅降低等，但本病无特征性心电图改变。有些 HCM 患婴可有右心室肥厚的心电图表现，可能反映有右心室流出道梗阻存在。

3. 超声心动图　HCM 可见心室壁增厚，其增厚的分布并非匀称。在 M 型超声可见二尖瓣的前瓣有收缩期的向前运动，其运动的幅度和持续时间与左心室流出道的梗阻程度直接有关。梗阻型心肌病的室间隔与左心室后壁均有增厚，室间隔肥厚尤其突出，与左心室后壁的比值大于 1.3 ∶ 1（婴儿除外），而且左心室流出道内径变小。

4. 心导管检查　历史上，心导管检查在 HCM 的诊断及研究中起了重要作用。现今，超声心动图的精确应用已基本替代血流动力学研究及心血管造影。在婴儿，偶可应用心内膜心肌活体组织检查来确定病因，如线粒体肌病、糖原累积病等。不过现今骨骼肌活体组织检查更方便，且创伤更小。

五、治疗

1. 药物治疗　治疗的主旨为降低心肌的收缩力，改善舒张期的顺应性和预防猝死。

β 受体阻滞剂普萘洛尔（propranolol）为本病治疗的主要药物，它减慢心率，降低心肌收缩力，从而减轻左心室流出道梗阻；且可减低心肌的张力，使氧需量减少，缓解心绞痛；此外，普萘洛尔尚有一定的抗心律失常作用。其他临床上应用的选择性 β 受体阻滞剂有阿替洛尔（atenolol）、美托洛尔（metoprolol）等。有 1/2 ~1/3 的患儿用药后症状缓解。对无症状的患儿是否需长期用药意见不一。本品似可制止病变的发展和预防猝死，但目前缺乏对照资料。

维拉帕米（verapamil）主要用于成人 HCM 患者。短、长期研究表明口服维拉帕米可改善心脏症状及运动能力，但该药有潜在的致心律失常作用及偶可引起肺水肿及猝死，因而在儿童极少应用。洋地黄忌用，只有在心房颤动心室率太快时方有指征，以小剂量与普萘洛尔同用。利尿剂和血管扩张药物均不宜用。终末期 HCM 心腔扩大、心壁变薄及收缩功能减退时可应用洋地黄、利尿剂和血管扩张药物。

2. 手术治疗　对左心室流出道梗阻产生严重症状而药物治疗无效者（压差超过 50mmHg），可经主动脉切除室间隔的部分肥厚心肌（Morrow 手术），症状大多缓解。其他手术方式有二尖瓣换置术及心尖主动脉管道，但因疗效不确切，且并发症多、在儿科均极少应用。心脏移植是另一治疗手段。

3. 其他　近年成人 HCM 患者有应用永久双腔起搏来降低左心室流出道梗阻，减轻症状，但疗效并不确切。乙醇间隔消融在某些成人 HCM 症状患者可降低左心室流出道压差，但这种实验性的治疗手段在小儿应慎用，因手术瘢痕可成为致心律失常的病理基础，增加猝死的危险。

（高瑞波）

第五节　心律失常

正常心脏激动起源于窦房结，并按一定的频率、速度及顺序传导到结间传导束、房室结、房室束、左右束支及蒲肯野纤维网而到达心室肌，此称窦性心律。如激动的频率、起源或激动传导不正常，都可构成心律失常（cardiac arrhythmia）。

一、期前收缩

（一）概述

期前收缩又称过早搏动（prematurebeat），简称早搏，由心脏异位兴奋灶发放的冲动所引起，为小儿时期最常见的心律失常。根据异位起搏点的部位不同可分为房性、房室交界性及室性期前收缩。期前收缩常见于无器质性心脏病的小儿，可由疲劳、精神紧张、自主神经功能不稳定等引起，也可发生于先天性心脏病、心肌炎。此外，药物及毒物中毒、电解质紊乱、心导管检查等均可引起期前收缩。健康学龄儿童约有1% ~2%有期前收缩。

（二）诊断思路

1. 病史要点　小儿症状较轻，常缺乏主诉。个别年长儿可述心悸、胸闷、胸部不适。既往可有发作病史。

2. 查体要点　扪测脉搏或心脏听诊可检测到早搏，早搏次数因人而异，同一患儿在不同时间亦可有较大出入。某些患儿于运动后心率增快时早搏减少，但也有反而增多者。后者提示可能同时有器质性心脏病存在的可能。

3. 辅助检查　如下所述。

（1）常规检查

1）常规12导心电图：在发作时检查能确诊。

2）24h动态心电图：监测一天内的心律，诊断阳性率及意义较大。

（2）其他检查

1）窦房结心电图：可进一步明确房性/交界性早搏及窦房结功能。

2）二维超声心动图：了解有无心内结构异常或器质性病变。

4. 诊断标准　如下所述。

（1）心脏听诊可听到提前的心搏之后有较长的间隙。

（2）心电图特点

A. 房性早搏：①P′波提前，可与前一心动的T波重叠，形态与窦性P波稍有差异，但方向一致。②P′-R >0.10s。③早搏之后代偿间隙不完全。④P′波之后的QRS波形态与窦性相同，如发生室内差异性传导，则QRS波可呈宽大畸形；P′波之后如无QRS波，称为阻滞性早搏。

B. 交界性早搏：①QRS-T波提前，形态、时限正常，亦可出现室内差异性传导。②提前的QRS波前或后有逆行P′波，P′-R <0.10s，R-P′<0.20s，P′有时可与QRS波重叠。③代偿间隙不完全。

C. 室性早搏：①QRS波提前，形态异常、宽大，QRS波>0.10s，T波与主波方向相反。②代偿间隙完全。③有时在同一导联出现形态不一，配对时间不等的室性早搏，称为多源性早搏。

5. 鉴别诊断　根据室性早搏发生的基础，临床上又将室性早搏分为功能性早搏（良性早搏）和病理性早搏（器质性早搏）两类。

（1）功能性早搏：其特点是：①多为偶发性。②无器质性心脏病，即通过查体和X线检查、超声心动图及有关的化验均未发现其他异常。③运动后早搏减少或消失，休息或卧床时早搏可增加。④心电图除有早搏外，无其他异常。⑤早搏多起源于右室，QRS波呈左束支传导阻滞图形。

（2）病理性早搏：其特点是：①心电图上QRS波形态宽大畸形特别明显，其时限可>0.16s。②早搏频发（≥8次/分），心电图上在同一导联其形态多变，呈多源性或多形性，多呈二联律、三联律或四联律。③联律间期不等或甚短或并行心律性早搏。④有时提前出现的QRS波落在T波上，此称R-on-T现象，可致室性心动过速或心室颤动。⑤早搏后常继以ST段或T波的改变。⑥运动后早搏增加。⑦心电图上有QRS波低电压或几种类型的早搏同时存在。⑧早搏伴Q-T间期延长或P-R间期改变。⑨早搏多起源于左室，QRS波呈右束支传导阻滞图形。⑩通过查体、X线检查、超声心动图或有关化验检查，多发现有心脏病的基础。应用洋地黄类药物出现早搏时，应考虑药物中毒，应予停药。

（三）治疗措施

（1）一般治疗：生活规律，睡眠充足，避免过累或紧张，停用可疑药物，避免接触毒物。必须针对基本病因治疗原发病。

（2）基本药物治疗

1）室上性（房性及交界性）早搏：大多数发生于无明显其他症状的小儿，一般不须治疗。如果有以下情况则须进行治疗：①器质性心脏病伴室上性早搏增多。②虽无器质性心脏病但有较重自觉症状。③室上性早搏触发室上性心动过速。治疗可选用以下药物之一：①普罗帕酮（心律平）：用于心功能正常者，每日8～15mg/kg，分3次口服。②β_1受体阻滞剂：适用于活动、情绪激动或窦性心律增加时易发的早搏。普萘洛尔（心得安），每日1mg/kg，分3次口服。③上述药物疗效不佳者，可口服地高辛，或地高辛与普萘洛尔联合用药，亦可选用维罗帕米（异搏定）、奎尼丁、胺碘酮等。

2）室性早搏：无明显其他症状、无器质性心脏病者一般不需治疗。如果以下两种情况并存，有可能发生室速与室颤而须用药物治疗：①有器质性心脏病（风湿性心脏病、心肌炎）证据。②出现复杂的室性早搏，如多源、成对或起始于T波或U波上的早搏。③早搏次数>10次/分，有自觉症状。常用药物有普萘洛尔，每日1mg/kg，分3次口服；普罗帕酮每日8～15mg/kg，分3次口服，也可选用美西律（慢心律），每日10mg/kg，分3次口服；胺碘酮每日10mg/kg，7～10天后减为每日5mg/kg；莫雷西嗪（乙吗噻嗪）每次2～6mg/kg，每8h一次口服。如为洋地黄中毒者，除停用洋地黄外，首选苯妥英钠，每次3～5mg/kg，每日3次口服；并口服氯化钾每日75～100mg/kg。心脏手术后发生的室性早搏也可用苯妥英钠。Q－T间期延长综合征发生的室性早搏需长期服较大剂量的普萘洛尔，并避免用延长Q－T间期的药物如胺碘酮、奎尼丁。

（四）预后

本病预后取决于原发疾病。有些无器质性心脏病的患儿早搏可持续多年，不少患儿早搏最终消失，个别患儿可发展为更严重的心律失常，如室性心动过速等。应该指出，小儿时期绝大多数早搏预后是良好的。

（五）预防

避免诱发因素，如疲劳、紧张；对可能引起早搏的心脏病，如风湿性心脏病、心肌炎要积极治疗和预防，注意电解质紊乱或药物的影响。

二、阵发性室上性心动过速

（一）概述

阵发性室上性心动过速（paroxysmal supraventricular tachycardia）简称室上速，是由心房或房室交界处异位兴奋灶快速释放冲动所产生的快速心律失常。可发生于任何年龄，但初次发作多见于1岁以内的婴儿，有反复发作倾向，是对药物反应良好的儿科急症之一，若不及时治疗易致心力衰竭。该心律失常多发生于无器质性心脏病的小儿，可由疲劳、精神紧张、过度换气、呼吸道感染等诱发，但也见于器质性心脏病的患儿，如先天性心脏病、心内膜弹力纤维增生症、预激综合征、病毒性心肌炎、扩张型心肌病、风湿性心瓣膜病等，也见于心脏手术时和手术后及心导管检查等。

（二）诊断思路

1. 病史要点　如下所述。

（1）现病史：询问患儿有无发作性烦躁不安、面色青灰、皮肤湿冷、呼吸增快、脉搏细弱现象。询问在上述发作时有无伴发干咳或呕吐现象。对年长儿询问有无心悸、心前区不适、头晕等症状，并注意询问是否有突然发作和突然停止特点，每次治疗后发作持续时间多久。发作前有无疲劳、精神紧张、过度换气等。

（2）过去史：询问有无先天性心脏病、心内膜弹力纤维增生症、预激综合征、病毒性心肌炎、扩张型心肌病、风湿性心瓣膜病、洋地黄中毒、呼吸道感染、心脏手术、心导管检查等病史。

（3）个人史：询问出生时是否是早产儿，询问自幼是否有喂养困难现象。

（4）家族史：询问直系亲属中有无类似心动过速发作史，有无心脏病史。

2. 查体要点　如下所述。

（1）一般表现：发作时患儿突然表现烦躁不安，面色青灰，口唇发绀，皮肤湿冷、多汗，呼吸增快，脉搏细弱。

（2）心脏检查：室上性心动过速以阵发性、突发突停、心率加速、心律绝对匀齐为特点。心率突然增快在160～300次/分，第一心音强度完全一致。每次发作可持续数秒至数日。发作停止时心率突然恢复正常，如发作时间超过24h，可查见肝大等心力衰竭体征。

3. 辅助检查　如下所述。

（1）常规检查：常规12导心电图或24h动态心电图，心电图特点见下述，在室上性心动过速发作间歇期部分患儿可有预激综合征的心电图表现。

（2）其他检查

1）X线胸片及二维超声心动图（2－DE）检查取决于原来有无器质性心脏病变和心力衰竭。透视及2－DE下可见心脏搏动减弱。

2）原发病为病毒性心肌炎、先天性心脏病、心内膜弹力纤维增生症、风湿性心瓣膜病、感染时各有相应的实验室检查表现。

4. 诊断标准　如下所述。

（1）临床表现：心动过速突发突止。发作时患儿突然出现面色苍白、烦躁不安、口唇发绀、呼吸急促；儿童心率>160次/分，婴儿心率>230次/分，心音强弱一致，心律绝对规则。每次发作时持续数秒、数分或数小时，然后突然终止。

（2）心电图表现

1）P－R间期绝对匀齐，心室率婴儿230～325次/分，儿童160～220次/分。

2）QRS波形态同窦性，若伴有室内差异性传导则呈右束支阻滞型。

3）P波常与前－心动的T波重叠，无法分辨。若P波出现，房性心动过速P－R间期>0.10，交界性心动过速P波呈逆行性，PⅡ、PⅢ、PavF倒置，PavR直立，P′－R间期<0.10s。

4）发作时间较久者可有暂时性ST－T波改变，发作终止后仍可持续1～2周。

5. 鉴别诊断　如下所述。

（1）窦性心动过速：与室上性心动过速的鉴别见表7－1。

表7－1　室上性心动过速与窦性心动过速鉴别

项别	室上性心动过速	窦性心动过速
病史	既往有反复发作史	多由哭闹、发热、运动、缺氧引起
心率	心率快而匀齐，心率多在200次/分左右	心率快，有时有窦性心律不齐，心率<160～180次/分
刺激迷走神经	可使发作突然终止	仅使心率减慢
心电图	P波显示不清或形态变异，R－R间期均匀	正常窦性P波，R－R间期不均匀

（2）室性心动过速：与室上性心动过速的鉴别见表7－2。

表7－2　室上性心动过速与室性心动过速鉴别

项别	室上性心动过速	室性心动过速
病史	常有反复发作，多无器质性心脏病史	较少反复发作，多在严重心脏病的基础上发生
查体	心率快而匀齐，心音强度一致，颈静脉搏动与心率一致	心率多<230次/分，不匀齐，心音不一致，颈静脉搏动与心率不一致
刺激迷走神经	有效	无效
心电图	P－R间期正常，QRS波正常P波形态异常，发作开始可先有房性或交界性早搏	QRS波宽大畸形，P波消失或呈房室分离

（三）治疗措施

1. 一般治疗　如下所述。

（1）潜水反射法：可提高迷走神经张力。用4～5℃的湿毛巾敷患儿面部，每次10～15s，隔3～5min可重复再用，一般不超过3次，此法适用于新生儿、小婴儿。对年长儿可令其吸气后屏气，再将面部浸入5℃冷水中，未终止者可停数分钟后重复1次。

（2）压迫颈动脉窦法：用于年长儿，可提高迷走神经张力。患者仰卧，头略后仰、侧颈。在甲状软骨水平触到右侧颈动脉搏动后，用大拇指向颈椎横突方向压迫，以按摩为主，每次5～10s，一旦转律，立即停止，如无效，再试压左侧，禁忌两侧同时压迫。

（3）刺激咽部：以压舌板或手指刺激患儿咽部，使之产生恶心、呕吐。

（4）屏气法：用于较大儿童，让患儿深吸气后屏气10～20s。

2. 药物治疗　如下所述。

（1）洋地黄类药物：平均复律时间2h。用于发作>24h、病情较重或合并心力衰竭者。禁忌证：①室性心动过速或洋地黄中毒引起的室上性心动过速者。②逆传型房室折返性心动过速。低血钾、心肌炎、伴房室传导阻滞者慎用。一般采用快速饱和法。毛花苷C（西地兰）饱和量，<2岁者0.03～0.04mg/kg，>2岁者0.02～0.03mg/kg；地高辛饱和量，<2岁者0.05～0.06mg/kg，>2岁者0.03～0.05mg/kg，总量不超过1.5mg/kg。均先以半量静脉推注，余量每6～8h后分2次静脉推注。12h内完成饱和量。

（2）普罗帕酮（心律平）：平均复律时间8min。剂量为每次1～1.5mg/kg，溶于10mL葡萄糖溶液中，静脉缓慢推注10～15min。无效者可于10～20min后重复1～2次。有效时可改为口服，剂量每次5mg/kg，每6～8小时1次。有心力衰竭、房室传导阻滞者禁用。

（3）β_1受体阻滞剂：可用于预激综合征或自律性室上性心动过速。常用普萘洛尔，小儿静脉注射剂量为每次0.05～0.2mg/kg，以5%葡萄糖溶液稀释后缓慢静脉推注，时间5～10min，可每6～8小时重复一次。重度房室传导阻滞，伴有哮喘症及心力衰竭者禁用。

（4）维拉帕米（异搏定）：剂量为每次0.1mg/kg，静脉滴注或缓慢静脉推注，每分钟不超过1mg，最大量<3mg。有心力衰竭、低血压、逆传型房室折返性心动过速、新生儿和3个月以下的婴儿禁用。

（5）三磷酸腺苷（ATP）：平均复律时间20s。有房室传导阻滞及窦房结功能不全者慎用。剂量0.1mg/kg，在3～5s内快速静脉推注，如无效，3min后可重复第2剂，每次按0.05～0.1mg/kg递增，直至最大量0.25～0.3mg/kg。不良反应有面色潮红、恶心呕吐、头痛、窦性心动过缓、房室传导阻滞等，多持续数秒钟消失。若心动过缓不消失，可用氨茶碱解救，剂量5～6mg/kg，静脉推注。

（6）奎尼丁或普鲁卡因胺：奎尼丁口服剂量开始为每日30mg/kg，分4～5次，每2～3小时口服1次，转律后改用维持量。普鲁卡因胺口服剂量为每日50mg/kg，分4～6次口服；肌内注射用量为每次6mg/kg，每6小时一次，至心动过速停止或出现中毒反应为止。

（7）胺碘酮：主要用于顽固性病例，尤其是用于普罗帕酮治疗无效者或疗效较差者。1mg/kg，用5%的葡萄糖稀释后静脉推注，或每分钟5～10μg/kg静脉滴注，注意避光。口服每日10mg/kg，分3次口服，7天后减量为每日5mg/kg，分2次口服，每周服5天，停2天。注意甲亢或甲减、心动过缓、低血压等。

3. 其他治疗　对药物疗效不佳者可考虑用同步直流电击复律，或心房调搏治疗。近年来对发作频繁、药物难以满意控制的室上性心动过速、房室旁道折返心动过速采用射频消融术治疗取得成功。

（四）预后

阵发性室上性心动过速属于对药物反应好、可以完全治愈的儿科急症之一，若不及时治疗易致心力衰竭。本病急性发作期，经治疗终止发作，发作终止后口服药物预防复发，对反复发作或并发心力衰竭者，发作终止后可口服地高辛维持量6～12个月。对预激综合征患者奎尼丁或普萘洛尔预防复发的效果较好，可持续用半年至1年。部分患儿随年龄增长而自愈。如治疗效果不理想，应注意导致室上性心动过速的原因，改用确切药物治疗。对反复发作患儿而且确诊为房室旁道折返所致，应进行射频消融术治疗。经射频消融术治疗后随访3年无复发且无器质性心脏病者为治愈。

（五）预防

避免诱发因素，如疲劳、精神紧张、过度换气、呼吸道感染等，对可能引起发作的器质性心脏病如先天性心脏病、预激综合征、病毒性心肌炎、风湿性心瓣膜病等，应积极治疗，对心脏手术时和手术后、心导管检查中可能引起的发作也应积极处理。

三、阵发性室性心动过速

（一）概述

阵发性室性心动过速（paroxysmal ventricular tachycardia）简称室速，是由心室异位兴奋灶快速释放冲动所产生的以连续发生3个或3个以上的室性期前收缩为特征的快速心律失常。室速可导致严重的心排血量不足，也可为室颤的前奏。多发生于器质性心脏病如心肌炎、扩张型心肌病、先天性心脏病、心肌浦肯野细胞瘤等，也见于心脏手术、心导管检查、药物中毒、抗心律失常药的作用、酸中毒、感染、缺氧、电解质紊乱等患儿，小儿时期较少见。

（二）诊断思路

1. 病史要点　如下所述。

（1）现病史：询问患儿在发作前有无诱因，如有无感染、缺氧及电解质紊乱等。询问患儿发作时有无烦躁不安、面色苍白、呼吸急促等。对年长儿询问有无心悸、心前区痛、胸闷，有无昏厥、休克及心力衰竭等表现。

（2）过去史：有无心肌炎、先天性心脏病、扩张型心肌病、心肌浦肯野细胞瘤病史，有无接受心脏手术、心导管检查病史。有无接受抗心律失常药治疗。

（3）个人史：询问患儿出生时及生长发育时有无心率过快或过慢现象。

（4）家族史：询问患儿父母及其他亲属中有无类似发作史，有无心脏病史。

2. 查体要点　如下所述。

（1）一般表现：注意患儿有无面色苍白、气促、烦躁不安等情况。注意有无原发病的表现。

（2）心脏检查：听诊时注意在患儿体温正常及安静时心率是否增快，常>150次/分，节律整齐或稍有不齐，心音可有强弱不等。对发作持续24h以上者注意有无肝脏肿大等心力衰竭体征。

3. 辅助检查　如下所述。

（1）常规检查：常规12导心电图或24h动态心电图，心电图特点见下述。

（2）其他检查

1）X线胸片及二维超声心动图：（2-DE）检查取决于原来有无器质性心脏病变和心力衰竭。透视及2-DE下可见心脏搏动减弱。

2）原发病为病毒性心肌炎、先天性心脏病、扩张型心肌病、酸中毒、感染、缺氧、电解质紊乱时各有相应的实验室检查表现。

4. 诊断标准　如下所述。

（1）临床表现：起病快，在原有心脏病的基础上突然烦躁、心悸、气促、胸闷、头晕，严重者可引起心力衰竭、心源性脑缺血综合征（阿-斯综合征），甚至猝死。心率150～250次/分，婴儿可达300次/分，稍有心律不齐，第一心音强弱不等。

（2）心电图表现

1）QRS波畸形宽大，时间>0.10s，T波与QRS波主波方向相反。

2）心室率150～250次/分，R-R间期略不齐。

3）P波频率较QRS波为慢，P波与QRS波之间无固定关系。

4）可出现心室夺获及室性融合波。

5. 鉴别诊断 如下所述。

(1) 室上性心动过速伴室内差异性传导：常发生于无明显器质性心脏病患儿，一般情况相对较好，有反复发作史，刺激迷走神经可终止发作。心电图T波中可发现P波，QRS呈右束支阻滞型，R－R匀齐，心率多>200次/分。

(2) 非阵发性室性心动过速：心室率100次/分左右，心室率与窦性心律相近或稍快，无症状。

(三) 治疗措施

1. 一般治疗 立即卧床休息，吸氧。针对病因治疗原发病。

2. 药物治疗 注意分析室速病因，选用恰当药物治疗，以免发展为室颤，如治疗后仍有反复发作者可在治疗原发病同时试用射频消融治疗。

(1) 利多卡因：为首选药物，用于无血流动力学障碍者。剂量为1mg/kg静脉滴注或缓慢静脉推注。必要时可每10～15min重复，总量不超过5mg/kg。控制心动过速后，以每分钟20～50μg/kg静脉滴注。该药剂量过大能引起惊厥、传导阻滞等毒性反应，少数患者对此药有过敏现象。

(2) 美西律(慢心律)：1～2mg/kg加入5%葡萄糖溶液20mL静脉推注。必要时20分钟后重复使用，不超过3次。见效后改为每分钟5～10μg/kg静脉滴注或口服。对心肌疾病及心功能不全者亦较安全。有严重心动过缓及传导阻滞者禁用。

(3) 苯妥英钠：3～5mg/kg溶于生理盐水20mL缓慢静脉推注，一次量不宜超过150mg。有效后改为口服。对洋地黄中毒引起的室性心律失常治疗效果较佳。该药为强碱性，不可溢出静脉外。

(4) 普罗帕酮：1～1.5mg/kg溶于5%葡萄糖20mL静脉推注，数分钟起作用，必要时20min可再用。有效后改口服。有心功能不全者联合应用地高辛。

(5) 普萘洛尔：0.1～0.15mg/kg加入5%葡萄糖10～20mL，于10min缓慢静脉推注，一次量不超过3mg。注射后2～5min起作用，必要时6～8h可重复注射。有效后改为口服。此药对Q－T间期延长综合征及二尖瓣脱垂引起的室性心律失常治疗效果好。

(6) 异丙肾上腺素：0.5～1mg溶于5%葡萄糖200mL静脉滴注，每分钟0.1～0.25μg/kg，用于Q－T间期延期综合征并发的尖端扭转型室性心动过速。

(7) 胺碘酮：2.5～5mg/kg加入5%葡萄糖溶液20mL静脉推注。可重复2～3次。

3. 其他治疗 如下所述。

(1) 同步直流电击复律：对急性重症病例、有血流动力学障碍者、药物治疗无效者可应用同步直流电击复律。禁用于洋地黄中毒者。术前静脉推注地西泮(安定)0.2～0.5mg/kg，或氯胺酮0.7～1.0mg/kg，再用利多卡因1mg/kg静脉滴注。开始放电，电能量2J/kg，无效时隔20～30min重复电击，不宜超过3次。个别患儿采用射频消融治疗获得痊愈。

(2) 手术治疗：心肌浦肯野细胞瘤须手术切除。

(四) 预后

本病的预后比室上性心动过速严重，同时有心脏病存在者病死率可达50%以上，原先无心脏病者可发展为心室颤动，甚至死亡。所以必须及时诊断，予以适当处理。对重症病例首选同步直流电复律。药物治疗首选利多卡因。室性心动过速经治疗消失后，如随访3年无复发且无器质性心脏病者为治愈。肥厚型心肌病者可服用普萘洛尔或维拉帕米(异搏定)预防复发。心肌炎、扩张型心肌病及缺血性心肌病可口服普罗帕酮、莫雷西嗪、胺碘酮、美西律预防复发。先天性心脏病者可口服苯妥英钠、胺碘酮预防复发。

(五) 预防

对可能引起发作的器质性心脏病如心肌炎、扩张型心肌病、先天性心脏病、心肌浦肯野细胞瘤等，应积极治疗，对心脏手术时和手术后、心导管检查中可能引起的发作也应积极处理。

四、房室传导阻滞

（一）概述

房室传导阻滞（atrioventricular conduction block）是由于房室传导系统某部位的不应期异常延长，致使激动传导延缓或部分甚至全部不能下传所发生的缓慢性心律失常。按其阻滞程度不同，在心电图上分三度：第Ⅰ度：全部激动能下传到心室，但速度减慢；第Ⅱ度：部分激动不能下传到心室；第Ⅲ度，全部激动不能达到心室，又称完全性房室传导阻滞。常见的病因有：①药物作用：以洋地黄作用最为常见，过量的奎尼丁或普鲁卡因胺也可产生Ⅰ度或Ⅱ度阻滞。②各种感染：以风湿性心脏炎最为常见。病毒性或原因不明的心肌炎、急性感染也可引起房室传导阻滞。③先天性心脏病：房间隔或室间隔缺损最常见。④原因不明的心肌病，特别是扩张型心肌病。⑤其他：迷走神经张力过高、心脏手术对传导系统的创伤，先天性完全性房室传导阻滞可见于母亲患系统性红斑狼疮的婴儿。

（二）诊断思路

1. 病史要点　如下所述。

（1）现病史：询问患儿有无乏力、气短、胸闷、心悸、眩晕和昏厥，甚至发生阿－斯综合征现象，可突然意识丧失、抽搐。询问婴儿有无嗜睡、拒奶、无力。询问有无发热、关节疼痛、环形红斑、舞蹈病等风湿热表现及病毒性心肌炎表现。询问是否在服用强心药或某些抗心律失常药物。

（2）过去史：询问自幼患儿体质如何，有无先天性心脏病、风湿性心肌炎、心肌炎、心肌病、心内膜弹力纤维增生症、低血钙、酸中毒、白喉病史。是否接受过心脏手术。

（3）个人史：询问患儿有无按时接受预防接种。

（4）家族史：询问家属中有无类似患者。询问母亲在妊娠早期有无先兆流产、感染、接触放射线等病史。母亲有无系统性红斑狼疮或其他自身免疫性疾病病史。

2. 查体要点　如下所述。

（1）一般表现：注意有无意识改变、血压改变，有无心力衰竭表现如肝大、水肿等。

（2）心脏检查：注意有无心界扩大。注意有无第一心音低钝、强弱不齐，有无第三或第四心音，有无心律不齐、搏动脱漏。心底部是否有喷射性收缩期杂音。先天性完全性房室传导阻滞者生后心率缓慢，有时心房与心室同时收缩使第一心音增强呈“大炮音”，心脏多无畸形。

3. 辅助检查　如下所述。

（1）常规检查：常规12导心电图或24h动态心电图，心电图特点见下述。

（2）其他检查

1）X线胸片及二维超声心动图（2－DE）检查取决于原来有无器质性心脏病变和心力衰竭。

2）可有原发病的表现如血沉增快、ASO或心肌酶谱升高等。

4. 诊断标准　如下所述。

（1）临床表现

1）Ⅰ度房室传导阻滞：多无自觉症状，仅第一心音较低钝。

2）Ⅱ度房室传导阻滞：亦可无症状，有时有头晕、乏力、心悸，剧烈运动时可由Ⅱ度转为Ⅲ度房室传导阻滞而引起心源性脑缺血综合征。

3）Ⅲ度房室传导阻滞：有头晕、乏力、心悸、气急，亦可无症状，剧烈运动诱发心源性脑缺血综合征时，有休克表现。心率慢而规则，心率多在40次/分左右，第一心音强弱不一，有时可闻及第三心音或第四心音。大部分患儿在心底部可听到Ⅰ～Ⅱ级喷射性杂音。

（2）心电图表现

1）Ⅰ度房室传导阻滞：P－R间期延长超过正常最高值，小儿＞0.18s，成人＞0.20s。每个P波后面均有QRS波。

2）Ⅱ度房室传导阻滞：①Ⅱ度一型（莫氏一型，又称文氏现象）：P－R间期逐渐延长，R－R间期逐渐缩短，直至发生1次心室漏搏。脱漏前后两个R波距离小于最短R-R间期的2倍。②Ⅱ度二型（莫氏二型）：P-R间期正常或延长而固定，P波规律出现，部分P波后无QRS波，房室阻滞的比例为2∶1或3∶1。脱漏前后两个R波距离为R-R间期的简单倍数。

3）Ⅲ度房室传导阻滞：P波与QRS波之间无固定关系，P-P间隔与R-R间隔各有其固定的规律，心房率比心室率快，心室心律为交界性或心室自身节律。

5. 鉴别诊断 如下所述。

（1）迷走神经张力过高：小儿无任何自觉症状，一般在静卧后、按压颈动脉或眼球后P-R间期延长，但在直立或运动后P-R间期常缩短至正常。

（2）Ⅱ度窦房传导阻滞：Ⅱ度房室传导阻滞中，心室漏搏中无QRS但仍有P波，Ⅱ度窦房传导阻滞的漏搏中无QRS也无P波。

（三）治疗措施

1. 一般治疗 对病因明确者应积极治疗病因。根据原发病及临床症状给予对症处理。

2. 药物治疗 如下所述。

（1）Ⅰ度和Ⅱ度一型房室传导阻滞：无须特殊治疗。

（2）Ⅱ度二型房室传导阻滞：心动过缓者（<60次/分）可试用阿托品，每次0.01~0.03mg/kg，每日3~4次口服或皮下注射。也可用山莨菪碱，或小剂量异丙肾上腺素5~10mg，每日2~3次，舌下含化。如症状明显或发生阿-斯综合征，可静脉滴注异丙肾上腺素，每分钟0.1~0.25μg/kg，同时吸氧、纠正酸中毒。

（3）Ⅲ度房室传导阻滞：先天性无症状者，一般不需使用药物治疗，但应跟踪随访，每年复查动态心电图。发生阿-斯综合征或心力衰竭可静脉滴注异丙肾上腺素、吸氧、纠正酸中毒。后天性如重症心肌炎患儿，应使用糖皮质激素、异丙肾上腺素、阿托品等药物，如效果仍不佳时应装临时起搏器，直至炎症被控制、阻滞减轻或消失后停用。

3. 其他治疗 安置人工起搏器适应证如下：①阿-斯综合征或心力衰竭。②伴频发或多源性室性早搏或室性心动过速。③房室传导阻滞在房室束以下，QRS波畸形宽大。④中度或重度活动受限。⑤婴儿心室率持续<55次/分，1岁以上低于40次/分；合并先天性心脏病者<60次/分。⑥急性心肌炎或心内手术后发生严重完全性房室传导阻滞。⑦新生儿期伴有呼吸窘迫综合征。可先装临时起搏器，如2周内仍未恢复，则安置永久起搏器。

（四）预后

本病预后不一，非手术引起的获得性者，可能完全恢复，手术引起者预后较差。先天性Ⅲ度房室传导阻滞，尤其是不伴有其他先天性心脏病者预后较好；Ⅰ、Ⅱ度房室传导阻滞经治疗去除病因及诱发因素，心室率正常，无低心排血量症状或心源性脑缺氧综合征，心电图正常，随访3年无复发且无器质性心脏病者为治愈。

（五）预防

对可能引起发作的器质性心脏病、感染以及药物影响，应积极监测和治疗，对心脏手术时应尽量减少对房室传导区的创伤。

（高瑞波）

第六节 心力衰竭

心力衰竭（heart failure，简称心衰）是指心脏工作能力（心肌收缩或舒张功能）下降使心排血量绝对或相对不足，不能满足全身组织代谢需要，出现肺循环和（或）体循环瘀血的病理生理状态。《成人慢性心力衰竭诊断和治疗指南》（2005年，ACC/AHA）中定义心力衰竭为由于心脏器质性或功能性疾病损害心室充盈和射血能力而引起的临床综合征。由于并非所有患者在就诊时即有容量负荷过重，因此，主张使用“心力衰竭”这一术语替代旧的术语“充血性心力衰竭”。心力衰竭是小儿时期危重症之一，特别是急性心衰，起病急，进展快，如不早期诊断及处理，则严重威胁小儿的生命。

一、病因

引起小儿心衰的病因很多，根据血流动力学及病理生理改变可大致分为以下几种。①心肌收缩功能障碍（心肌衰竭）包括各种原因所致的心肌炎、扩张性心肌病等。②心室前负荷过重（容量负荷过重）包括左向右分流型先天性心脏病、瓣膜反流性疾病、输液过多过快等。③心室后负荷过重（压力负荷过重）左室压力负荷过重见于高血压、主动脉瓣狭窄、主动脉缩窄等；右心室压力负荷过重见于肺动脉高压、肺动脉瓣狭窄等。④心室充盈障碍包括缩窄性心包炎、限制性心肌病或肥厚性心肌病等。

另外，支气管肺炎、贫血、营养不良、电解质紊乱和缺氧等都是儿童心力衰竭发生的诱因。

二、发病机制

心力衰竭的发病机制比较复杂，不同原因所致的心衰以及心衰发展的不同阶段其机制都有所不同，但其基本机制多为心肌收缩和心肌舒张功能障碍。心衰时由于心排血量下降，组织氧供不足，机体动用各种储备力量进行代偿。这些代偿机制初始对机体是有益的，使心功能维持在正常水平，但是长期维持最终发生失代偿，并且代偿机制也有负性效应，最终发生心力衰竭。心衰的发生不仅由于血流动力学的障碍，同时还有神经体液因素的参与，并且心肌重构在其发生中起重要作用。

1. 血流动力学机制　心排血量主要根据以下因素进行控制和调节：前负荷；后负荷；心肌收缩力；心率。

（1）前负荷：按照 Frank – Starling 定律，心脏前负荷的增加使回心血量增加，心室舒张末期容积增加，心肌纤维拉长，从而增加心肌收缩力和心排血量。若容量过度增加，心肌牵张超过一定的长度，心排血量反而下降。

（2）后负荷：心脏后负荷的增加常以心肌肥厚作为主要的代偿机制，使心排血量在相当长时间内维持正常。随着疾病发展，心肌细胞结构和功能进一步破坏，使心功能下降，心力衰竭随之发生。

2. 神经内分泌体液机制　心力衰竭时，体内出现一系列的神经内分泌和体液因子的变化进行代偿。神经内分泌的长期慢性激活促进心肌重构，加重心肌损伤和心功能恶化，又进一步激活神经内分泌系统和细胞因子等形成恶性循环。

（1）交感肾上腺素能系统：心力衰竭时，交感神经兴奋性增高，大量去甲肾上腺素和肾上腺素释放入血，血中儿茶酚胺水平增高，借以增强心肌收缩力、加快心率、收缩外周血管和维持血压起代偿作用。但这种交感神经兴奋增高及儿茶酚胺持续增高对机体是有害的。①直接心肌毒性作用；②心肌细胞β肾上腺素能受体密度下调（重度心力衰竭可减少50%）和β肾上腺素能受体对β肾上腺素能受体激动药的反应性明显降低，降低心肌收缩力；③交感神经兴奋并刺激肾素 – 血管紧张素 – 醛固酮系统（rennin angiotensin aldosterone system，RAAS），导致外周血管阻力增高，水钠潴留，心肌氧耗加大；④损害舒张功能。

（2）肾素 – 血管紧张素 – 醛固酮系统：心力衰竭时 RAAS 激活，血中肾素、血管紧张素Ⅰ、Ⅱ及醛固酮水平均明显增高，导致外周血管阻力增加、水钠潴留及血容量增加，前后负荷增加，对心力衰竭起代偿作用。同时，血管紧张素Ⅱ及醛固酮的分泌增加，使心脏、血管平滑肌细胞和内皮细胞发生了一系列改变，结构发生重构，促进心衰恶化。近年来通过生物化学分子生物学技术的发展，发现在肾外组织尤其是脑和心血管系统，还存在局部组织的 RAAS。心力衰竭时心脏局部组织 RAAS 活性增高，通过细胞自分泌、旁分泌产生的血管紧张素Ⅱ也参与心肌收缩性及血管收缩性的调节，并有促生长作用引起心室肥厚及血管平滑肌生长（心室和血管重构）。

（3）利钠肽类：对心力衰竭发病机制中神经内分泌变化，也注意到具有血管扩张、利尿和排钠作用的心脏保护因子，如利钠肽类、前列腺素、血管内皮舒张因子和肾上腺髓质素等。已证实有3种利钠肽，即心房利钠肽、脑利钠肽（brain natriureticpeptide，BNP）和C – 利钠肽。BNP 具有利尿、排钠和扩张血管的作用，并且有抑制肾素、醛固酮和交感神经系统作用。心力衰竭时，由于心室扩张、容量负荷过重导致心室壁应力增加，刺激心室肌细胞合成和分泌 BNP，其增高程度与心衰严重程度呈正相关。因此，血浆 BNP 水平可作为评定心衰进程和判断预后的指标。

（4）其他：研究表明许多炎症细胞因子参与了心力衰竭的发生和发展，如肿瘤坏死因子、白细胞介素、单核细胞趋化蛋白等。此外，内皮素、血管加压素和生长激素等多种血管活性物质可能参与了心力衰竭的发生。

3. 心肌重构　心肌重构是由于一系列复杂的分子和细胞机制导致心肌结构、功能和表型的变化，包括心肌细胞肥大、凋亡，胚胎基因和蛋白的再表达，心肌细胞外基质的量和组成的变化等。在初始的心肌损伤以后，有各种不同的继发性介导因素直接或间接作用于心肌而促进心室重构，形成恶性循环，心力衰竭进行性恶化。

三、临床表现

年长患儿心力衰竭的临床表现与成年人相似，而婴幼儿时期则不完全相同。其特点分述如下。

1. 年长患儿心衰　如下所述。

（1）心肌功能障碍的表现

1）心脏扩大：由于心肌收缩功能减低，导致心室腔扩张或肥厚。但急性心肌炎、快速性心律失常、肺静脉阻塞等的早期心功能减低时，心脏扩大常不明显。

2）心动过速：心衰时由于心排血量绝对或相对减少，通过反射引起交感神经兴奋及迷走神经抑制，引起代偿性心率增快。

3）心音改变：心音低钝，重者常出现奔马律，舒张期奔马律常为心衰的重要体征。

4）可见脉压小，少部分患儿可出现交替脉，四肢末端发凉。

（2）肺瘀血的表现

1）呼吸急促：呼吸频率增快（间质性肺水肿所致），如心衰进展导致肺泡和支气管水肿，则呼吸频率更加增快，重者可有呼吸困难与发绀。

2）肺部啰音：肺泡水肿可出现湿啰音。支气管黏膜水肿或肺动脉和左房扩大（尤其是左向右大分流量型先天性心脏病）压迫支气管可出现哮鸣音。

3）咳泡沫血痰：肺泡和支气管黏膜瘀血所致。

（3）体循环瘀血的表现

1）肝增大：肝由于瘀血肿大伴触痛。肝大小常表示容量负荷过重的程度。

2）颈静脉怒张：可见颈外静脉膨胀（半坐位）。压迫肿大肝时，颈静脉充盈更明显（肝颈静脉回流征阳性）。

3）水肿。

2. 婴幼儿心衰　婴幼儿心衰最显著的临床表现是呼吸急促，尤其是在哺乳时更加明显。喂养困难，多表现为食量减少及进食时间延长，但哺喂困难缺乏特异性。常伴有显著多汗（可能与交感神经兴奋有关），体重增长缓慢。正常婴幼儿的肝虽可于肋下可触到 1～2cm，但如肿大超过此范围，尤其是短期内改变，更有临床意义。婴幼儿容量血管床相对较大，极少表现周围性水肿，婴儿眼睑轻度水肿较常见。婴幼儿心衰少见咳泡沫血痰。婴儿由于颈部较短，皮下脂肪较丰满，颈静脉怒张常不明显。

四、辅助检查

1. X 线检查　心脏扩大，可见心搏动减弱（透视下），肺瘀血（上叶肺静脉扩张，肺纹理增多、模糊，肺野透光度降低，肺门阴影增宽模糊）或肺水肿（以肺门为中心的对称性分布的大片状阴影）表现。

2. 超声心动图　超声心动图测定心功能和血流动力学监测是非创伤技术，它具有无创、操作简单、可重复性等优点。

（1）射血分数（ejection fraction，EF）：为心脏每搏量与左心室舒张末期容量之比，即左心室舒张期末容量与左心室收缩期末容量之差，除以左心室舒张期末容量。是反映左心室泵血功能敏感的指标，是应用最广泛的左心室收缩功能指标之一。EF 正常值为 56% ~78%。按照美国超声心动图学会制定的指南，以二维超声心动图检测的 EF <55% 为不正常，中度及重度异常分别为 44% 及 30%。

（2）短轴缩短率（fractional short，FS）：为左心室收缩时缩短的百分率，即左室舒张期末内径与左室收缩期末内径之差，除以左室舒张期末内径。其意义与 EF 相同。左心室收缩不完全同步或对称、室壁增厚、运动差异、室隔平坦均可影响 FS 的检测。FS 正常值为 28% ~ 38%，心衰时 FS 降低（<25%）。

（3）心肌做功指数：亦称 Tei 指数，是用于评价心室整体功能（收缩功能和舒张功能）的指标。多采用脉冲多普勒检测血流的方法，亦可应用 TDI 技术测定 Tei 指数。测量方法简便、重复性强，且不受心率、心室几何形态和压力影响。根据脉冲多普勒二尖瓣口血流图和左心室流出道血流图计算 Tei 指数。按照下列公式计算，Tei 指数 =（ICT + IRT）/ET。其中 ICT 为等容积收缩时间，IRT（IVRT）为等容舒张时间，ET 为射血时间。Tei 指数从出生至 3 岁之间有所下降，但 3 岁以后至成人阶段保持相对稳定。心力衰竭患者 Tei 指数明显延长。

（4）脉冲多普勒超声心动图：测定心室舒张功能，正常的二尖瓣、三尖瓣流速曲线呈正向双峰。第 1 峰较高，出现在心室快速充盈期，称 E 峰。第 2 峰较低，出现在心房收缩期，称 A 峰。E 波的峰值流速，舒张功能异常者常有 E 峰减低。A 波的峰值流速，舒张功能异常者 A 峰增高。E 峰/A 峰的血流速度的比值，是敏感反映心室舒张功能的指标，舒张功能异常者 E/A 减低。二尖瓣血流 E 波减速时间（DT）正常值为（193 ±23）ms。舒张功能异常 DT 延长，可用于评价快速充盈率。

（5）组织多普勒显像（tissue Doppler imaging，TDI）：是采用特殊滤波装置将高频率和低振幅的血流信号删除而保留低频率和高振幅的室壁运动信号，并以色彩、频谱或曲线选择性地显示室壁运动的频率或振幅信息的显像技术。TDI 可反映心肌局部收缩和舒张功能。

3. 有创性血流动力学测定　目前主要采用 Swan - Ganz 气囊漂浮导管和温度稀释法。气囊漂浮导管可进行心脏血管内压力（肺动脉压力，肺动脉楔压）测定，结合热稀释法测每分钟心排血量，并计算出血流动力学参数。①每搏输出量和心排血指数：每搏输出量即心脏在单位时间内泵出的血量，因为每搏量受体表面积影响大，故以单位体表面积的每搏输出量即心排血指数来估价心排血功能更为正确。②外周血管阻力和肺血管阻力：可代表左、右心室后负荷，小儿患者常按体表面积计算，即外周血管阻力指数及肺血管阻力指数。③心室每搏做功指数：可反映心室的容量和压力做功。心肌收缩性能是决定心排血量的重要因素。左、右心室每搏做功指数是衡量心室收缩性能的指标。

一般来讲，肺小动脉楔压反映左心前负荷，肺动脉楔压增高（正常值为 2 ~14mmHg），提示肺瘀血或肺水肿。而中心静脉压反映右心前负荷。

4. 脑利钠肽　脑利钠肽（BNP）是心肌分泌的重要肽类激素，心力衰竭时由于室壁应力增加，导致其分泌和释放增加。BNP 循环水平升高与心室容量负荷过重、心室功能和血流动力学密切相关。心力衰竭时，患者循环中 BNP 水平升高，并与心力衰竭的严重程度呈正相关，可作为辅助诊断心衰的客观生化标记物。BNP 水平有助于心衰病情轻重程度和心功能的判断以及心衰治疗的监测。BNP 和 NT - pro BNP 两者以 1 ∶ 1 比例存在，故均可作为诊断标记物。NT - pro BNP 具有更高的血浆浓度稳定性（半衰期为 60 ~120min，生理活性相对稳定，冻存 -70℃活性可保存数月；BNP 半衰期为 20min）。美国 FDA 已批准检测血浆 BNP 作为辅助诊断心力衰竭的方法。欧洲心力衰竭指南（2001 年）建议以血浆 BNP 的检测作为筛选诊断心衰的指标，以鉴别心源性和非心源性呼吸急促。

五、诊断

1. 心力衰竭诊断　心力衰竭的诊断是综合病因、病史、症状、体征及客观检查而做出的。首先应有明确的器质性心脏病的诊断或具有引起心力衰竭的病因，其次心力衰竭的症状和体征是诊断心力衰竭的重要依据（参见临床表现）。

2. 心力衰竭类型的判断　如下所述。

（1）急性心力衰竭和慢性心力衰竭：依据心衰发生速度、发展过程及机体是否具有充分时间发挥其代偿机制，将心力衰竭分为急性和慢性。

1）急性心力衰竭：是由于突然发生心脏结构或功能异常，导致短期内心排血量明显下降，器官灌注不良和静脉急性瘀血。急性心力衰竭可表现为急性肺水肿或心源性休克。见于心脏手术后低心排血量综合征、暴发性心肌炎和川崎病并发心肌梗死。

2）慢性心力衰竭：是逐渐发生的心脏结构和功能异常或急性心力衰竭渐变所致。一般均有代偿性心脏扩大或肥厚及其他代偿机制参与，心室重构是其特征。稳定的慢性心力衰竭患儿在多种因素作用下（如感染、心律失常、中断治疗等）可促发突然出现急性加重表现，又称慢性心力衰竭急性失代偿期（急性发作）。

（2）左侧心力衰竭、右侧心力衰竭和全心衰竭

1）左侧心力衰竭：指左心室代偿功能不全引起，临床上以肺循环瘀血及心排血量降低表现为主。

2）右侧心力衰竭：指右心室代偿功能不全引起，临床上以体循环瘀血表现为主。单纯右侧心力衰竭主要见于肺源性心脏病、肺动脉瓣狭窄及肺动脉高压等。

3）全心力衰竭：左、右心室同时受累，左侧与右侧心力衰竭同时出现；或者左侧心力衰竭后肺动脉压力增高，使右心负荷加重，经长期后右心衰竭相继出现。

（3）收缩性心力衰竭和舒张性心力衰竭

1）收缩性心力衰竭：是由于心室收缩功能障碍导致心脏泵血功能低下并有静脉瘀血的表现。临床特点为左心室扩大、左心室收缩期末容量增大和射血分数降低（LVEF≤40%）。

2）舒张性心力衰竭：是由于心室舒张期松弛和充盈障碍导致心室接受血液能力受损，表现为左心室充盈压增高并有静脉瘀血的表现。临床通常采用多普勒超声心动图记录的二尖瓣和肺静脉血流频谱估测左室舒张功能。

（4）低心排血量型心力衰竭和高心排血量型心力衰竭

1）低心排血量型心力衰竭：指心排血量降低，有外周循环异常的临床表现，如外周血管收缩、发冷、苍白等。

2）高心排血量型心力衰竭：由于容量负荷过重导致的心力衰竭，心排血量正常或高于正常。主要见于左向右分流型先心病、急性肾小球肾炎的循环充血、甲状腺功能亢进、严重贫血、脚气病、体动－静脉瘘等。

3. 心力衰竭临床状况评估　纽约心脏病学会（NYHA）提出一项小儿心脏病患者心功能分级方案来评价心力衰竭的程度，主要根据患者自觉的活动能力分为4级。Ⅰ级：体力活动不受限制。学龄期儿童能够参加体育课并且能和同龄儿童一样参加活动。Ⅱ级：体力活动轻度受限。休息时无任何不适，但一般活动可引起疲乏、心悸或呼吸困难。学龄期儿童能够参加体育课，但是能参加的活动量比同龄儿童小。可能存在继发性生长障碍。Ⅲ级：体力活动明显受限。少于平时一般活动即可引起症状，例如步行15min，就可感到疲乏、心悸或呼吸困难。学龄期儿童不能参加体育，存在继发性生长障碍。Ⅳ级：不能从事任何体力活动，休息时亦有心力衰竭症状、并在活动后加重。存在继发性生长障碍。以上的心功能分级适用于儿童。

婴儿可按 Ross 等提出的心力衰竭分级，见表 7-3。

表 7-3 婴儿心力衰竭 Ross 分级评分法

	评分		
	0	1	2
喂养情况			
奶量（mL/次）	>100	60~100	<60
时间（mL/次）	<40	>40	–
体格检查			
呼吸频率（次/分）	<50	50~60	>60
心率（次/分）	<160	160~170	>170
呼吸型	正常	异常	–
外周灌注	正常	减少	–
S_3 或舒张期隆隆样杂音	无	存在	–
肝肋下缘（cm）	<2	2~3	>3

注：S_3：第三心音；舒张期隆隆样杂音示左向右分流型先心病婴儿提示分流量大，肺动脉血流量显著增加；0~2 分心力衰竭；3~6 分轻度心力衰竭；7~9 分中度心力衰竭；10~12 分重度心力衰竭。

六、治疗

急性心衰以循环重建和挽救生命为目的。慢性心衰的治疗目标为改善症状，提高运动耐量，改善生活质量，降低病死率。目前慢性心衰的治疗已从过去短期应用改善血流动力学药物（如利尿药、正性肌力药和血管扩张药）的治疗转为长期应用神经内分泌拮抗药（如血管紧张素转化酶抑制药和 β 受体阻滞药）修复性的治疗策略，以改善衰竭心脏的功能。

1. 病因治疗　急性风湿热需用抗风湿药物，如肾上腺皮质激素、阿司匹林等。先天性心脏病需介入或手术矫治，内科抗心衰治疗往往是术前准备，术后也需继续治疗一个时期。如心衰由重度贫血、甲亢以及病毒性心肌炎引起，需及时治疗原发疾病。

积极防治心衰的诱发因素，如控制感染和心律失常，纠正水、电解质酸碱平衡失调。

2. 一般治疗　如下所述。

（1）休息和镇静：休息可减轻心脏负荷。应尽量避免患儿烦躁，必要时适当应用镇静药。

（2）限盐限水：控制钠盐摄入，限制液体入量，一般控制在 60~80mL/kg。

（3）吸氧：对于呼吸急促和发绀的患儿及时给予吸氧。

3. 药物治疗　如下所述。

（1）正性肌力药物

1）洋地黄类药物：洋地黄（digitalis）作用于心肌细胞膜上的 Na^+-K^+-ATP 酶抑制其活性，使细胞内 Na^+ 浓度升高，通过 Na^+-Ca^{2+} 交换使细胞内 Ca^{2+} 升高，增强心肌收缩。除正性肌力作用外，洋地黄还具有负性传导作用（减慢房室结传导）及负性频率作用。此外，心力衰竭时，洋地黄可改善压力感受器的敏感性和功能，直接抑制过度的神经内分泌活性（主要是交感活性）。

洋地黄对左心瓣膜反流、心内膜弹性纤维增生症、扩张性心肌病和某些先天性心脏病等所致的充血性心力衰竭均有益。迄今为止洋地黄类药物仍是儿科临床上应用广泛的强心药物之一。

强心苷的治疗量与正性肌力作用呈线性关系，即小剂量有小作用，随剂量递增正性肌力作用亦见加强，直到出现中毒为止。儿科最常应用的洋地黄制剂为地高辛，可口服和静脉注射。地高辛的负荷量为 0.03~0.04mg/kg，首次给总量的 1/2，余量分 2 次，隔 6~8h 给予。负荷后 12h 给维持量，每天维持量为负荷量的 1/5，分 2 次给予，疗程据病情而定。心肌炎和心肌病的患儿对洋地黄耐受性差，一般在常规剂量的基础上减 1/3~1/2。

在用药过程中注意心率和心律的变化，如出现心律失常要考虑洋地黄中毒的可能，常见的心律失常类型包括室性期前收缩、房室传导阻滞和阵发性心动过速等。此外，洋地黄中毒常常还有胃肠道和神经系统的症状。洋地黄中毒时应立即停用洋地黄和利尿药，同时补充钾盐，并针对心律失常进行治疗。

2）非洋地黄类正性肌力药：通过增加心肌细胞内环磷酸腺苷含量等机制，增加细胞 Ca^{2+} 浓度或通过增加心肌肌钙蛋白对 Ca^{2+} 的敏感性发挥正性肌力作用。

常用药物包括以下两种：

a. β 肾上腺素能受体激动药：主要药物有多巴胺和多巴酚丁胺，多用于紧急情况的急性心衰，危重难治性心衰和心源性休克患儿。联合应用常取得较好疗效。但是只能通过静脉滴注用药，并具有正性变速作用及致心律失常作用，且使心肌氧耗量增加，临床应用受到限制。

多巴胺的生物学效应与剂量大小有关，小剂量 2～5μg/（kg·min）主要兴奋多巴胺受体，增加肾血流量，尿量增多；中等剂量 5～15μg/（kg·min）主要兴奋 β_1 肾上腺素能受体，增加心肌收缩力及肾血流量；大剂量 >15μg/（kg·min）主要兴奋 α_1 肾上腺素能受体，使肾血流量减少，可引起外周血管阻力和肺血管阻力增加及心率加快，从而更增加心肌氧耗量。中等剂量对小儿较为适宜。急性心衰伴有心源性休克或低血压以及少尿者宜选用多巴胺，但肺血管阻力升高者宜慎用。多巴胺的正性变速性作用及心肌氧耗量增加为其缺点，使用时避免漏出血管外（局部坏死），禁与碱性药伍用（失活）。

多巴酚丁胺主要作用于 β_1 肾上腺素能受体，亦作用于 β_2 肾上腺素能受体。本药适用于不伴有低血压的急性心衰，尤其是手术后低心排血量综合征宜选用。其血流动力学效应优于多巴胺，但增加心排血量的作用与剂量和年龄呈正相关，即新生儿及婴儿较儿童效果差。易产生耐药性，一般用药不超过 24～72h。

多巴胺和多巴酚丁胺联合应用，常取得较好疗效。对心源性休克患儿各 7.5μg/（kg·min），肺动脉楔压不升高，心排血量增高，血压上升。

b. 磷酸二酯酶抑制药：此类药物具有正性肌力及血管扩张作用，能明显改善心衰患儿的血流动力学，不影响心率，也不影响心肌氧耗量。适用于心脏手术后心力衰竭或持续肺动脉高压者。长期治疗不良反应多，对长期生存率可能有不利影响，故多用于急性心力衰竭或难治性心力衰竭的短期治疗，治疗持续时间多不超过 1 周。常用药物包括氨力农和米力农。米力农静脉首次剂量 50μg/kg（10～15min），维持量以 0.25～0.5μg/（kg·min）静脉滴注维持。

（2）利尿药：通过抑制肾小管的不同部位，阻止钠和水的再吸收产生利尿作用，从而直接减轻水肿，减轻前负荷，缓解心衰症状。

1）襻利尿药：主要作用于 Henle 襻上升支，能可逆性地抑制 Na^+、K^+、Cl^- 的转运，抑制钠、氯的再吸收。由于钠钾交换，故尿内排钠、氯及钾。利尿作用强大迅速，用于急性心衰伴有肺水肿或重症及难治性心衰患儿。此类药包括呋塞米（速尿）、布美他尼等。

2）噻嗪类利尿药：主要作用在远端肾曲小管，抑制钠的再吸收，远端钠与钾的交换增多，亦促进钾的排出。此类药包括氢氯噻嗪（双氢克尿塞）等，用于轻、中度水肿患儿。

3）保钾利尿药：包括螺内酯、氨苯蝶啶及阿米洛利等。螺内酯主要作用于远端肾曲小管和集合管，竞争性抑制醛固酮的作用，并可抑制醛固酮引起的心肌间质纤维化。目前一般在 NYAH 心功能Ⅲ级和Ⅳ级的患者在常规治疗基础上可加用小剂量螺内酯治疗。如出现高血钾或肾功能不全，螺内酯应适当减量或停用。

同类的利尿药一般无协同作用，尚可增加不良反应，不主张合用。保钾和排钾利尿药合用是常用的联合方式，有明显协同作用，并防止低钾，可不必补钾。肾功能不全者禁用保钾利尿药。在用药过程中注意体液或电解质紊乱情况，如低钠血症、低钾血症、低血容量等。心衰症状控制后，不能将利尿药作为单一治疗，应与 ACEI 和 β 受体阻滞药联合应用。

（3）血管扩张药：血管扩张药对心衰的血流动力学影响，可因患儿的临床情况而异，对左心室充盈压增高者，血管扩张药可使心排血量增加；反之，对左室充盈压降低或正常者，则可使心排血量减少。故应用血管扩张药时，应预先了解患者的左心室充盈压情况（常以肺动脉楔压为指标），并在治疗中进行必要的监测。对于依赖升高的左心室充盈压来维持心排血量的阻塞性心瓣膜病（如二尖瓣狭窄、主动脉瓣狭窄及左心室流出道梗阻）的患儿不宜应用强效血管扩张药。

选用血管扩张药应按患儿血流动力学变化特征与药物作用及其效应而定，前负荷过度者，宜选用扩张静脉药；后负荷过度者，宜选用扩张小动脉药；前后负荷均过度者，宜选用均衡扩张小动脉和静脉药。但上述原则，必须结合具体病情而选用。

常用药物包括以下几种：

1）硝普钠：能释放一氧化氮，使环磷酸鸟苷升高而松弛血管平滑肌。直接扩张小动脉、静脉的血管平滑肌，具有作用强、生效快和持续时间短的特点。硝普钠对急性心衰（尤其是左心衰竭与肺水肿）伴有外周血管阻力明显增加者效果显著，在婴幼儿心脏手术出现的低心排血量综合征，常与多巴胺或多巴酚丁胺联合应用。本药需静脉滴注给药，应临时配制并且避光使用，开始量宜小，递增到有效剂量。静滴过程中应密切注意低血压或氰化物中毒（头痛、呕吐、呼吸急促、心动过速及意识改变），必要时测血硫氰酸盐（thiocyanate）水平（应<5mg%）。

2）硝酸甘油：有较强的直接扩张静脉血管平滑肌的作用。对心室充盈压增高及急性肺水肿者，可静脉滴注硝酸甘油。前负荷降低时不宜使用，以免使心排血量减少加重。本药治疗常可产生耐药性。为防止耐药性发生，可采用最小有效剂量，间歇用药，补充巯基供体（如N－乙酰半胱胺酸或蛋氨酸），加用卡托普利等方法。可从0.25～0.5μg/（kg·min），每天6小时静脉滴注开始，每天递增0.25～0.5μg/（kg·min），疗程多不超过7d。

3）酚妥拉明：主要阻滞α_1、α_2肾上腺素能受体，扩张小动脉，降低后负荷。但因可增加去甲肾上腺素的释放，因而有增快心率的不良反应。目前临床应用逐渐减少。

4）血管紧张素转化酶抑制药：治疗心衰疗效突出，已超越单独的血管扩张作用，目前已广泛用于临床。

（4）血管紧张素转化酶抑制药及血管紧张素Ⅱ受体拮抗药：血管紧张素转化酶抑制药（angiotensin converting enzyme inhibitor，ACEI）不仅能缓解心力衰竭的症状，还可降低患儿的死亡率并改善长期预后。ACEI能够防止心室重构，包括无症状的心衰患者，被誉为慢性心力衰竭治疗的“基石”，成为能使顽固性充血性心衰患者延长寿命的少数药物之一。

ACEI作用机制主要包括以下几方面。①血流动力学效应：扩张小动脉和静脉，降低心脏前、后负荷，使心肌氧耗量减少及减少冠状血管阻力、增加冠状动脉血流、增加心肌供氧、保护心肌；②抑制RAAS：阻断循环或心脏组织血管紧张素Ⅱ的生物效应，防治心脏重构从而保护心肌；③抗自由基：含有巯基的ACEI具有清除氧自由基，防止脂质过氧化，保护心肌；④作用于缓激肽系统：使缓激肽的降解减少，加强内源性缓激肽作用，激活β_2受体，产生一氧化氮与前列腺素，发挥扩张小动脉和保护细胞的作用。

小儿先天性心脏病合并心力衰竭、心内膜弹性纤维增生症和扩张性心肌病常选用此药。目前主张只要没有应用禁忌，心衰患者应尽早开始并坚持长期ACEI治疗。儿科临床上应用最多的是卡托普利和依那普利。应从小剂量开始，如果耐受逐渐增加剂量，直到最大耐受剂量或靶剂量（目标剂量），而不按症状改善与否及程度来调节剂量。ACEI不宜用于严重肾功能不全、高钾血症、双侧肾动脉狭窄及明显主动脉瓣及二尖瓣狭窄等疾病。不良反应有低血压、肾功能恶化、高血钾、咳嗽和血管性水肿等。

血管紧张素受体拮抗药（angiotensin receptor blocker，ARB）可同时阻断血管紧张素转化酶和非血管紧张素转化酶介导的血管紧张素Ⅱ生成效应，理论上其阻断血管紧张素Ⅱ的作用更完全。目前已有资料尚不足以证明ARB治疗心衰的疗效与ACEI相当或更佳，故仍以ACEI为治疗首选。ARB不影响缓激肽降解和前列腺素合成，无ACEI常见不良反应（咳嗽、血管神经性水肿），因此，常用于不能耐受ACEI不良反应患者的替代治疗。

（5）β受体阻滞药：β受体阻滞药主要通过阻断内源性神经激素，抑制交感神经系统而发挥作用。①保护心脏：阻止儿茶酚胺毒性对心肌的损害，减少去甲肾上腺素引起的心肌细胞内钙负荷过重，减少儿茶酚胺代谢过程中产生的氧自由基。②β肾上腺素受体上调：可使β受体数量及密度增加，恢复β受体正常的敏感性。③减慢过快心率，减少氧的消耗及增加心肌能量的贮备。④降低前、后负荷：通过抑制儿茶酚胺直接对血管的收缩作用；间接改变RAAS，扩张血管，减轻水钠潴留。⑤改善心肌舒张功能。

儿童β受体阻滞药治疗经验有限。使用时应注意以下几点。①目前主要用于扩张性心肌病引起的心衰。对血流动力学稳定（未静脉应用血管活性药物）的左心室收缩功能不全的Ⅱ级和Ⅲ级心衰患儿，在ACEI、利尿药和洋地黄类药物应用的基础上可谨慎使用。②宜用选择性β_1受体阻滞药（如美托洛尔和比索洛尔）和非选择性β_1、β_2和α_1受体阻滞药（如卡维地洛）。③部分患者使用β受体阻滞药后病情恶化或不能耐受而停止治疗，故剂量宜从小量开始，严密观察下缓慢增加剂量，美托洛尔初始剂量为0.5mg/（kg·d），分2次服，2~3周逐渐增加剂量可达2mg/（kg·d）。卡维地洛剂量初始为0.05~0.1mg/（kg·d），分2次口服，每1~2周递增1次，每次增加0.1mg/（kg·d），最大耐受量0.3~0.5mg（kg·d），在第1次用药和每次加剂量后需观察2h，注意心动过缓或者低血压。④不适用于急性心衰，因其起效常需2~6个月。

（6）心肌代谢赋活药：能量代谢障碍可作为引起心力衰竭的原因，也可作为心力衰竭的继发后果。近年来多推荐应用辅酶Q_{10}、1，6二磷酸果糖和磷酸肌酸等心肌代谢赋活药物。

4. 舒张性心力衰竭的治疗　目前关于舒张功能衰竭的治疗仍是经验性和对症的。首先寻找和治疗基本病因，如通过介入或者外科手术治疗主动脉缩窄、主动脉瓣狭窄、左心室流出道梗阻，缩窄性心包炎行心包切除术，积极控制高血压等。其次，需改善心室的顺应性，增加心室的充盈，从而改善心室舒张功能。主要药物包括以下几种：①β受体阻滞药：可减慢心率，降低心肌收缩力，延长心室充盈时间，从而改善心室舒张功能。肥厚性心肌病，尤其是梗阻性肥厚性心肌病，β受体阻滞药常为首选药物。②钙通道阻滞药：可改善心室舒张功能，阻滞钙通道，使进入细胞内Ca^{2+}减少，改善心肌的去收缩活动；且具有一定的负性肌力作用，而改善心室的舒张、增加充盈率和充盈度。常选用维拉帕米、地尔硫䓬等药物。③ACEI：抑制血管紧张素Ⅱ的产生，从而抑制心室肥厚；改善舒张期的心肌伸展性和降低室壁应力。④利尿药或静脉扩张药：急性期或急剧恶化期，临床表现为肺瘀血或水肿者应采用利尿药（襻利尿药）或静脉扩张药（硝酸酯类）。

5. 难治性心衰的治疗　心力衰竭的患者，经常规合理的最佳治疗方法，效果不满意，仍不能改善症状或症状持续恶化，称难治性心衰。难治性心衰的治疗需注意以下几方面。

（1）针对病因和诱因进行治疗：仔细分析造成难治性心力衰竭的病因和诱因并采取相应的治疗措施予以纠正。

（2）控制液体潴留：难治性心衰患者肾灌注减少常使肾对利尿药的反应减弱，常需要两种利尿药联用或大剂量静脉利尿药或与能够增加肾血流的药物，如多巴胺静脉滴注合用。经以上治疗水肿仍难以消退，也可考虑透析疗法（超滤或血滤）。

（3）合理使用神经体液拮抗药：难治性心衰患者使用ACEI易出现低血压和肾功能不全，β受体阻滞药易使心衰恶化。故这两类药物只能耐受小剂量或者不能耐受。对于低血压及周围低灌注者，不能使用这两类药物。有明显液体潴留者不能应用β受体阻滞药。

（4）血管活性药物联合应用：联合使用血管扩张药（硝普钠或硝酸甘油）和正性肌力药物（多巴胺、多巴酚丁胺或米力农）常有相加作用，改善心功能、利尿，稳定临床状况。有条件者应采用球囊漂浮（Swan－Ganz）导管监测血流动力学指标以指导临床用药。

（5）机械辅助治疗：应用常规疗法强化治疗无效时可酌情选用以下机械辅助疗法。

1）主动脉内球囊反搏：将一根带气囊导管置于降主动脉近端，气囊导管（根据气囊充气量多少，有4~40mL等不同容积，供不同体重儿童选用）连接在压力泵上，用心电图控制气泵的节律，在心室舒张时快速气囊充气，以提高主动脉内舒张压从而提高冠状动脉灌注压，心肌供血增加；心室收缩前，气囊快速排气，减少左室射血阻力，降低后负荷从而改善心功能。

2）左心机械辅助循环：是将左心室的血引入主动脉，以减轻左心室做功，同时保障体内重要脏器的供血。适应证为心脏移植患者的过度治疗；心源性休克（心脏手术后低心排综合征、暴发型心肌炎）经治疗无效者。

3）心脏再同步化治疗（cardiac resynchronization therapy，CRT）：指通过置入右心室及左心室电极，同时起搏左右心室，通过多部位起搏恢复心室同步收缩，临床研究证实，对于药物治疗无效并伴有左心室收缩不同步的重度心力衰竭患者，CRT 可以改善心功能，并可减少进行性心力衰竭导致的死亡。

2006 年中华医学会心电生理和起搏分会心脏再同步治疗慢性心力衰竭的建议中认为，凡是符合以下条件的慢性心力衰竭患者，除非有禁忌证，均应接受 CRT：LVEF≤35%；窦性心律；左心室舒张末期内径≥55mm；使用优化药物治疗，仍为 NYHA 3～4 级；心脏不同步（QRS≥120ms）。

（6）心脏移植：心肌病终末期心力衰竭和对于药物治疗和外科干预无效的复杂先天性心脏病晚期心力衰竭患者，心脏移植作为一种治疗手段被逐渐接受。发达国家心脏移植术后 5 年存活率为 65% 左右。除了供体心脏短缺外，心脏移植的主要问题是移植排异，也是术后死亡的主要原因。

6. 研究中的治疗方法　如下所述。

（1）药物治疗：包括内皮素受体拮抗药、肾上腺髓质素、生长激素、肿瘤坏死因子单克隆抗体等都是研究中有治疗前景的药物。

（2）心衰的细胞移植：近年来，采用自体骨髓源性干细胞移植修复心肌细胞的再生已成为研究的热点。自体骨髓来源的干细胞具有取材方便、无免疫源性、具有多向分化潜能、合乎伦理学要求等特点。细胞移植所采用的途径主要经冠状动脉注入、开胸手术时注入心外膜下和经导管注入心内膜下 3 种。自体骨髓干细胞移植治疗心衰是很有前途的新方法，临床研究已开始进行，但要广泛应用于临床尚有许多问题待解决，而目前还没有促使干细胞对心肌组织特异性靶向趋化的有效方法，干细胞在损伤心肌中的生存条件还需要进一步阐明。

（3）基因治疗：是在分子水平上纠正致病基因的结构或表达缺陷。心衰的基因治疗，目前仍在实验阶段尚未应用于临床。但近年由于分子生物学理论和技术的进展，分子心血管病学的研究亦取得了飞速的进展，对心衰的治疗展示了良好的发展前景。

（高瑞波）

第八章

消化系统疾病

第一节　感染性口炎

一、细菌感染性口炎

（一）球菌性口炎（coccigenic stomatitis）

细菌性口炎以球菌感染多见，常以黏膜糜烂、溃疡伴假膜形成为其特征，又称膜性口炎或假膜性口炎。

1. 病因　在正常人口腔内存在一定数量的各种细菌，在一般情况下并不致病。但当内外环境发生变化，身体防御能力下降时，如感冒、发热、感染、滥用抗生素及（或）肾上腺皮质激素、化疗和放疗等，口腔内细菌增殖活跃，毒力增强，菌群关系失调，就可发病。致病菌主要包括链球菌、金黄色葡萄球菌及肺炎球菌等。

2. 临床表现及诊断　发病急骤，伴有全身反应如发热、头痛、咽痛、哭闹、烦躁、拒食及颌下淋巴结肿大等，病损可发生于口腔黏膜各处，以舌、唇内及颊黏膜多见。初起为黏膜充血水肿，继之出现大小不等的糜烂或溃疡，散在、聚集后融和均可见到表面披有灰白色假膜，易于擦去，但留下溢血的创面，不久又被假膜覆盖。实验室检查白细胞总数和中性粒细胞显著增多。

葡萄球菌性口炎发病部位以牙龈为主，覆有暗白色苔膜，易被拭去，但不引起溃疡，口腔其他部位的黏膜有不同程度的充血，全身症状轻微。涂片可见大量葡萄球菌，细菌培养可明确诊断。

链球菌口炎呈弥漫性急性齿龈口炎，在口腔黏膜急性充血的基础上，出现大小不等的黄色白苔膜，剥去假膜则留有出血糜烂面，不久又重新被假膜覆盖。全身症状明显，常并发有链球菌性咽炎。苔膜涂片或细菌培养检查发现链球菌，即可确诊。

肺炎球菌性口炎多发生于冬春季节，或气候骤变时，好发于硬腭、口底、舌下及颊黏膜。在充血水肿黏膜上出现银灰色假膜，伴有不同程度的全身症状。苔膜涂片或细菌培养检查发现肺炎双球菌而确诊。

3. 治疗　主要是控制感染，局部涂2%甲紫及金霉素甘油，病情较重者要给予抗生素静脉滴注或肌内注射，如青霉素及红霉素等，也可根据细菌药物敏感实验选用抗生素，则效果更好。止痛是对症处理的重要措施，常用2%利多卡因涂患处，外用中药养阴生肌散也能消肿止痛和促进溃疡愈合，口腔局部湿敷也必不可少。此外还要加强口腔护理，保持口腔卫生。

（二）坏死性龈口炎（necrotic gingivostomatitis）

1. 病因　主要致病菌为梭形杆菌和奋森螺旋体，这些细菌是口腔固有的，在正常情况下不致病，当机体代谢障碍、免疫功能低下、抵抗力下降或营养不良时，或口腔不卫生时，则细菌大量繁殖而致病。

2. 临床表现　发病急骤，症状显著，有发热、全身不适以及颌下淋巴结肿大。溃疡好发于牙龈和颊黏膜，形态不定，大小多在1cm左右，表浅，披以污秽的、灰白色苔膜，擦去此苔膜时，出现溢血的溃疡面，但不久又再被覆以同样的苔膜，周围黏膜有明显充血水肿，触痛明显，并有特别强烈的坏死组织臭味。此病确诊的依据为特殊性口臭，苔膜与小溃疡，涂片中找到大量梭形杆菌与奋森螺旋体。

3. 治疗　原则是去除病因，控制感染、消除炎症，防止病损蔓延和促进组织恢复。全身抗感染治疗可给予广谱抗生素如青霉素、红霉素及交沙霉素等。局部消炎可用3%过氧化氢清洗坏死组织，然后用2%甲紫液或2%碘甘油或2%金霉素甘油涂患处。饮食上应给予高维生素、高蛋白饮食，必要时输液以补充液体和电解质。另外，由于本病具有传染性，应做好器具的清洁消毒工作，防止交叉感染。

二、病毒感染性口炎

病毒感染性口炎中，疱疹性口炎（herpetic stomatitis）的发病率最高。终年可以发生，以2～4月份最多，具传染性，可群体发病。

（一）病因

疱疹性口炎又称疱疹性齿龈口炎，由疱疹病毒感染而引起，通过飞沫和接触传染。发热性疾病、感冒、消化障碍以及过度疲劳等均可为诱因。

（二）临床表现及诊断

多见于1～5岁儿童。在疱疹出现前2～3天（潜伏期）患儿常有烦躁、拒食、发热与局部淋巴结肿大。2～3天后体温下降，但口腔症状加重，病损最初表现为弥漫性黏膜潮红，在24小时内渐次出现密集成群的针尖大小水疱，呈圆形或椭圆形，周围环绕红晕，水疱很快破溃，暴露出表浅小溃疡或溃疡相互融合成大溃疡，表面覆有黄白色分泌物。本病为自限性，1～2周口腔黏膜恢复正常，溃疡愈合后不留瘢痕。疱底细胞、病毒分离和血清学实验可帮助诊断。

（三）治疗

无特效治疗，主要是对症治疗以减轻痛苦、促进愈合。一般不用抗生素，局部可用疱疹净（研细涂之）或中药锡类散等。进食前为减轻疼痛可用2%利多卡因局部涂之。有发热者给予退热剂，患病期间应加强全身支持治疗如给予高维生素高营养流质，或静脉补充营养。口腔护理是必要的，包括保持口腔清洁、勤喂水，禁用刺激性、腐蚀性、酸性或过热的食品、饮料及药物。

三、真菌感染性口炎

鹅口疮（thrush）：念珠菌感染引起的口炎中以白色念珠菌致病力最强，儿童期感染常称之为鹅口疮。念珠菌是人体常见的寄生菌，其致病力弱，仅在一定条件下感染致病，故为条件致病菌，近年来随着抗生素及肾上腺皮质激素的广泛应用，使念珠菌感染日益增多。

（一）病因

为白色念珠菌感染。诱因有营养不良、腹泻及长期使用抗生素、肾上腺皮质激素等，这些诱因加上乳具污染，便可引起鹅口疮。

（二）临床表现及诊断

鹅口疮的特点是口腔黏膜上出现白色乳凝块样物，分布于颊黏膜、舌、齿龈和上腭表面。初起时呈小点状和小片状，渐融合成大片，不易擦去，若强行擦拭后局部潮红，可有溢血。患儿一般情况良好，无痛，不影响吃奶，偶有个别因累及消化道、呼吸道而出现呕吐、声嘶或呼吸困难。细菌涂片和培养可帮助诊断。

（三）治疗

鹅口疮的治疗，主要是用碱性药物及制霉菌素。局部治疗，因为口腔的碱性环境可抑制白色念珠菌的生长繁殖。一般用2%碳酸氢钠清洗口腔后，局部涂抹2%甲紫或冰硼散，每日1～2次，数日后便可痊愈。若病变广泛者可用制霉菌素10万单位，加水1~2mL涂患处，每日3~4次。

（高瑞波）

第二节 非感染性口炎

一、创伤性口炎

机械性或热性刺激可能是此病的主要发病条件。锐利的牙根、残冠，口腔异物，较硬橡皮奶头等机械性因素均可造成黏膜撕裂伤、出血、溃疡或糜烂；过烫的饮料、茶水或食物则引起黏膜烫伤。

病变发生于直接受损部位，多见于舌的侧缘，也可发生于唇、颊及他处黏膜，可表现为红肿、出血或溃疡，伴有局部疼痛，如继发感染，则可引起局部淋巴结肿大。去除病因后，病变通常在1~2周痊愈。

治疗为去除病因如拔去残根，磨改锐利牙齿或边缘。冰硼散、锡类散及青黛散可局部消炎止痛。药物漱口水含漱，多喝凉开水以清洁口腔。

二、过敏性口炎

过敏性口炎亦称变态反应性口炎（allergic stomatitis），是由于个体差异，一些普通无害的东西如各种口腔药物漱口水、牙膏碘合剂或药物作为抗原刺激黏膜，使局部产生抗原抗体反应而引起的黏膜损害。接触致敏物质24~48小时或数天后才出现症状和体征。轻者仅表现为红斑，水疱；重者表现为局部组织坏死、溃疡，可伴有皮肤或其他部位的黏膜损害。致敏物质去除后，口腔炎症还要持续一段时间。主要是去除致敏物质和抗过敏治疗。抗过敏药物有盐酸苯海拉明及氯苯那敏。必要时可用泼尼松及地塞米松。对症治疗包括局部止痛和抗感染等。

（万 娜）

第三节 急性胃炎

急性胃炎（acute gastritis）系由不同病因引起的胃黏膜急性炎症。病变严重者可累及黏膜下层与肌层，甚至深达浆膜层。临床上按病因及病理变化的不同，分为急性单纯性胃炎、急性糜烂性胃炎、急性腐蚀性胃炎及急性化脓性胃炎，其中临床上以急性单纯性胃炎最为常见，而由于抗生素广泛应用，急性化脓性胃炎已罕见。儿童中以单纯性与糜烂性多见。

一、病因

（一）微生物感染或细菌感染

进食污染微生物和细菌毒素的食物后引起的急性胃炎中，多见沙门菌属、嗜盐杆菌及某些病毒等。细菌毒素以金黄色葡萄球菌为多见，偶为肉毒杆菌毒素。近年发现幽门螺杆菌也是引起急性胃炎的一种病原菌。

（二）化学因素

（1）药物：水杨酸盐类药物如阿司匹林及吲哚美辛等。

（2）误食强酸（如硫酸、盐酸和硝酸）及强碱（如氢氧化钠和氢氧化钾）引起胃壁腐蚀性损伤。

（3）误食毒蕈、砷、灭虫药及杀鼠剂等化学毒物，均可刺激胃黏膜引起炎症。

（三）物理因素

进食过冷、过热的食品或粗糙食物均可损伤胃黏膜，引起炎症。

（四）应激状态

某些危重疾病如新生儿窒息、颅内出血、败血症、休克及大面积灼伤等使患儿处于严重的应激状态是导致急性糜烂性胃炎的主要原因。

二、发病机制

（1）外源性病因可严重破坏胃黏液屏障，导致氢离子及胃蛋白酶的逆向弥散，引起胃黏膜的损伤而发生糜烂、出血。

（2）应激状态使去甲肾上腺素和肾上腺素大量分泌，内脏血管收缩，胃血流量减少，缺血、缺氧进一步使黏膜上皮的线粒体功能降低，影响氧化磷酸化过程，使胃黏膜的糖原贮存减少。而胃黏膜缺血时，不能清除逆向弥散的氢离子；缺氧和去甲肾上腺素又使碳酸氢根离子分泌减少，前列腺素合成减少，削弱胃黏膜屏障功能，导致胃黏膜急性糜烂性炎症。

三、临床表现及分型

（一）急性单纯性胃炎

起病较急，多在进食污染食物数小时后或 24 小时发病，症状轻重不一，表现上腹部不适、疼痛，甚至剧烈的腹部绞痛。厌食、恶心、呕吐，若伴有肠炎，可有腹泻。若为药物或刺激性食物所致，症状则较轻，局限上腹部，体格检查有上腹部或脐周压痛，肠鸣音可亢进。

（二）急性糜烂性胃炎

多在机体处在严重疾病应激状态下诱发，起病急骤，常以呕血或黑粪为突出症状，大量出血可引起晕厥或休克，伴重度贫血。

（三）急性腐蚀性胃炎

误服强酸、强碱史，除口腔黏膜糜烂、水肿外，中上腹剧痛、绞窄感、恶心、呕吐、呕血和黑粪，并发胃功能紊乱，急性期过后可遗留贲门或幽门狭窄，出现呕吐等梗阻症状。

四、实验室检查

感染因素引起者其末梢血白细胞计数一般增高，中性粒细胞比例增大。腹泻者，粪便常规检查有少量黏液及红、白细胞。

五、影像学检查

（一）内镜检查

胃黏膜明显充血、水肿，黏膜表面覆盖厚的黏稠炎性渗出物，糜烂性胃炎则在上述病变上见到点、圆、片、线状或不规则形糜烂，中心为红色新鲜出血或棕红色陈旧性出血，伴白苔或黄苔，常为多发亦可为单个。做胃镜时应同时取胃黏膜做幽门螺杆菌检测。

（二）X 线检查

胃肠钡餐检查病变黏膜粗糙，局部压痛，但不能发现糜烂性病变，且不能用于急性或活动性出血患者。

六、诊断与鉴别诊断

急性胃炎无特征性临床表现，诊断主要依靠病史及内镜检查，以上腹痛为主要症状者应与下列疾病鉴别。

（一）急性胰腺炎

有突然发作的上腹部剧烈疼痛，放射至背部及腰部，血清淀粉酶升高，B 超或 CT 显示胰腺肿大，严重患者腹腔穿刺可抽出血性液体且淀粉酶增高。

（二）胆道蛔虫症

骤然发生上腹部剧烈绞痛，可放射至左、右肩部及背部，发作时辗转不安，剑突下偏右压痛明显，可伴呕吐，有时吐出蛔虫，B 超见胆总管内有虫体异物。

七、治疗

1. 单纯性胃炎　以对症治疗为主，去除病因，解痉止吐，口服黏膜保护剂，对细菌感染尤其伴有腹泻者可选用小檗碱、卡那霉素及氨苄西林等抗生素。有幽门螺杆菌者，则应做清除治疗。

2. 糜烂性胃炎　应控制出血，去除应激因素，可用 H_2 受体拮抗剂：西咪替丁 20～40mg/（kg·d），法莫替丁 0.4～0.8mg/（kg·d），或质子泵阻滞剂奥美拉唑 0.6～0.8mg/（kg·d），以及应用止血药如巴曲酶注射，凝血酶口服等。

3. 腐蚀性胃炎　应根据腐蚀剂性质给予相应中和药物，如口服镁乳氢氧化铝、牛奶和鸡蛋清等治疗强酸剂腐蚀。

（万　娜）

第四节　慢性胃炎

慢性胃炎（chronic gastritis）是指各种原因持续反复作用于胃黏膜所引起的慢性炎症。慢性胃炎发病原因尚未明了，各种饮食、药物、微生物、毒素以及胆汁反流，均可能与慢性胃炎的发病有关。近年的研究认为幽门螺杆菌的胃内感染是引起慢性胃炎最重要的因素，其产生的机制与黏膜的破坏和保护因素之间失去平衡有关。

一、病因及发病机制

（一）幽门螺杆菌

自从 1983 年澳大利亚学者 Warren 和 Marshall 首次从慢性胃炎患者的胃黏液中分离出幽门螺杆菌以来，大量的研究表明，幽门螺杆菌与慢性胃炎密切相关：在儿童中原发性胃炎幽门螺杆菌感染率高达 40%，慢性活动性胃炎高达 90% 以上，而正常胃黏膜几乎很难检出幽门螺杆菌。感染幽门螺杆菌后，胃部病理形态改变主要是胃窦黏膜小结节，小颗粒隆起，组织学显示淋巴细胞增多，淋巴滤泡形成，用药物将幽门螺杆菌清除后胃黏膜炎症明显改善；此外成人健康志愿者口服幽门螺杆菌证实可引发胃黏膜的慢性炎症，并出现上腹部痛、恶心及呕吐等症状；用幽门螺杆菌感染动物的动物模型也获得了成功，因此幽门螺杆菌是慢性胃炎的一个重要病因。

（二）化学性药物

小儿时期经常感冒和发热，反复使用非甾体类药物如阿司匹林和吲哚美辛等，使胃黏膜内源性保护物质前列腺素 E_2 减少，胃黏膜屏障功能降低，而致胃黏膜损伤。

（三）不合理的饮食习惯

食物过冷、过热、过酸、过辣、过咸，或经常暴饮暴食、饮食无规律等均可引起胃黏膜慢性炎症，食物中缺乏蛋白质及 B 族维生素也使慢性胃炎的易患性增加。

（四）细菌、病毒和（或）其毒素

鼻腔、口咽部的慢性感染病灶，如扁桃腺炎、鼻旁窦炎等细菌或其毒素吞入胃内，长期慢性刺激可引起慢性胃黏膜炎症。有报道 40% 的慢性扁桃腺炎患者其胃内有卡他性改变。急性胃炎之后胃黏膜损伤经久不愈，反复发作亦可发展为慢性胃炎。

（五）十二指肠液反流

幽门括约肌功能失调时，使十二指肠液反流入胃增加。十二指肠液中含有胆汁、肠液和胰液。胆盐可减低胃黏膜屏障对氢离子的通透性，并使胃窦部G细胞释放胃泌素，增加胃酸分泌，氢离子通过损伤的黏膜屏障并弥散进入胃黏膜引起炎症变化、血管扩张及炎性渗出增多，使慢性胃炎持续存在。

二、临床表现

小儿慢性胃炎的症状无特异性，多数有不同程度的消化不良症状，临床表现的轻重与胃黏膜的病变程度并非一致，且病程迁延。主要表现是反复腹痛，无明显规律性，通常在进食后加重。疼痛部位不确切，多在脐周。幼儿腹痛可仅表现不安和正常进食行为改变，年长儿症状似成人，常诉上腹痛，其次有嗳气、早饱、恶心、上腹部不适及泛酸。进食硬、冷、辛辣等食物或受凉、气温下降时可引发或加重症状。部分患儿可有食欲缺乏、乏力、消瘦及头晕，伴有胃糜烂者可出现黑便。体征多不明显，压痛部位可在中上腹或脐周，范围较广泛。

三、实验室检查

（一）胃酸测定

浅表性胃炎胃酸正常或偏低，萎缩性胃炎则明显降低，甚至缺酸。

（二）幽门螺杆菌检测

包括胃镜下取胃黏液直接涂片染色，组织切片染色找幽门螺杆菌，幽门螺杆菌培养，尿素酶检测。其次是非侵袭法利用细菌的生物特性，特别是幽门螺杆菌的尿素酶水解尿素的能力而形成的呼气试验（^{13}C－尿素呼气）检测幽门螺杆菌。血清学幽门螺杆菌IgG抗体的测定，因不能提供细菌当前是否存在的依据，故不能用于目前感染的诊断，主要用于筛选或流行病学调查。以上方法中，以尿素酶法最为简便、快速，常一步完成。^{13}C－尿素呼气试验，因此法价格昂贵，临床普及受到限制。

（三）其他检查

在A型萎缩性胃炎（胃体胃炎）血清中可出现壁细胞抗体、胃泌素抗体和内因子抗体等。多数萎缩性胃炎的血、尿胃蛋白醇原分泌减少，而浅表性胃炎多属正常。恶性贫血时血清维生素B_{12}水平明显减少。

四、X线钡餐检查

X线钡餐检查对慢性胃炎的诊断无多大帮助。依据国外资料，胃镜确诊为慢性胃炎者X线检查显示有胃黏膜炎症者仅20%～25%。虽然过去多数放射学者认为，胃紧张度的障碍、蠕动的改变及空腹胃内的胃液，可作为诊断胃炎的依据，但近年胃镜检查发现，这种现象系胃动力异常而并非胃炎所致。

五、胃镜检查

胃镜检查是慢性胃炎最主要的诊断方法，并可取黏膜活体组织做病理学检查。慢性胃炎在胃镜下表现为充血、水肿，反光增强，胃小凹明显，黏膜质脆易出血；黏液增多，微小结节形成，局限或大片状伴有新鲜或陈旧性出血点及糜烂。当胃黏膜有萎缩改变时，黏膜失去正常的橘红色，色泽呈灰色，皱襞变细，黏膜变薄，黏膜下血管显露。病理组织学改变，上皮细胞变性，小凹上皮细胞增生，固有膜炎症细胞浸润，腺体萎缩，炎症细胞主要是淋巴细胞及浆细胞。

六、诊断与鉴别诊断

慢性胃炎无特殊性表现，单凭临床症状诊断较为困难，对反复腹痛与消化不良症状的患儿确诊主要依靠胃镜检查与病理组织活体检查。根据有无腺体萎缩诊断为慢性浅表性胃炎或慢性萎缩性胃炎。根据炎症程度分为轻度（炎症浸润仅限于黏液的浅表1/3）、中度（炎症累及黏膜的浅层1/3～2/3）及重度（炎症超过黏膜浅层2/3以上）；若固有层内有中性粒细胞浸润则说明“活动性”。此外，常规在胃窦大弯或后壁距幽门5cm内取组织切片染色，快速尿素酶试验或细菌培养，或^{13}C－尿素呼气试验检查幽门螺杆菌，如阳性则诊断为“幽门螺杆菌相关性胃炎”。发现幽门口收缩不良，反流增多，胆汁滞留胃内，病理切片示纤维组织增生，常提示胃炎与胆汁反流有关。

鉴别诊断：在慢性胃炎发作期时，可通过胃镜、B 超、24 小时 pH 监测综合检查，排除肝、胆、胰、消化性溃疡及反流性食管炎。在胃炎发作期，应注意与胃穿孔或阑尾炎早期鉴别。

七、预防

早期去除各种诱发或加重胃炎的原因，避免精神过度紧张、疲劳与各种刺激性饮食，注意气候变化，防止受凉，积极治疗口腔及鼻咽部慢性感染灶，少用对胃黏膜有刺激的药物。

慢性胃炎尚无特殊疗法，无症状者无须治疗。

（1）饮食：宜选择易消化无刺激性食物，少吃冷饮与调味品。

（2）根除幽门螺杆菌：对幽门螺杆菌引起的胃炎，尤为活动性胃炎，应给予抗幽门螺杆菌治疗。

（3）有腹胀、恶心、呕吐者，给予胃动力药物，如多潘立酮及西沙比利等。

（4）高酸或胃炎活动期者，可给予 H_2 受体阻滞剂（西咪替丁、雷尼替丁和法莫替丁）。

（5）有胆汁反流者，给予胃达喜、熊去氧胆酸与胆汁酸结合及促进胆汁排空的药。

（万　娜）

第九章

泌尿系统疾病

第一节 急性肾小球肾炎

急性肾小球肾炎（acute glomerulonephritis，AGN）简称急性肾炎，广义上包括了一组以急性起病，表现为血尿和（或）蛋白尿、高血压、水肿，并常伴有少尿为特点的肾小球疾病，所以，又称之为急性肾炎综合征。在儿童时期绝大多数属急性链球菌感染后肾小球肾炎（acute post streptococcal glomerulonephritis，APSGN）。

本病为儿科最常见的肾小球疾病，居我国儿童泌尿系统疾病住院患儿的首位。但近年国内外流行病学资料均呈现发病率下降的趋势，北美、西欧等地报道1979—1988年较1961—1970年减少2/3，我国亦呈类似改变，1982年6 947例泌尿系住院患儿中本病占53.7%，1992年则占11 531例泌尿系住院患儿的37.1%。

（一）病因

概括而言可分为感染性和非感染性两大类。

1. 感染性

（1）急性链球菌感染后肾小球肾炎：本病是由A族β溶血性链球菌感染后引起的免疫性肾小球肾炎。链球菌中仅部分“致肾炎菌株”感染后引发肾炎，继发于呼吸道、咽部感染者常由2、49、50、55、60型引起，继发于皮肤感染者常由1、3、4、12、25、49型引起。

（2）非链球菌感染后肾小球肾炎

1）细菌性感染：葡萄球菌、肺炎球菌、感染性心内膜炎、伤寒等。

2）病毒感染：乙型肝炎、巨细胞病毒、水痘、EB病毒等。

3）其他：梅毒、毒浆病、疟疾等。

2. 非感染性

（1）多系统疾病：系统性红斑狼疮、过敏性紫癜、血管炎、肺出血肾炎综合征等。

（2）原发性肾小球疾病：IgA肾病、系膜增生性肾炎、膜增生性肾炎等。

（二）发病机制

有关急性链球菌感染后肾小球肾炎的发病机制，目前认为所有链球菌致肾炎菌株均有共同的致肾炎抗原性，机体对链球菌的某些抗原成分（包括菌壁上的M蛋白内链球菌素和“肾炎菌株协同蛋白”）产生抗体，抗原抗体复合物引起肾小球毛细血管炎症病变，包括循环免疫复合物和原位免疫复合物形成学说。此外，某些链球菌株可通过神经氨酸苷酶的作用或其产物，如某些菌株产生的唾液酸酶，与机体的免疫球蛋白结合，改变其免疫原性，产生自身抗体和免疫复合物而致病。另有人认为链球菌抗原与肾小球基膜糖蛋白间具有交叉抗原性，可使少数病例呈现抗肾抗体型肾炎。

（三）病理

在疾病早期，肾病变典型，呈毛细血管内增生性肾小球肾炎改变。光镜下肾小球表现为程度不等的弥漫性增生性炎症及渗出性病变。部分患者中可见到新月体。肾小管病变较轻，呈上皮细胞变性，间质水肿及炎症细胞浸润。电镜检查可见电子致密物在上皮细胞下沉积，呈散在的圆顶状驼峰样分布。免疫荧光检查在急性期可见 IgG、C3 于肾小球基膜及系膜区颗粒状沉积，有时还伴有 IgM、IgA 沉积，此多见于重度蛋白尿者。

（四）临床表现

90%病例有链球菌的前驱感染，以呼吸道及皮肤感染为主。在前驱感染后经 1~3 周无症状的间歇期而急性起病。咽炎为诱因者病前 6~12d（平均 10d）多有发热、颈淋巴结大及咽部渗出。皮肤感染见于病前 14~28d（平均 20d）。

1. 典型表现　急性期常有全身不适、乏力、食欲缺乏、发热、头痛、头晕、咳嗽、气急、恶心、呕吐、腹痛及鼻出血等。50%~70%患儿为肉眼血尿，持续 1~2 周即转镜下血尿，肉眼血尿严重者可伴有排尿困难。蛋白尿程度不等，约 20%达肾病水平。70%患儿有非凹陷性水肿，通常累及眼睑、颜面，偶及全身。30%~80%有血压升高，主因水钠潴留、血容量过大所致。通常尿量减少，但真正达少尿者不多。大部分患儿 2~4 周利尿消肿，血压也恢复正常。轻症临床表现不明显，仅表现为镜下血尿，重症则可呈急进性肾炎经过，短期内出现肾功能不全。

2. 非典型表现

（1）亚临床病例：既无临床表现的病例，多见于致肾炎链球菌菌株感染患儿的密切接触者，对流行病学有意义。患儿临床无症状，但呈现血补体下降或轻度尿改变或二者兼具。肾活检有轻度局灶增生病变或弥漫性典型病变。

（2）肾外症状性急性肾炎：易于误诊，临床有水肿、高血压，甚至有严重循环充血及高血压脑病，但尿改变轻微或尿常规检查正常，有链球菌前驱感染和血中补体于 6~8 周呈典型的下降继而恢复的过程。

（3）尿中蛋白排出明显：少数病儿以急性肾炎起病，但水肿和蛋白尿突出，伴轻度高胆固醇血症和低白蛋白血症，临床表现似肾病综合征，占儿童肾炎的5%，其恢复过程也较典型表现者迟缓，少数进入慢性肾炎过程。

3. 急性期并发症

（1）严重循环充血：常发生在起病 1 周内，由于水、钠潴留，血浆容量增加而出现循环充血。当肾炎患儿出现呼吸急促和肺部出现湿啰音时，应警惕循环充血的可能性，严重者可出现呼吸困难、端坐呼吸、颈静脉怒张、频咳、吐粉红色泡沫痰、两肺满布湿啰音、心脏扩大、甚至出现奔马律、肝大而硬、水肿加剧。此与经典的因心肌泵功能减退的充血性心力衰竭不同。

（2）高血压脑病：此指由于血压急剧增高时伴发神经系统症状而言。常发生在疾病早期，血压突然上升之后，血压往往在 150~160/100~110mmHg。年长患儿会主诉剧烈头痛、呕吐、复视或一过性失明，严重者突然出现惊厥、昏迷。

（3）急性肾功能不全：急性肾炎早期相当一部分患儿有不同程度的尿量减少及氮质血症，但真正发生急性肾衰竭者仅为少数。常发生于疾病初期，出现尿少、严重氮质血症、电解质紊乱（高钾、高磷、低钠、低钙血症）、水潴留、代谢性酸中毒等症状，一般持续 3~5d，不超过 10d。

（五）实验室检查

1. 尿液检查　血尿见于所有的患儿，早期多为肉眼血尿，后转为镜下血尿。60%~85%的患儿尿中可检到红细胞管型，其他尚可有透明或颗粒管型。疾病早期可见较多的白细胞和上皮细胞，并非感染，一般于数日内消失。尿蛋白可为+~+++，且与血尿的程度相平行，仅少数达肾病水平，蛋白尿一般属非选择性者。

2. 血常规检查　外周血白细胞一般轻度升高或正常，此与原发感染灶是否存在有关。轻度贫血常见，此与血容量增大血液稀释有关。血沉大多加快。

3. 血生化及肾功能　肾小球滤过率降低，但一般不低于 50%。部分患儿有短暂的血尿素氮、肌酐升高。尿浓缩功能完好，可有轻度的高氯酸血症和轻度的高血钾，因血液稀释可有低钠血症。

4. 链球菌感染的细菌免疫学检查　患儿肾炎起病时，前驱的链球菌感染多已经过抗菌治疗，故病灶处细菌培养阳性率不高。在链球菌感染后机体对菌体的抗原物质常产生抗体反应，咽炎病例抗链球菌溶血素 O（ASO）往往增加，10～14d 开始升高，3～5 周达高峰，3～6 个月恢复正常。另外咽炎后 APSGN 者抗双磷酸吡啶核苷酸酶（ADPNase）滴度升高。皮肤感染后 APSGN 者 ASO 升高者不多，抗链球菌 DNA 酶（ADNAse－1）和抗透明质酸酶（AHase）滴度升高。上述血清学检查在急性期经有效抗感染治疗后阳性率低。

5. 血补体测定　90% 以上的患儿病程早期血中总补体和血清 C3 显著下降，94% 的病例至第 8 周恢复正常，补体下降程度虽与疾病严重性及预后无关，但持续低下 6～8 周尚不恢复常提示为非链球菌感染后肾小球疾患，应注意查找导致补体低下的病因。

（六）诊断及鉴别诊断

典型病例往往起病 1～3 周前有链球菌感染史，出现血尿、水肿、血压高，尿液检查有肾小球源性血尿，不同程度的蛋白尿，血清有链球菌感染的免疫学改变及动态的血补体变化（早期下降，6～8 周恢复）即可诊断为急性链球菌感染后肾炎。

应与下列情况鉴别：

（1）注意肾炎的不典型表现，避免漏诊或误诊，尤其注意以循环充血、高血压脑病为首发症状或突出表现者应及时尿检以免误诊。

（2）急性链球菌感染后肾炎注意和非链球菌感染后肾炎相鉴别。

（3）与以急性肾炎综合征为表现的其他原发性肾小球疾病或全身性疾病相鉴别，前者如 IgA 肾病、膜增生性肾炎等，后者如狼疮性肾炎、过敏性紫癜性肾炎、血管炎等。

（4）与慢性肾炎病程中因某些诱因（如感染）呈急性发作者相鉴别。

（5）本病中尿蛋白显著者常需与肾病综合征鉴别。

一般情况下急性链球菌感染后肾炎不需行肾活检，下列情况可视为肾活检指征：①不典型表现：如严重蛋白尿、显著氮质血症、少尿持续存在但无链球菌感染证据；②显著血压增高：肉眼血尿持续 2～3 周以上或持续蛋白尿伴或不伴血尿持续 6 个月以上；③持续低补体血症。

（七）治疗

本病主要为对症治疗，治疗原则为纠正病理生理变化及生化异常，防治急性期并发症，保护肾功能，以利其恢复。

1. 一般治疗　急性期需卧床 2～3 周，直到肉眼血尿消失，水肿减退，血压正常。对有水肿高血压者应限盐及水，有氮质血症者应限蛋白。

2. 抗感染治疗　有感染灶时用青霉素 10～14d。

3. 对症治疗

（1）利尿：经控制水盐入量仍水肿、高血压、少尿者可予利尿药。一般口服氢氯噻嗪，无效时需用呋塞米口服或注射，呋塞米静脉注射剂量过大时可有一过性耳聋。

（2）降压：凡经休息，控制水盐摄入、利尿而血压仍高者均应给予降压药。常选硝苯地平，在成年人此药有增加心肌梗死发生率和死亡率的危险，一般不单独使用。还可选用血管紧张素转化酶抑制药（如卡托普利），与硝苯地平交替使用降压效果更佳，但肾功能下降者慎用。

4. 严重循环充血的治疗　纠正水钠潴留，恢复正常血容量，可使用呋塞米注射。表现有肺水肿者除一般对症治疗外可加用硝普钠。对难治病例可采用腹膜透析或血液滤过治疗。

5. 高血压脑病的治疗　原则为选用降压效力强而迅速的药物。首选硝普钠，有惊厥者应及时止痉，对有脑水肿者需脱水、供氧。

（八）预后

急性肾炎的预后与病因有关。病毒所致者预后良好，多数随感染痊愈而愈；95% 急性链球菌感染后肾炎的患儿预后良好，可完全康复，及时控制严重症状可显著降低急性期死亡率。

（万　娜）

第二节　急进性肾小球肾炎

急进性肾小球肾炎（rapidly progressive glomerulonephritis，RPGN）简称急进性肾炎，是一组以少尿、血尿、蛋白尿、水肿和高血压等急性肾炎综合征为临床表现，肾功能急剧恶化，多早期出现少尿性急性肾衰竭的临床综合征。病理特点为肾小球囊腔内广泛新月体形成，故又称为新月体肾炎。

（一）病因及发病机制

本病是多种原因所致的一组疾病，包括：①原发性急进性肾小球肾炎；②继发于某些原发性肾小球疾病，如链球菌感染后肾炎、膜增生性肾炎、膜性肾病、IgA 肾病等；③继发于全身性疾病，如系统性红斑狼疮、过敏性紫癜、坏死性肉芽肿等；④继发于感染性疾病，如败血症、感染性心内膜炎等；⑤继发于某些药物或毒物，如利福平、别嘌醇、肼屈嗪、D－青霉胺等。

根据免疫病理可以分为 3 型：①Ⅰ型为抗肾小球基底膜抗体型：是由于抗肾小球基底膜抗体与肾小球基底膜（GBM）抗原相结合激活补体而致病。②Ⅱ型为免疫复合物型：是因肾小球内循环免疫复合物的沉积或原位免疫复合物的形成，激活补体所致。③Ⅲ型为非免疫复合物型：肾小球内无免疫复合物沉积或呈不规则的局灶性沉积，血中常有抗中性粒细胞质抗体（ANCA）。

（二）病理

肾体积常较正常增大，典型病理改变为新月体肾炎。

1. 光镜　为弥漫性病变，50% 以上的肾小球内有占肾小球囊腔 50% 以上面积的大新月体形成。

2. 免疫荧光　Ⅰ型可见 IgG、C3 沿肾小球基膜内侧呈线状沉积；Ⅱ型 IgG、C3 在肾小球基底膜及系膜区呈颗粒状沉积；Ⅲ型无或仅有微量免疫沉积。

3. 电镜　Ⅱ型电子致密物在系膜区或内皮下沉积，Ⅰ型和Ⅲ型无电子致密物。

（三）临床表现

本病常见于较大儿童及青春期，年龄最小者 5 岁，男多于女。病前 2～3 周内可有疲乏、无力、发热、关节痛等症状。约 50% 的患者可有上呼吸道感染前驱史。

起病多与急性肾小球肾炎相似（起病急，血尿、蛋白尿、尿少、水肿、高血压），多早期出现少尿（即尿量 <400mL/d）或无尿（即尿量 <50mL/d），进行性肾功能减退并发展成为尿毒症，为其临床特点。患者常伴有贫血，少数可具备肾病综合征特征。

继发性者除上述表现外，还有其原发病的相应表现。

（四）实验室检查

1. 尿常规　除不同程度的蛋白尿外，血尿持续是本病重要特点，肉眼血尿较常见。尿沉渣可见红细胞、白细胞、玻璃样管型及颗粒管型。

2. 血常规　常见明显贫血，属正色素性、正细胞性贫血。

3. 肾功能　发病后数日即可发现血尿素氮、血肌酐进行性上升。

4. 免疫学检查　主要有抗 GBM 抗体阳性（Ⅰ型），ANCA 阳性（Ⅲ型）。Ⅱ型患者血循环免疫复合物及冷球蛋白可阳性，并可伴有补体 C3 的降低。

5. B 超　显示双肾增大，呈弥漫性肾实质病变，皮髓质界限不清。

6. 肾活检　有利于确立诊断、制定治疗方案及评估预后等。如情况允许，应尽早进行。但在本症作肾活检风险较大，应严格选择适应证。

（五）诊断与鉴别诊断

1. 诊断　凡急性肾炎综合征伴肾功能急剧恶化，无论是否已达到少尿性急性肾衰竭，均应疑及本病并及时行肾活检。若病理显示50%以上肾小球有新月体形成，并依据临床和实验室检查除外系统性疾病，诊断即可成立。

2. 鉴别诊断　①急性链球菌感染后肾炎：本病多数有链球菌前驱感染史，少尿和肾功能损害持续时间短，肾功能一般在病程2～3周后有望恢复，预后良好，肾活检或动态病程观察有助于两者鉴别。②溶血性尿毒症综合征：多见于婴幼儿，贫血多较严重，为微血管溶血性贫血。血小板及凝血因子减少，出血倾向明显，有助于鉴别。③继发于全身性疾病：如系统性红斑狼疮、过敏性紫癜等。④注意是否在原有肾小球疾病基础上又发生新月体病变，导致病情急剧恶化，如IgA肾病、膜增生性肾炎。⑤尽可能区分原发RPGN的3种类型，因其预后和治疗有所差别。

（六）治疗

1. 一般治疗　对肾衰竭及其并发症的治疗，其处理同一般肾衰竭，详见有关章节。

2. 肾上腺皮质激素　目前首选大剂量激素冲击疗法：甲泼尼龙15～30mg/kg（最大1次量1g）溶于5%葡萄糖溶液100～200mL中静脉滴注，每天或隔天1次，3次为1个疗程，必要时间隔3～5d可进行下1个疗程，一般不超过3个疗程，冲击期间注意监测血压。继以口服泼尼松1mg/（kg·d），至少4周，然后逐步减量维持。

3. 细胞毒药物　常与激素同时使用，可用环磷酰胺或硫唑嘌呤。环磷酰胺0.2g，加入生理盐水20mL，近年有报道，甲泼尼龙冲击加用环磷酰胺冲击疗法，每月1次，每次0.5～1g，连用6个月，环磷酰胺配合甲泼尼龙冲击治疗取得疗效者。

4. 抗凝疗法　在人类疗效尚有争议。在抗凝同时，可加用抗血小板聚集药如双嘧达莫，并与泼尼松、免疫抑制药联用，称四联疗法，有一定疗效。肝素用量，每次100～150U/kg，每4～6h1次静脉滴注，疗程5～10d。如病情好转可改用皮下注射或华法林口服，持续较长时间。双嘧达莫5～10mg/（kg·d），分3次口服或静脉滴注。

5. 血浆置换疗法　可有效清除血浆中免疫复合物及抗肾抗体，阻止和减少免疫反应。早期应用可使病情缓解。该疗法需配合糖皮质激素及细胞毒药物，以防止在机体大量丢失免疫球蛋白后大量合成造成反跳。

6. 透析疗法　本病临床突出表现为进行性肾衰竭，故主张早期进行透析治疗。透析指征同一般急性肾衰竭。通常可先做腹膜透析，不满意时考虑血液透析。

7. 肾移植　肾功能不恢复者待病情稳定后可行肾移植，须等待至血中抗肾抗体阴转后才能进行。

（七）预后

本症预后严重，如未能及时有效治疗，几乎均于数周至半年内进展至不可逆肾衰竭。影响预后的主要因素有以下几种。①病因：继发于链球菌感染者预后较好；②治疗是否及时：临床有少尿、肾功能差需行透析者，病理上显示广泛不可逆病变（纤维性新月体、肾小球硬化或间质纤维化），预后差；③免疫病理类型：Ⅲ型较好，Ⅰ型差，Ⅱ型居中。

（万　娜）

第三节　原发性肾病综合征

肾病综合征（nephrotic syndrome，NS）是一组由多种原因引起的肾小球滤过膜通透性增加，导致血浆内大量蛋白质从尿中丢失的临床综合征。临床有以下4大特点：①大量蛋白尿；②低清蛋白血症；③高脂血症；④明显水肿。以上第①、②两项为必备条件。

肾病综合征在儿童肾病中的发病率仅次于急性肾炎。1982年我国的调查结果显示，肾病综合征占同期住院泌尿系疾病患儿的21%。男女比例为（1.5～3.7）：1。发病年龄多为学龄前儿童，3～5岁为发病高峰，单纯型发病偏早，肾炎型偏迟。按病因可分为原发性、继发性和先天性3种类型。本节主要叙述原发性肾病综合征（primary nephrotic syndrome，PNS）。

（一）病因及发病机制

原发性肾病综合征约占儿童时期肾病综合征总数的90%，目前病因尚未明确。微小病变者主要是滤过膜电荷屏障的丧失，致分子量较小、带负电荷的清蛋白自尿中丢失，表现为高选择性蛋白尿，可能与T细胞功能紊乱有关。非微小病变者可能还有滤过膜结构屏障的改变，在非微小病变者的肾组织内常可检到免疫球蛋白和（或）补体成分的沉着，故提示有免疫复合物，局部免疫病理过程而损伤滤过膜的结构屏障而引发蛋白漏出。

近年发现肾病综合征的发病具有遗传基础。国内报道，糖皮质激素敏感患儿HLA－DR7抗原频率高达38%，频复发患儿则与HLA－DR9相关。另外还有家族性表现，且绝大多数是同胞患病。在流行病学调查发现，黑人症状表现重，对糖皮质激素反应差，提示发病与人种及环境有关。

自1998年以来，对足细胞及裂孔膈膜的认识从超微结构跃升到细胞分子水平提示“足细胞分子”nephrin、CD_2AP、podocin actinin－4等是肾病综合征发生蛋白尿的关键分子。

（二）病理生理

1. 大量蛋白尿　此为本病最基本的病理生理改变，是导致本病其他三大临床特点的基本原因，也是诊断本病的必需条件。当肾小球滤过膜受免疫或其他病因损伤后，其电荷屏障和（或）结构屏障减弱，血浆蛋白漏入尿中，蛋白尿的直接后果是低清蛋白血症。此外其他蛋白的丢失也可造成相应的后果。患儿体液免疫功能降低与血清IgG和补体系统B、D因子从尿中大量丢失有关，也与T淋巴细胞抑制B淋巴细胞IgG合成转换有关。抗凝血酶Ⅲ丢失，而Ⅳ、Ⅴ、Ⅷ因子和纤维蛋白原增多，使患儿处于高凝状态。由于钙结合蛋白降低，血清结合钙可以降低；当25－（OH）D_3结合蛋白同时丢失时，使游离钙也降低。另一些结合蛋白降低，可使结合型甲状腺素（T_3、T_4）、血清铁、锌和铜等微量元素降低；转铁蛋白减少则可发生低色素小细胞性贫血。

2. 低蛋白血症　血浆蛋白由尿中大量丢失和从肾小球滤出后被肾小管吸收分解是造成低蛋白血症的主要原因；肝合成蛋白的速度和蛋白分解代谢率的改变也使血浆蛋白降低。患儿胃肠道也可有少量蛋白丢失，但并非低蛋白血症的主要原因。

3. 高脂血症　患儿血清总胆固醇、三酰甘油和低密度、极低密度脂蛋白增高，其主要机制是低蛋白血症促进肝合成脂蛋白增加，其中的大分子脂蛋白难以从肾排出而蓄积于体内，加之脂蛋白清除率下降，如脂蛋白脂酶活性下降30%～60%、卵磷脂转酰酶活性降低且酶自尿中丢失，导致了高脂血症。血中胆固醇和低密度脂蛋白，尤其脂蛋白持续升高，而高密度脂蛋白却正常或降低，促进了动脉硬化的形成；持续高脂血症，脂质从肾小球滤出，可导致以下不利影响：肾小球滤出的脂蛋白对系膜细胞具有毒性作用，可能导致肾小球硬化；增加血小板的聚集，促发高凝及血栓栓塞；产生动脉粥样硬化性冠心病的可能性。

4. 水肿　水肿的产生机制主要有两种理论。

（1）充盈不足学说：大量蛋白尿导致血浆清蛋白下降、血浆胶体渗透压下降，血浆中的水分自血管内区转入组织间隙，直接造成局部水肿。血浆容量下降通过容量和压力感受器使肾保留水钠有关的神经体液因子活化，如抗利尿激素增加、肾素－血管紧张素－醛固酮系统活化、交感神经活性增强等，从而引起水钠潴留，导致全身水肿。

（2）过度充盈学说：有些研究注意到患者并不都伴有血容量下降，血浆肾素－血管紧张素水平亦不一定升高，故提出本病中存在肾原发的水钠潴留，由于原发水钠潴留甚至可见血容量扩张。

（三）病理

原发性肾病综合征可见于各种病理类型。

1. 微小病变（MCNS）　光镜下无改变或极轻微病变，电镜示弥散性肾小球脏层上皮细胞足突融合，免疫荧光阴性。临床男孩多见，发病高峰为3～4岁，多表现为单纯型肾病、激素敏感。

2. 系膜性增生性肾小球肾炎（MSPGN）　系膜细胞和（或）系膜基质弥漫增生，光镜下基膜正常，系膜区有Ig（IgG、IgM）和（或）补体沉积。我国患儿常见此改变，多具有血尿，部分伴血压增高，1/2～2/3 对激素治疗不敏感，但延长隔日用药疗程，又有一部分获得缓解。当肾病状态持续并逐渐出现肾功能减退时，再次活检时常又兼有局灶节段性硬化。

3. 局灶节段性肾小球硬化（FSGS） 以始自近髓肾单位肾小球局灶节段性玻璃样变和硬化为特点，硬化处有大块电子致密物（IgM、C3）沉积。临床常见两种情况：一是肾病起病即非选择性蛋白尿，常有镜下血尿及血压高，激素耐药，常呈持续肾病状态及逐渐进展的肾功能减退。二是起病类似 MCNS，但多次反复后发展为典型的 FSGS。

4. 膜增生性肾小球肾炎（MPGN） 系膜细胞和其基质重度弥漫性增生，广泛的系膜内皮下插入，基膜增厚及双轨形成。免疫荧光可见 IgG、C3 沿毛细血管壁及系膜区粗颗粒沉积。临床以伴有低补体血症为特点，常以急性肾炎综合征起病，肾功能受损较多，且常呈慢性进展过程。

5. 膜性肾病 以不连续的颗粒状上皮下沉积物、基膜弥漫增厚、钉突改变为特点，免疫荧光以 IgG、C3 沿毛细血管襻细颗粒状沉积为特点。儿童原发性者少见，多继发于狼疮肾或乙肝肾。

6. 其他 如毛细血管内增生性肾小球肾炎、IgA 肾病、IgM 肾病等也可表现为肾病综合征。

（四）临床表现

一般起病隐匿，常无明显诱因。约 30% 有病毒感染或细菌感染发病史，70% 肾病复发与病毒感染有关。水肿最常见，开始见于眼睑，以后逐渐遍及全身，呈凹陷，男孩常有阴囊水肿，水肿重者可出现体腔积液即腹腔积液、胸腔积液或心包积液。常伴有尿量减少，颜色变深，无并发症的患者无肉眼血尿，而短暂的镜下血尿可见于约 15% 的患者。大多数血压正常，但轻度高血压也见于约 15% 的患者，约 30% 病例因血容量减少而出现短暂肌酐清除率下降，一般肾功能正常，急性肾衰竭少见。部分晚期病例可有肾小管功能障碍，出现低血磷性佝偻病、肾性糖尿、氨基酸尿和酸中毒等。由于长期蛋白自尿中丢失，患儿可有蛋白质营养不良。病程久或反复发作、长期应用皮质激素者还有生长落后。

（五）实验室检查

1. 尿液分析 大量蛋白尿为本病主要化验所见，24h 尿蛋白定量超过每平方米体表面积 40mg/h 或 >50mg/kg 为肾病范围的蛋白尿，尿蛋白/尿肌酐（mg/mg），正常儿童上限为 0.2，肾病 >3.5。尿沉渣可见透明管型、颗粒管型和卵圆脂肪小体。

2. 血常规检查 可见血红蛋白和血细胞比容增加，此常见于初发或复发时或循环血容量下降的患儿。长期慢性过程的患儿有时可见小细胞性贫血，此可能由尿中丢失转铁蛋白所致。血小板往往增加。

3. 其他检查 血浆总蛋白含量降低，清蛋白降低尤为显著，并伴有清蛋白、球蛋白比值倒置。α_2、β 球蛋白浓度增高，IgG 减低，IgM、IgE 可增加，纤维蛋白原增高。血脂增高，胆固醇增高显著，在清蛋白显著下降者三酰甘油也可明显升高。LDL 和 VLDL 增高，HDL 多正常。电解质一般正常，有时可见低钠血症，血钙有下降趋势。肾功能常在正常范围，但也可因低血容量而肾小球滤过率下降，或因肾小球足突融合滤过面积减少和（或）对水和小的溶质的通透性改变而出现 BUN 增高，但多属暂时性。晚期患儿可有肾小管功能损害。MCNS 或单纯型患儿血清补体水平正常，肾炎型患儿补体可下降。

肾活检指征：①对糖皮质激素治疗耐药或频繁复发者；②对临床或实验室证据支持肾炎型肾病或慢性肾小球肾炎者。

（六）并发症

1. 感染 最常见的并发症，也是本病死亡的主要原因。本病易发感染的原因如下：①体液免疫功能低下；②常有细胞免疫功能异常；③补体系统改变，尤其是 B 因子自尿中丢失而影响调理功能；④转铁蛋白和锌结合蛋白自尿中丢失而影响免疫调节及淋巴细胞功能改变；⑤蛋白质营养不良；⑥水肿致局部循环障碍，易发生皮肤感染；⑦应用糖皮质激素和免疫抑制药。

2. 电解质紊乱和低血容量 常见的电解质紊乱有低钠、低钾、低钙血症。由于低蛋白血症、血浆胶体渗透压下降、显著水肿，而常有血容量不足，尤在各种诱因引起低钠血症时易出现低血容量性休克。由于清蛋白下降致总钙水平下降，而血中维生素 D 结合蛋白自尿中漏出，体内维生素 D 不足，还可造成游离钙下降。

3. 高凝状态及血栓、栓塞　高凝状态易致各种动、静脉血栓形成，以肾静脉血栓形成常见，表现为突发腰痛、出现血尿或血尿加重，少尿甚至发生肾衰竭。但临床以不同部位血管血栓形成的亚临床型则更多见。并发此类并发症是由于：①肝合成有关凝血的物质增加；②抗凝血酶Ⅲ自尿中丢失；③血浆纤溶酶原活性下降；④血液黏稠度增加，血小板聚集加强；⑤应用糖皮质激素促进高凝；⑥应用利尿药使血液浓缩。

4. 肾功能不全　急性肾功能不全可由以下原因引起：①急性间质性肾炎；②部分 MCNS 可因严重的肾间质水肿和（或）大量蛋白管型阻于亨利襻导致近端肾小管和鲍氏囊中静水压力增高、肾小球滤过压下降而致；③原病理改变基础上又附加了严重的肾小球病变；④血容量减少致肾前性氮质血症或合并肾静脉血栓形成而导致短期内肾功能减退。

慢性肾功能不全伴有或不伴有高血压时，应考虑为 FSGS 或原病变基础上向 FSGS 或增生硬化性转变或合并间质、血管病变。

（七）诊断

中华医学会儿科学分会肾脏病学组于 2009 年制定了我国儿童常见肾病诊治循证指南，其中确定了原发性肾病综合征的诊断标准和临床分型。凡临床表现符合前述肾病综合征四大特点者，即可诊断为肾病综合征。再结合病史、体检、辅助检查除外继发者即诊为原发性肾病综合征。根据临床表现可分为单纯型肾病和肾炎型肾病。按糖皮质激素反应可分为激素敏感型、激素耐药型和激素依赖型肾病。2009 年指南中有关激素敏感性的界定是以泼尼松足量［2mg/（kg・d）或 60mg/（m^2・d）］，治疗≤4 周尿蛋白是否转阴为标准，但在判定时要注意激素用量是否为足量、是否存在干扰激素治疗的因素（如并发感染、严重高凝状态、血栓形成及其他药物影响等）。2009 年指南中有关激素依赖型肾病的定义是对激素敏感，但连续 2 次减量或停药 2 周内复发者。2009 年指南中肾病综合征的复发是指连续 3d，晨尿蛋白由阴性转为（+++）或（++++）或 24h 尿蛋白定量≥50mg/kg 或尿蛋白/尿肌酐（mg/mg）≥2.0。转归的判定：①临床治愈是指完全缓解，停止治疗 >3 年无复发；②完全缓解是指血生化及尿检查完全正常；③部分缓解是指尿蛋白阳性 <（+++）；④未缓解是指尿蛋白 >（+++）。

（八）治疗

1. 初发肾病综合征的治疗　以激素治疗为主，分 2 阶段用药。

（1）诱导缓解阶段：足量泼尼松（泼尼松龙）60mg/（m^2・d）或 2mg/（kg・d）（按身高的标准体重计算），最大剂量 80mg/d，先分次口服，尿蛋白转阴后改为每晨顿服，疗程 6 周。

（2）巩固维持阶段：隔日晨顿服 1.5mg/kg 或 40mg/m^2（最大剂量 60mg/d），共 6 周，然后逐渐减量。

应用激素时注意以下几方面：①激素治疗须足量和足够疗程，足量和足够的疗程是初治的关键，可降低发病后 1～2 年复发率；②激素用量有性别和年龄的差异，初始的大剂量泼尼松对 >4 岁的男童更有效，男童最大剂量可用至 80mg/d；③对 <4 岁的初发患儿，每日泼尼松 60mg/m^2 4 周，然后改为隔日 60mg/m^2 4 周，以后每 4 周减 10mg/m^2 至停药，此种长隔日疗法比每日 60mg/m^2 6 周，然后改为隔日 40mg/m^2 6 周的方法能减少患儿的复发率；④不建议初治时采用甲泼尼龙冲击治疗；⑤对部分年龄 <7 岁、发病时血清总蛋白 <44g/L 的患儿可考虑采用 3 个月泼尼松加 2 个月环孢素（CsA）的疗法。

2. 非频复发肾病综合征的治疗　积极寻找复发诱因，积极控制感染，少数患儿控制感染后可自发缓解。激素治疗：①重新诱导缓解直至尿蛋白连续转阴 3d 后改 40mg/m^2 或 1.5mg/kg 或隔日晨顿服 4 周，然后用 4 周以上的时间逐渐减量；②在感染时增加激素维持量，可降低复发率。

3. 频复发和激素依赖型肾病综合征的治疗

（1）激素的使用

1）拖尾疗法：同上诱导缓解后泼尼松每 4 周减量 0.25mg/kg，给予能维持缓解的最小有效激素量（0.5～0.25mg/kg），隔日口服，连用 9～18 个月。

2）在感染时增加激素维持量。

3）改善肾上腺皮质功能。

4）更换激素种类。

（2）免疫抑制药治疗

1）环磷酰胺（CTX）：2～3mg/（kg·d）分次口服8周或8～12mg/（kg·d）静脉冲击疗法，每2周连用2d，总剂量≤200mg/kg或每月1次静脉注射，每次500mg/m^2，共6次。治疗时患儿的年龄>5.5岁效果较好，缓解率为34%，而<5.5岁患儿的缓解率为9%。频复发治疗效果好于激素依赖型肾病。

2）环孢素A（CsA）：3～7mg/（kg·d）或100～150mg/（m^2·d），调整剂量使血药谷浓度维持在80～120ng/mL，疗程1～2年。CsA治疗时间>36个月、CsA治疗时患儿年龄<5岁及大量蛋白尿的持续时间（>30d）是CsA肾毒性发生的独立危险因素，应对连续长时间使用CsA的患儿进行有规律监测。

3）其他：如霉酚酸酯（MMF）、他克莫司（FK506）、利妥昔布（RTX）及长春新碱（VCR）等。

4. 激素耐药型肾病综合征的治疗　需要结合患儿的肾病理改变、药物治疗反应、药物不良反应、个体差异以及经济状况等多方面因素选择免疫抑制药，严格掌握适应证，避免过度用药以及因药物治疗带来的不良反应。

在缺乏肾病理检查的情况下，推荐采用激素序贯疗法与CTX冲击治疗。因为患儿病理类型不同，对各种免疫抑制药的治疗反应不同，预后有很大差异，故明确激素耐药型肾病综合征患儿的病理类型非常必要。

不同病理类型的免疫抑制药选择如下：

（1）MCNS：CTX为首选药物，静脉冲击较口服效果更佳。

（2）FSGS：目前认为儿童FSGS 25%～30%5年后进展至慢性肾衰竭，蛋白尿是FSGS进展的重要因素，药物治疗的目的在于控制蛋白尿，目前CsA是首选药物，他克莫司更为安全、有效但价格昂贵。

（3）MsPGN：目前缺乏有效的治疗方案，可参考选用静脉CTX、CsA等治疗。

（4）MPGN：可进展至终末期肾小球疾病，治疗选用大剂量甲泼尼龙（MP）冲击序贯泼尼松和CTX冲击。MP冲击剂量为每次15～30mg/kg（最大量≤1g），3d为1个疗程，间隔1周可重复使用，一般应用1～3个疗程。

（5）MN：目前缺乏儿童治疗经验，成年人首选ACEI和（或）ARB类药物。

（九）预后

肾病综合征的预后转归与其病理变化关系密切。微小病变型预后最好，局灶节段性肾小球硬化和膜增生性肾小球肾炎预后最差。微小病变型发展成尿毒症者极少，可死于感染或糖皮质激素严重不良反应。

（万　娜）

第四节　尿路感染

尿路感染（UTI）是小儿最常见的疾病之一，它是小儿内外科医师经常遇到的问题，也是泌尿系内部结构异常的最常见表现。在小儿感染性疾患中，泌尿系感染仅次于呼吸系感染而居第二位。约2/3男孩和1/3女孩在泌尿系结构异常的基础上并发感染，3/4以上女孩患泌尿系感染后复发。感染可累及尿道、膀胱、肾盂及肾实质。婴幼儿症状多不典型、诊断困难，而且在不同的性别、不同的年龄，其发病率不同。尽管抗生素的发展迅速，品种繁多，但是这种非特异性尿路感染发病率仍然很高，而且时常反复发作。小儿尿路感染对肾脏的损害重于成人，反复感染可致肾瘢痕形成，造成不可逆性肾脏损害。因此积极治疗尿路感染以及防止对肾脏的损害更为重要。

一、病因

小儿尿路感染分为梗阻性和非梗阻性两大类。前者在小儿尿路感染中占有重要地位。完全正常的泌尿系固然可以发生感染，但更重要的是须注意局部有无尿路畸形的解剖基础，如先天性尿路梗阻、反流等。忽视这一点，尿路感染就很难治愈，即使感染暂时得到控制也常再发。

在小儿出生后最初几周内，无论男孩或女孩其尿道周围都有很多嗜氧菌，尤其是大肠杆菌等，又因其本身的免疫力极低，而易发生尿路感染。随年龄的增长，这些细菌则逐渐减少，到5岁以后，尿路感染的发生也逐渐减少。即使细菌入侵尿路，也不都发生尿路感染。大多数是由于某些原因使机体的防御机制受损时，细菌方可在尿路中生长繁殖，而发生尿路感染。导致小儿尿路感染的易感因素如下。

（1）小儿生理解剖特点：小儿输尿管长，且弯曲，管壁弹力纤维发育不全，易于扩张及尿潴留，易患尿路感染；尿道内或尿道外口周围异常，如小儿包茎、包皮过长、包皮粘连等均可使尿道内及尿道外口周围隐藏大量细菌而增加尿路感染的机会。1982 年 Ginsberg 等首先报道尿路感染中男性儿童95%是未行包皮环切者。因为大肠杆菌能黏附于包皮表面未角化的鳞状黏膜，在尿路感染中的男孩未作包皮环切者是已作包皮环切者的 10 倍。Craig 等研究表明包皮环切术可减少学龄儿童症状性尿路感染的发生率；女孩尿道短而宽，外阴污染机会多，亦易发生上行感染。

（2）泌尿系畸形、尿路梗阻：尿路梗阻、扩张，允许细菌通过尿道外口并移行进入泌尿道，另一方面由于梗阻、扩张使其泌尿道腔内压增高，导致黏膜缺血，破坏了抵抗细菌入侵的屏障，诱发尿路感染的危险性升高。常见疾病有肾积水、巨输尿管症、输尿管囊肿、输尿管异位开口、尿道瓣膜、尿道憩室、结石、异物、损伤、瘢痕尿道狭窄、神经源性膀胱等。

（3）原发性膀胱输尿管反流：正常情况下，膀胱输尿管交界部的功能是在排尿时完全阻止膀胱内尿液上行反流至肾脏。而当存在膀胱输尿管反流时，尿流从膀胱反流入输尿管、肾盂及肾盏，这可能使输尿管口扩张，并向外移位，同时造成膀胱动力不完全，使有菌尿液经输尿管达肾脏而引起感染。有文献报道约半数尿路感染患儿存在膀胱、输尿管反流（VUR）。因为 VUR 为细菌进入肾脏提供了有效的通路，且低毒力的菌株也可造成肾内感染。

（4）排尿功能异常：Gordon 等关于膀胱充盈和排空的数学模型表明：细菌倍增时间少于 50 分钟的菌株不需黏附于尿路上皮即可在尿流中保持较高的浓度。排尿功能异常的患儿（如尿道狭窄或神经源性膀胱等）排尿时间延长，膀胱内压增高或残余尿量增多均有利于细菌稳定增生，甚至可导致非尿路致病菌引起严重的尿路感染。

（5）便秘和大便失禁：便秘和大便失禁均可使肠道共生菌滞留于尿道外口时间延长，大肠杆菌黏附于尿道口时使尿道上皮受内毒素作用，尿道张力下降，蠕动能力减弱，尿液潴留易发生逆行感染。有研究表明控制便秘可降低复发性尿路感染的发生率。

（6）医疗器械：在行导尿或尿道扩张时可能把细菌带入后尿道和膀胱，同时可能造成不同程度的尿路黏膜损伤，而易发尿路感染。有文献报道留置导尿管一天，感染率约 50%，3 天以上则可达 90% 以上。在进行膀胱镜检查、逆行尿路造影或排尿性膀胱、尿道造影时，同样易引起尿路感染，应严格掌握其适应证。

另外全身抵抗力下降，如小儿营养不良，恶性肿瘤进行化疗或应用免疫抑制剂及激素的病儿，也易发生尿路感染。

二、病原菌

任何入侵尿路致病菌均可引起尿路感染。但是最常见的仍然是革兰阴性杆菌，其中以大肠杆菌最为常见，约占急性尿路感染的80%，其次为副大肠杆菌、变形杆菌、克雷白杆菌、产气杆菌和绿脓杆菌。约 10% 尿路感染是由革兰阳性细菌引起的，如葡萄球菌或粪链球菌。大肠杆菌感染最常见于无症状性菌尿或是首次发生的尿路感染。在住院期的尿路感染、反复性尿路感染或经尿路器械检查后发生的尿路感染，多为粪链球菌、变形杆菌、克雷白杆菌和绿脓杆菌所引起，其中器械检查之后绿脓杆菌的发生率最高，变形杆菌常伴有尿路结石者，金黄色葡萄球菌则多见于血源性引起。长期留置尿管、长期大量应用广谱抗生素时或是抵抗力低下及应用免疫抑制剂的患儿，应注意有无真菌的感染（多为念珠菌和酵母菌）。

病原菌特点：无泌尿系畸形的肾炎患儿体内分离的菌株与肠道共生菌不同，而伴有畸形者（如梗阻、反流等），其菌株与肠道共生菌相同，且更易发生肾损害。

三、感染途径

（1）上行性感染：尿路感染中绝大多数是上行性感染，即是致病菌，多为肠道细菌先于会阴部定居、繁殖、污染尿道外口，经尿道上行至膀胱，甚至达肾盂及肾实质，而引起的感染。一旦细菌进入膀胱后，约有1%的可侵入输尿管达肾盂，这多是由于存在各种原因所致膀胱输尿管反流。

（2）血行感染：较上行感染少见，是致病菌从体内的感染灶侵入血流，然后达肾脏至尿路而引起感染。临床上常见的仅为新生儿或是金黄色葡萄球菌败血症所致血源性尿路感染。或因肿瘤放化疗后存在免疫抑制者血行感染的机会增加。其他肾实质的多发脓肿、肾周脓肿也多继发于身体其他部位感染灶。

（3）淋巴道感染：腹腔内肠道、盆腔与泌尿系统之间有淋巴通路，肠道感染时或患急性阑尾炎时，细菌通过淋巴道进入泌尿道，有发生尿路感染之可能，但临床上极少报道。

（4）直接感染：邻近组织的化脓性感染，如腹膜后炎症、肾周围炎等直接波及泌尿道引起的感染。

四、发病机制

尿路感染主要是由细菌所致，在致病菌中许多属于条件致病菌。尿道是与外界相通的腔道，健康成年女性尿道前端1cm和男性的前尿道3～4cm处都有相当数量的细菌寄居。由于尿道具防御能力，从而使尿道与细菌、细菌与细菌之间保持平衡状态，通常不引起尿路感染。当人体的防御功能被破坏，或细菌的致病力很强时，就容易发生尿路的上行性感染。一般认为，尿路感染的发生取决于细菌的致病力和机体的防御功能两个方面。在疾病的进程中，又与机体的免疫反应有关。

（1）病原菌的致病力：在尿路感染中，最常见的病菌为大肠杆菌。近年来对大肠杆菌及其致病力的研究也较多，认为大肠杆菌的表面抗原特征与其致病力有关，特别是细胞壁O抗原，已知O血清型者，如O_1、O_2、O_4、O_6、O_7、O_{75}与小儿尿路感染有关。也有的学者发现，从无症状菌尿者分离出大肠杆菌与粪便中的大肠杆菌相同，而来自有症状菌尿大肠杆菌株与粪便中分离出来的不同，因此提示大肠杆菌O抗原的血清型与其致病力有关。细菌入侵尿路能否引起感染，与细菌黏附于尿路黏膜的能力有关。致病菌的这种黏着能力是靠菌毛来完成。大多数革兰阴性杆菌均有菌毛。菌毛尖端为糖被膜，其产生黏附素与上皮细胞受体结合。根据受体对黏附素蛋白的特异性，菌毛分为I型及P型。Vaisanen等报道在小儿肾盂肾炎发作时分离出32株中，81%为P型菌毛，Kallenius等在97个尿路感染小儿和82个健康小儿粪便中分离出的大肠杆菌。他们发现有P菌毛者分别为：引起急性肾盂肾炎的大肠杆菌中为90%，引起急性膀胱炎者中为19%，引起无症状菌尿者为14%，而健康儿中仅为7%。上述数据表明，有P型菌毛的大肠杆菌是肾盂肾炎的主要致病菌。另外，具有黏附能力的带菌毛的细菌，还能产生溶血素，抗血清等，这些都是细菌毒力的表现。

下尿路感染通常为I型菌毛细菌所引起，在有利于细菌的条件下可引起肾盂肾炎，有P型菌毛的大肠杆菌则为肾盂肾炎的主要致病菌。细菌一旦黏着于尿路黏膜后即可定居、繁殖，继而侵袭组织而形成感染。

除上述菌毛作为细菌的毒力因素之外，机体尿路上皮细胞受体密度多少亦为发病的重要环节，在感染多次反复发作的患者菌毛受体的密度皆较高。具有黏附能力的带菌毛的细菌，往往能产生溶血素、抗血清等，这些皆为细菌毒力的表现。

在肾盂肾炎发病过程中，尚有一因素值得提出，即细菌侵入输尿管后，输尿管的蠕动即受到影响，因为带有P型及抗甘露糖菌毛的细菌常有含脂肪聚糖的内毒素，有抑制蠕动的作用。输尿管蠕动减低，于是发生功能性梗阻，这种情况，肾盂内压力即使不如有机械性梗阻时那样高亦可使肾盂乳头变形，细菌即可通过肾内逆流而侵入肾小管上皮。用超显微镜观察肾小管，还可见带菌毛的细菌黏附于肾小管细胞膜上，并可见到菌毛的受体。

（2）机体的防御功能：细菌进入膀胱后，大多数是不能发生尿路感染的。是否发生尿路感染，则与机体的防御能力及细菌的致病力有关。健康人的膀胱尿液是无菌的，尽管前尿道及尿道口有大量的细菌寄居，且可上行至膀胱，但上行至膀胱的细菌能很快被消除。留置导尿4日，90%以上的患者可发生菌尿，但拔掉导尿管后多能自行灭菌。由此说明，膀胱具有抑制细菌繁殖的功能。一般认为，尿路的防御功能主要有如下几个方面：①排尿：在无尿路梗阻时，排尿可清除绝大部分细菌，膀胱能够完全排空，则细菌也难于在尿路中停留，尿路各部分的正常的神经支配、协调和有效的排尿活动具有重要的防止感染作用。肾脏不停地分泌尿液，由输尿管流入膀胱，在膀胱中起到冲洗和稀释细菌的作用。通过膀胱周期性排尿的生理活动，可将接种于尿路的细菌机械性地“冲洗”出去，从而防止或减少感染的机会。动物实验观察结果认为这是一相当有效的机制。②较为重要的防御机制是尿路黏膜具有抵制细菌黏附的能力。动物实验表明：尿路上皮细胞可能分泌黏蛋白，如氨基葡萄糖聚糖、糖蛋白、黏多糖等，皆有抗细菌黏着作用。扫描电镜观察：尿路上皮细胞上有一层白色黏胶样物质，可见细菌附着在这层物质上。在排尿时，这些黏蛋白如能被排出，则入侵细菌亦随之而排出。若用稀释的盐酸涂于膀胱黏膜仅1分钟，细菌黏着率即可增高，因稀释盐酸可破坏黏蛋白而为细菌入侵提供条件。于24小时后，细菌黏附率可恢复到盐酸处理前状态。在稀释盐酸破坏黏蛋白层之后，若在膀胱内灌注外源性的黏多糖如合成的戊聚糖多硫酸盐等，则抗细菌黏着功能即可恢复。③也有动物实验证明：膀胱黏膜具有杀菌能力，膀胱可分泌抑制致病菌的有机酸、IgG、IgA等，并通过吞噬细胞的作用来杀菌。④尿pH低、含高浓度尿素和有机酸、尿液过分低张和高张等因素均不利于细菌的生长。⑤如果细菌仍不能被清除，膀胱黏膜可分泌抗体，以对抗细菌入侵。

（3）免疫反应：在尿路感染的病程中，一旦细菌侵入尿路，机体即有免疫反应。无论是局部的或是全身的，这些反应与身体其他部位的免疫反应相同。尿内经常可以发现免疫球蛋白IgG及IgA。有症状的患者尿中IgG较低，而无症状的菌尿患者尿中IgG则较高。IgG是由膀胱及尿道壁的浆细胞分泌的免疫球蛋白，能使光滑型菌族转变为粗糙型，后者毒力较低。此外，补体的激活可使细菌溶解。上述非特异性免疫反应皆为细菌黏着造成障碍。若感染时期较长，患者机体则可产生特异性免疫蛋白。球蛋白及补体的活动皆可促进巨噬细胞及中性白细胞的调理素作用及吞噬功能。但吞噬过程中，吞噬细胞释放的过氧化物对四周组织有毒性作用，所以，吞噬细胞肃清细菌的过程亦对机体有伤害作用，尤其是对肾组织的损害。在动物实验性肾盂肾炎中，过氧化物催化酶能保护肾组织不致有过氧化物中毒。

有关实验研究表明，人体这种免疫反应对细菌的血行性和上行性感染有防御作用。

五、诊断

小儿反复尿路感染多伴有先天性泌尿系异常，对反复尿路感染，药物治疗效果不佳的病儿，应行必要的检查明确诊断以便及时正确的治疗。

（一）临床表现

小儿尿路感染临床表若按尿路感染部位分为上尿路感染和下尿路感染，但因小儿尿路感染很少局限于某一固定部位，年龄愈小，定位愈难；按症状的有无分为症状性尿路感染和无症状性菌尿；按病程的缓急分为急性和慢性尿路感染。另外依小儿年龄特点，尿路感染的症状常不典型，随年龄的不同临床表现不一。急性尿路感染，其分为急性膀胱炎和急性肾盂肾炎。

（1）急性膀胱炎：是只局限于下尿路的感染。临床上表现为膀胱刺激症状，即尿频、尿急、尿痛、排尿困难，尿液混浊，偶见肉眼终末血尿。伴有下腹部和膀胱区的不适与疼痛，偶有低热，多无明显的全身症状。年长儿症状更明显些。

（2）急性肾盂肾炎各期表现不同：新生儿期可能为血行感染所致，症状轻重不等，多以全身症状为主，如发热、惊厥、嗜睡、吃奶差、呕吐、腹胀、腹泻、烦躁、面色苍白等非特异性表现。很少出现尿频等尿路感染症状，往往被误诊为上呼吸道感染、婴儿腹泻，甚至颅内感染等。60%病儿可有生长发育迟缓、体重增加缓慢。严重的有抽搐、嗜睡、黄疸等。新生儿期急性肾盂肾炎常伴有败血症，约1/3病例血、尿培养其致病菌一致。

婴幼儿期症状也不典型，仍以全身症状为主，常以发烧最为突出。尿频、尿急、尿痛等排尿症状随年龄增长逐渐明显，排尿时其他症状与新生儿期类似。但仔细观察可发现患儿有排尿时哭闹，尿流有臭味或有顽固性尿布疹。随年龄的增长，膀胱刺激症状逐渐明显。哭闹、尿频或有顽固性尿布疹仍以全身症状为主，应想到泌尿系感染的可能。

儿童期其症状与成人相近，在发烧寒战、下腹部疼痛的同时，常伴有腰区疼痛，输尿管区压痛，肾区的压痛与叩痛。多有典型的尿频、尿急、尿痛、排尿困难等膀胱刺激症状。急性肾盂肾炎大多是上行感染所致，所以常伴膀胱炎。根据患儿的临床表现来判断是肾盂肾炎或膀胱炎是不可靠的。尤其是小儿，以全身症状为主，小婴儿膀胱刺激症状不明显，有的发烧即是其第一主诉。因此对原因不明的发烧患儿，尽早做尿常规及进一步尿培养检查十分必要。

（二）实验室检查

（1）送尿常规检查和取中段尿送细菌培养：尿常规检查在尿路感染的诊断中必不可少，肉眼观察，尿色可清或混浊，可有腐败气味。急性尿路感染中约40%～60%有镜下血尿，细胞数为2～10/HPF。对尿路感染诊断最有意义的为白细胞尿，亦称为脓尿，尿沉渣镜下白细胞>5/HPE，即可初步诊断。国内有人用血细胞计数盘检查不离心尿，以≥8/mm³为脓尿。无论哪种检查方法，脓尿对尿路感染的诊断有着它的特异性和敏感性。虽然临床上目前仍以。Kass提出的每毫升尿液有10^3以上的菌落单位称之为菌尿（10^3～10^4为可疑菌尿，10^3以下为污染标本）的标准来对尿路感染进行诊断，但目前有人提出少量细菌也可以引起明显的感染，尤其在小儿，由于尿液稀释，有时菌落数达不到10^5。

菌尿和脓尿是否有意义，小儿尿液标本的采集过程十分重要。首先彻底清洁外阴部，对婴幼儿可用尿袋留取。其中已接受包皮环切的男孩或大女孩中段尿的检查可信度较高，而未接受包皮环切的男孩或小女孩尿液易被包皮内或尿道外口周围污染的可能性较大，因此取中段尿较为可信。在进行导尿留尿标本时，亦应弃去最初的尿液，留取后部分尿液。经耻骨联合上膀胱穿刺获取的尿液最可靠，此时检查为菌尿（不论菌数多少），均可明确诊断尿路感染。

（2）肾功能检查：反复或慢性尿路感染时，肾小管功能首先受损，出现浓缩功能障碍，晚期肾功能全面受损。可作血尿素氮和肌酐测定、尿浓缩功能试验、酚红排泄率试验检查。近年来提出尿抗体包裹细菌检查、致病菌特异抗体测定、C反应蛋白测定、尿酶测定、血清铜蓝蛋白测定协助区别上、下尿路感染。

（三）特殊检查

（1）超声波检查：方便、安全、无损伤，在小儿应作为首选的方法。B超可测定肾脏的大小、肾区肿物的部位，性质，了解有无肾盂、肾盏扩张、重复畸形、巨输尿管；测定膀胱的残余尿量、膀胱的形态、大小、膀胱壁有无异常增厚、膀胱内有无肿瘤、异物、憩室、囊肿等，同时还可以了解肾、输尿管、膀胱内有无结石。

（2）排尿性膀胱尿道造影：在小儿尿路感染中是重要的检查手段之一。其方法是将造影剂经导尿管或耻骨上膀胱穿刺注入膀胱内，也可在静脉肾盂造影时，待肾盂、输尿管内造影剂已排空，而膀胱仍积集大量造影剂时，嘱病儿排尿，在电视荧光屏上动态观察。可了解：①膀胱的位置、形态、大小、其黏膜是否光滑，膀胱内有无真性或假性憩室、囊肿、肿瘤、结石，异物等；②有无膀胱输尿管反流及其反流程度；③膀胱出口以下有无梗阻，如尿道瓣膜、憩室，尿道狭窄等。

（3）静脉尿路造影：由于小儿尿路感染与泌尿生殖系异常有密切关系，而静脉尿路造影检查除可了解双肾功能外，对先天性尿路畸形、梗阻、结石、肿瘤、肾积水等疾病有重要的诊断价值，故应列为常规的检查方法。其临床指征为：①凡尿路感染经用抗生素4～6周而症状持续存在者；②男孩第一次发生尿路感染者；③女孩反复尿路感染者；④上腹肿块可疑来自肾脏者。

（4）核素肾图检查：核素肾图在国内已广泛使用，其方法简便、安全、无创伤，不仅有助于疾病的诊断，而且适用于疗效评价，监测和随访。据需要选用合适的放射性药物，可以获得：①肾、输尿管、膀胱大体形态结构；②肾脏的血供情况；③计算出分侧肾功能、肾小球滤过率和有效肾血流量；④尿路引流情况，从而做出尿路梗阻的定位诊断；⑤了解有无膀胱、输尿管反流及膀胱残余尿量等情况。

（5）磁共振尿路造影（MRU）：通过三维系统成像可获得清晰的全尿路立体水图像。MRU 是无创伤性水成像技术，能显示无功能性肾脏的集合系统，并兼有无 X 线辐射、无须造影剂等优点。在儿童先天性泌尿系畸形辅助检查中有着十分重要的作用。尤其适用于婴幼儿、碘过敏和肾功能不良者。

六、治疗

小儿尿路感染的治疗原则是控制感染、解除梗阻、保持尿流通畅和预防复发。

（1）对症处理：在诊断急性尿路感染后注意休息，多饮水冲洗尿路，促进细菌及其毒素的排出，不利于细菌的生长繁殖。鼓励患儿多进食，以增强机体抵抗力。对中毒症状重，高热、消化道症状明显者，可静脉补液和给予解热镇痛药；对尿路刺激症状明显的，可给予阿托品、654－2 等抗胆碱能药物，以减轻症状，另外使用碳酸氢钠碱化尿液，除能减轻尿路刺激症状外，还可调节尿液酸碱度，有利于抗生素药物发挥作用。在对症处理的同时对疑有泌尿系梗阻或畸形者，要抓紧时间进行必要的辅助检查，尽快确诊，及时手术矫治，以防因泌尿系感染对肾脏的损害。

（2）抗生素的应用：小儿尿路感染治疗的主要问题是抗生素的选用和使用方法。抗生素的选择要以不良反应小，尿液中药物浓度高，细菌耐药发生率低。一般应遵循以下原则：①由于小儿尿路感染的病原菌大多数（80% 以上）为大肠杆菌或其他革兰阴性杆菌，而革兰阳性菌仅占 10% 以下，因此，在未查出何种细菌以前，最好选用革兰阴性杆菌有效的药物。②上尿路感染选择血浓度高的药物，而下尿路感染则用尿浓度高的药物。③针对尿细菌培养和药敏试验结果而定。④不良反应少，对肾毒性小的药物，当存在肾功能不全时，则更应谨慎用药，如氨基糖苷类及多黏菌素类均有不同程度的肾脏损害作用。⑤联合用药，可以产生协同作用，不仅可以提高疗效，减少耐药菌株的出现，减少不良反应，同时可以避免浪费，减轻患儿家属的经济负担。对复杂和（或）严重的泌尿系感染尤为重要。⑥口服易吸收。⑦新生儿及婴儿一般症状较重，致病菌毒性强，应静脉内给予抗生素。⑧一般静脉内给予抗生素 7～10天，待体温正常，尿路刺激症状消失，可改口服抗生素，疗程需 2～3 周。

关于疗程，大多数人认为 7～10 天为宜，不管感染是否累及肾脏，均可获得满意疗效。但近年有一些学者支持 1～5 天的短程治疗，若为下尿路感染可给予单次大剂量治疗，其效果与 7～10 天疗程相同，且不良反应小，费用低，用药方便。如膀胱炎患者，用单剂治疗可使尿中抗生素迅速达到高浓度，且尿中短时间有高浓度的抗生素比长期低浓度更为有效。而对上尿路感染（如肾盂肾炎）则仍认为应常规使用抗生素 10～14 天或更长。

（3）手术治疗：小儿尿路感染，尤其是反复发作的泌尿系感染，约半数以上同时合并泌尿系畸形。若经检查明确存在有尿路梗阻，在感染急性期药物不能控制感染时，应引流尿液（如肾造瘘或膀胱造瘘），待感染控制后再据病变部位及性质选择外科根治手术。

（4）原发性膀胱输尿管反流的处理：2 岁以下的病儿经药物控制感染后，80% 的反流可望消失，对严重的反流（Ⅳ、Ⅴ度）或经药物治疗久治不愈反而加重者，应考虑手术矫正。

七、预后

急性尿路感染治愈后，预后良好，不会遗留肾脏瘢痕形成和肾功能受损。若治疗不及时、不彻底，反复尿路感染者，可造成不可逆转性肾功能损害。在成人尿毒症患者中，不少起源于小儿期的尿路感染。

八、尿路感染并发症

（一）反流性肾病

小儿的病灶性肾瘢痕多与膀胱输尿管反流及菌尿联合作用有关，由于膀胱输尿管反流与菌尿的联合作用，则发生局灶性肾瘢痕，称之为反流性肾病，而区别于其他原因所致瘢痕。肾瘢痕的形成与肾内反流、反流压力、宿主抗感染的免疫力及个体差异有关。若反流越重，发生肾瘢痕及相应肾功能障碍的机会越多。其发病机制目前仍未完全阐明，尿液反流引起的肾损害可能与下列因素有关：

（1）菌尿：膀胱输尿管反流可能是导致瘢痕形成的重要因素，肾内反流使得致病微生物得以进入肾实质引起炎症反应。动物实验证明在无菌条件下，膀胱输尿管反流对肾脏的生长及肾功能无影响，故认为膀胱输尿管反流及肾内反流必须有菌尿才会产生肾瘢痕。

（2）尿流动力改变：膀胱输尿管反流并不一定有肾内反流，只有严重膀胱输尿管反流在膀胱充盈或排尿时，肾盏、肾盂及输尿管腔内液压与膀胱一样，可达 5.3kPa，结果才引起肾内反流。有动物实验证明无菌尿高压反流可产生肾损害，故提出只要有尿流动力学改变，就可产生肾内反流及肾损害。

（3）免疫损害：有人认为反流使尿液逆流至肾盂、肾盏，产生高压而致肾小管破裂、尿液外溢，结果产生 Tamm - Hosfall（THP，糖蛋白）进入肾间质造成免疫反应或化学刺激，引起间质性肾炎。临床上有部分病例只有一侧反流，但对侧肾也发生病变，从而证明免疫反应参与反流性肾病。

（4）血管性病变：有人发现在反流性肾盂肾炎的初级阶段，感染所累及的部位由于广泛间质水肿的机械性压迫，致肾间质血管闭塞，尤其肾小管旁的小血管，提示由于血管闭塞所致的局部缺血在反流性肾病中致肾损害起重要作用。

（二）肾瘢痕形成的高危因素

（1）随着尿路感染发作次数增多，肾瘢痕的危险呈指数增长。

（2）尿路感染被延误诊断与治疗，动物实验证明，在感染早期（7 天内）迅速有效的治疗可预防瘢痕形成，反之则增加了肾瘢痕形成。

（3）年龄因素：尿路感染在幼儿期更常见，年龄愈小愈易发生肾瘢痕。

（4）梗阻性疾病：存在尿路梗阻时感染可引起快速肾脏损害和瘢痕形成。

（5）膀胱输尿管反流和肾内反流。

（6）排空功能紊乱：排空功能紊乱与 UTI 的关系是近年来的研究热点，有人用膀胱测压研究患有 UTI 的病儿，发现 2/3 的病例存在不稳定性膀胱，表现为排空压力高而膀胱容量低。

（7）宿主因素：宿主对 UTI 反应在引起肾瘢痕中的作用是另一研究热点，急性肾盂肾炎小儿尿中炎症细胞因子如白细胞介素 -8、6、1 升高，尤其新生儿和首次 UTI 时更高。此外肾瘢痕与血管紧张素转换酶（ACE）基因多肽性有关，ACE 使血管紧张素Ⅰ转换为血管紧张素Ⅱ，后者通过引起局部血管收缩并刺激转化生长因子 β（TGFβ）产生和刺激胶原合成引起间质纤维化和肾小球硬化。

（万　娜）

第五节　肾衰竭

一、急性肾衰竭

肾脏的生理功能包括排泄（滤过与重吸收）、调节水、电解质及酸碱平衡以及内分泌代谢等方面。这几方面功能是相辅相成，密切相关的。肾小球滤过率（glomerular filtration rate，GFR）减低达正常水平 50% 以下，血清肌酐很快升高 >176μmol/L（2.0mg/dl），BUN 同时升高，并引起水电解质及酸碱平衡紊乱，出现急性尿毒症症状，则称急性肾衰竭（acute renal failure，ARF）。

急性肾衰竭是一常见的临床综合征，见于小儿各年龄组，每个年龄组 ARF 的病因有各自的特点。

ARF 按病因可分为肾前性、肾性及肾后性三种。按临床表现又可分为少尿型与非少尿型以及高分解型。小儿 ARF 如能早期诊断，及时救治，肾功能可逆转至正常，否则遗留慢性肾功能不全。

(一) 病因学

ARF 按病因可分为肾前性（约占 55%）、肾性（约占 40%）和肾后性（约占 5%）。

1. 肾前性　由于肾灌注减少，GFR 降低而出现急性肾衰竭。由于肾脏本身无器质损害，病因消除后肾功能随即恢复。

(1) 低血容量：如大出血，胃肠道失液（如腹泻、呕吐及胃肠减压），肾脏失液（如渗透性利尿、利尿剂及肾上腺功能不全），皮肤丢失（如烧伤及大量出汗），第三间隙失液（如胰腺炎、腹膜炎、大面积损伤伴挤压伤）。

(2) 心输出量降低：心源性休克、充血性心力衰竭、心包填塞及巨大的肺梗死。

(3) 全身性血管扩张：过敏反应、使用降压药、败血症和扩血管药物过量。

(4) 全身性或肾血管收缩：麻醉，大手术，α 肾上腺素能激动剂或高剂量多巴胺，肝肾综合征。

(5) 肾脏自身调节紊乱：如非类固醇抗炎药物及血管紧张素转换酶抑制剂药物的应用。

2. 肾性　GFR 降低由于：①低灌注或肾毒性物质损害导致小管细胞损害（急性肾小管坏死）；②肾小球、小管间质或血管炎症；③血栓形成导致栓塞性肾血管阻塞，或血管运动性肾病（vasomotor nephropathy）。

(1) 急性肾小管坏死

1) 急性肾缺血：如创伤、烧伤，大手术，大出血及严重失盐、脱水，急性血红蛋白尿，急性肌红蛋白尿，革兰阴性杆菌败血症等均可引起肾脏缺血、缺氧而导致急性肾小管坏死。

2) 肾毒性物质损伤：引起肾小管中毒坏死的物质有：①外源性：如抗生素（如氨基糖苷类，头孢菌素类，四环素、两性霉素 B、万古霉素及多黏菌素等）；X 线造影剂；重金属类（如汞、铅、砷及铋等）；化疗制剂（如顺铂、甲氨蝶呤及丝裂霉素）；免疫抑制剂（如环孢素 A）；有机溶剂（如乙醇及四氯化碳）；杀虫剂；杀真菌剂；生物毒素（如蛇毒、蝎毒、蜂毒、生鱼胆及毒蕈等）；②内源性：如横纹肌溶解，溶血，尿酸，草酸盐，浆细胞病恶病质（如骨髓瘤）。

(2) 急性肾小球肾炎和/或血管炎：急性链球菌感染后肾炎，急进性肾炎，肺出血肾炎综合征，急性弥漫性狼疮性肾炎，紫癜性肾炎等。

(3) 急性间质性肾炎：感染变态反应，药物变态反应（如青霉素族，磺胺药，止痛药或非类固醇类抗炎药等），感染本身所致（如流行性出血热等）。

(4) 急性肾实质坏死：急性肾皮质坏死，急性肾髓质坏死。

(5) 肾血管疾患坏死性血管炎，过敏性血管炎，恶性高血压，肾动脉血栓形成或栓塞，双侧肾静脉血栓形成。败血症也可引起弥散性血管内凝血（DIC），导致急性肾衰。

(6) 其他移植肾的急性排斥反应等。

3. 肾后性　肾以下尿路梗阻引起肾盂积水，肾间质压力升高，肾实质因受挤压而损害，时间久后反射性使肾血管收缩，肾发生缺血性损害，若伴继发感染，更加重损害。

(1) 尿道梗阻尿道狭窄，先天性瓣膜，包茎，骑跨伤损伤尿道。

(2) 膀胱颈梗阻神经源性膀胱，结石，癌瘤，血块。

(3) 输尿管梗阻输尿管先天狭窄，结石，血块或坏死肾组织（乳头）脱落，肿瘤压迫，腹膜后纤维化。

(二) 病理

肉眼检查：肾脏增大而质软，剖开肾脏可见髓质呈暗红色，皮质因缺血而苍白，两者呈鲜明对照。

显微镜检查：急性肾衰由于病因的不同，病理改变也不同，可出现相应肾血管、肾小球、肾小管及肾间质的改变。急性肾小管坏死（acute tubular necrosis，ATN）可分为缺血性及中毒性两类。中毒性 ATN 的病变限于近端小管，呈局灶性分布，坏死的肾小管基膜完整，小管上皮再生良好。而缺血性

ATN 病变可涉及各段肾小管，呈弥漫性分布，坏死的小管基底膜断裂，上皮细胞再生较差。

（三）发病机制

急性肾衰竭的发病机制十分复杂，有多种因素参与，未完全阐明。不同的患者，不同的病因、病情和病期，有不同的发病机制。目前关于肾缺血、中毒引起的急性肾衰竭的发病机制，有多种学说。

1. 急性肾小管损害学说

（1）肾小管返漏学说：肾小管腔内液通过断裂的小管基底膜，返漏入间质，压迫毛细血管，进一步减少肾血流，导致少尿或无尿。现认为无小管基底膜断裂时也可发生返漏。

（2）肾小管阻塞学说：肾小管上皮受损肿胀。各种管型阻塞、间质水肿压迫均可填塞肾小管导致少尿、无尿。

（3）髓袢升支厚壁段（mTAL）与近端直小管（S_3）的易损性：外髓内供氧与需氧存在精细平衡，mTAL 及 S_3 细胞处于缺氧的边缘区段，缺血缺氧时更易于损伤，通过球管反馈使肾实质缺血而进一步加重损伤。

2. 肾内血流动力学改变学说　由于 ATN 肾脏组织病理改变较轻，因此肾内血流动力学改变是急性肾衰发生的重要机制，这些改变包括：

（1）肾血流量急剧减少。

（2）肾小球小动脉收缩：机制为：①肾素 - 血管紧张素激活；②内皮素作用；③交感神经兴奋；④前列腺素作用（PGI_2/TXA_2 失衡）；⑤氧自由基对内皮细胞的作用；⑥其他：儿茶酚胺、抗利尿数量（ADH）及血小板活化因子（PAF）等。

（3）肾小球毛细血管内皮细胞肿胀。

（4）肾小球超滤系数（kf）降低。

（5）血管内凝血。

（四）细胞学机制

1. ATP 耗竭　通过：①增高细胞内游离钙；②激活磷脂酶 A_2；③活化钙蛋白酶；④诱发肌动蛋白 F 的解聚等途径改变细胞骨架，损伤细胞，ATP 耗竭是 ATN 发病的中心环节。

2. 血管活性物质作用　主要涉及内皮素、NO、血小板活化因子（PAF）以及肾素。血管紧张素 - 醛固酮系统（RAS 系统），总的作用是收缩肾血管并损伤肾小管上皮细胞。

3. 肾小管结构与功能异常　各种因素使细胞骨架破坏，细胞极性丧失，破坏近端小管刷状缘，细胞间紧密连接和细胞 - 基质的黏附作用丧失，加上形成的各种管型等因素，使肾小管的结构和功能遭到破坏。

4. 细胞凋亡的作用　ARF 病理中有二次凋亡，第一次凋亡在肾损伤后立即出现，第二次则出现在 ARF 的恢复期，在 ARF 的发生与恢复中均起重要作用。

5. 生长因子的作用　ARF 时，即刻反应性基因 cfos 及 egr - 1 表达上调，表皮生长因子 ECF、IGF - 1、FGF 及 HGF 胰岛血糖素等表达升高，主要在细胞再生及组织修复中起作用。

（五）临床表现

1. 少尿型急性肾功能不全　可分为少尿期、利尿期及恢复期，小儿各期间分界往往不明显。

（1）少尿期：ARF 特别是急性肾小管坏死，常有明显少尿期，持续 10 ~ 14 天左右。①少尿：新生儿期尿量 < 1mL/（kg · h），婴幼儿 < 200mL/d，学龄前期 < 300mL/d，学龄期 < 400mL/d 即为少尿，如 < 50mL/d 则为无尿；②氮质血症：血 BUN 及 Cr 增高，并出现由于毒素在体内储积而引起的全身各系统中毒症状，如厌食、恶心、呕吐、呕血、嗜睡、烦躁及贫血等；③水钠潴留：全身水肿、血压升高，并可出现肺水肿、脑水肿及心力衰竭等表现；④电解质紊乱：高钾血症，可表现为烦躁、恶心、呕吐、嗜睡、四肢麻木、胸闷、憋气、心率缓慢及心律不齐。ECG 示 T 波高尖及 QRS 波增宽等；低钠血症，可出现表情淡漠、反应差、恶心呕吐甚至抽搐等。高磷及低钙血症，可出现手足搐搦及惊厥等；⑤代谢性酸中毒：表现为疲乏、嗜睡、面色潮红、恶心、呕吐、呼吸深大，甚至昏迷、休克等；⑥内分泌及代

谢改变：PTH 升高，降钙素（CT）下降；T_3、T_4 下降，TSH 正常；促红细胞生成素降低；ADH 及肾素－血管紧张素－醛固酮活性均升高；生长激素也升高；糖耐量降低及胰岛素抵抗，胰岛素及胰高血糖素水平升高。

（2）利尿期：当尿量 >2 500mL/m^2 时即进入多尿期，肾功能逐渐恢复，血 BUN 及 Cr 在多尿开始后数天下降，毒物积蓄所引起的各系统症状减轻。在多尿期易出现脱水及低血钾、低血钠。

（3）恢复期：多尿期后尿量渐恢复正常，血 BUN 及 Cr 逐渐正常，肾小管浓缩功能和酸化功能亦逐步恢复，少数可遗留不同程度的肾功能损害，表现为慢性肾功能不全，需维持透析治疗。

2. 非少尿型急性肾功能不全

（1）无少尿表现，每日平均尿量 >1 000mL。

（2）多继发于氨基糖苷类抗生素及造影剂造成肾损害。

（3）临床表现较少尿型轻，并发症少，病死率也低。

3. 高分解型急性肾功能不全

（1）多继发于大面积烧伤、挤压伤、大手术后和严重感染、败血症。

（2）组织分解极为旺盛，血 BUN、Cr 及血钾迅速上升，HCO_3^- 迅速下降：血 BUN 每日升高 >14.3mmol/L，血 Cr 每日上升 >176μmol/L；血 K^+ 每日上升 >1.0mmol/L。

（3）高钾血症及代谢性酸中毒极为严重，死亡率高。

（六）实验室检查

1. 尿液　肾实质性 ARF 时尿比重 <1.016，渗透压 <350mOsm/（kg·H_2O），尿钠 >40mmol/L，并可见到不同程度的蛋白、红细胞及白细胞等。肾前性 ARF 时尿比重 >1.020，渗透压 >500mOsm/（kg·H_2O），尿钠 <20mmol/L，尿常规正常。

2. 血生化　Cr 及 BUN 升高；尿酸先升高，严重肾衰时反而下降；可出现各种电解质紊乱特别是高钾血症；代谢性酸中毒以及原有疾病的生化、免疫学改变。

3. 超声波检查　ARF 时双肾多弥漫性肿大，肾皮质回声增强。肾后性 ARF 在 B 超下可发现梗阻，表现为肾盂积水。

4. 同位素检查（SPECT）　有助于发现肾血管性病变（栓塞）所致 ARF 以及梗阻所致肾后性 ARF；肾小管坏死时 ^{99m}Tc－二乙三胺五醋酸（DTPA）三相动态显像示灌注良好，吸收差，而 ^{131}I－邻碘马尿酸钠（OIH）示肾脏显像不清，有一定特异性。

5. 肾活体组织检查　对病因诊断价值极大，可发现各种肾小球疾病、小管间质病变及小血管病变所致 ARF，能改变 50% 患者的诊断及治疗。

（七）诊断

诊断 ARF 时应首先从临床入手，确定 ARF 是少尿型、非少尿型还是高分解型，然后再弄清其原因是肾前性、肾性还是肾后性，最终明确病因。

中华儿科学会肾脏学组 1993 年拟定 ARF 的诊断标准为：

1. 诊断依据

（1）尿量显著减少：少尿（<250mL/m^2）或无尿（<50mL/m^2），无尿量减少者为非少尿型急性肾衰。

（2）氮质血症：血清肌酐（Scr）>176μmol/L，BUN >15mmol/L，或每日 Scr 增加 >44～88μmol/L 或 BUN 增加 >3.57～7.5mmol/L，有条件时测肾小球滤过率（如内生肌酐清除率），Ccr 常 <30mL/（min·1.73m^2）。

（3）常有酸中毒及水电解质紊乱等表现。

2. 临床分期

（1）少尿期：少尿或无尿，伴氮质血症、水过多（体重增加，水肿、高血压及脑水肿）、电解质紊乱（高血钾、低血钠、高血磷及低血钙等）及代谢性酸中毒，并可出现循环系统、神经系统、呼吸系统和血液系统多系统受累的表现。

（2）利尿期：尿量渐多或急剧增加（>2 500mL/m²），水肿减轻，氮质血症未消失，甚至轻度升高，可伴水、电解质紊乱等表现。

（3）恢复期：氮质血症恢复，贫血改善，而肾小管浓缩功能恢复较慢，约需数月之久。

（八）治疗

对急性肾衰竭总的治疗原则是去除病因，维持水、电解质及酸碱平衡，减轻症状，改善肾功能，防止并发症发生。对肾前性 ARF，主要是补充液体、纠正细胞外液量及溶质成分异常，改善肾血流，防止演变为急性肾小管坏死。对肾后性 ARF 应积极消除病因，解除梗阻。无论肾前性与肾后性均应在补液或消除梗阻的同时，维持水电解质与酸碱平衡。对肾实质性 ARF，治疗原则如下：

1. 少尿期治疗

（1）一般治疗：保证热量 230～251kJ/（kg·d）[55～60kcal/（kg·d）]，给予低盐、低蛋白、低钾、低磷饮食，蛋白每日摄入量为 0.3～1.0g/kg，且为优质蛋白，因此可输注 5.53% 肾必氨（9R）3～5mL/（kg·d）。

（2）利尿：可采用新型利尿合剂即多巴胺和酚妥拉明each每次 0.3～0.5mg/kg，呋塞米每次 2mg/kg，一起加入 10% 葡萄糖 100～200mL 中静脉滴注，每日 1～2 次，利尿效果优于单用呋塞米。

（3）控制液体摄入量每日入量 = 前日尿量 + 不显性失水 [500mL/（m²·d）] + 异常丢失量 − 内生水量 [100mL/（m²·d）]，此公式可简化为每日入量 = 前日尿量 + 异常丢失量中 30mL/kg（<1 岁）或 20mL/kg（1～2 岁）或 15mL/kg（>2 岁）。体温每升高 1℃应增加液体 75mL/m²。

（4）维持水、电解质及酸碱平衡：①高钾血症：可用 5% 碳酸氢钠每次 3～5mL/kg 静滴；10% 葡萄糖酸钙 0.5～1mL/kg（<20mL/次）静滴；胰岛素（0.1U/kg）加葡萄糖（0.5g/kg）静脉滴注；阳离子交换树脂聚磺苯乙烯每次 1.0g/kg 加 20% 山梨醇 50～100mL 口服或灌肠，每 2～3h 一次；上述措施无效，血 K^+ 仍 >6.5mmol/L 时应透析治疗；②低钠血症：一般为稀释性，体内钠总量并未减少，因此仅在 <120mmol/L 或虽在 120～130mmol/L 间但有低钠症状时补给。补钠量（mmol）=（130 − 所测 Na^+ 浓度）×0.6×体重（kg），折合 3% 氯化钠（mL）=（130 − Na^+）×体重（kg），或 5% 碳酸氢钠（mL）=（130 − 所测 Na^+ 浓度）×0.85×体重（kg），可相互配合使用，先补一半后，酌情再补剩余量；③低钙血症与高磷血症：补钙用 10% 葡萄糖酸钙 1～2mL/（kg·d）（<20mL），高磷血症应限含磷食物，并可服用氢氧化铝 6mg/（kg·d）或磷酸钙 20～40mg/（kg·d）；④代谢性酸中毒：轻度酸中毒不必过分强调补碱，当 pH<7.20、HCO_3^- <15mmol/L 或有症状时应纠酸至 HCO_3^- 为 17mmol/L，5% 碳酸氢钠（mL）=（17 − 所测 HCO_3^- 浓度）×0.85×体重（kg），也可先纠一半，余量酌情后补。

（5）促蛋白合成激素：苯丙酸诺龙 25mg/d，每周 1～2 次。

（6）肾脏保护及修复促进药物：如大剂量维生素 E、促肝细胞生长因子、胰岛素样生长因子、表皮生长因子、甲状腺素以及冬虫夏草等中药。

（7）透析治疗：可行血液透析或腹膜透析，ARF 时透析的指征为：①血钾 >6.5mmol/L；②血 BUN>100mg/dl（357mmol/L）；③血肌酐 >5mg/dl（442mmol/L）；④严重酸中毒，血 HCO_3^- <12mmol/L；⑤严重水中毒、心力衰竭及肺水肿等；⑥高分解代谢型肾衰竭，少尿 2 天以上。

2. 多尿期的治疗

（1）防治水电解质失衡补液要多，防止低血钾及低血钠。

（2）防治感染。

（3）加强营养，纠正贫血。

3. 恢复期的治疗　应注意休息，补充营养并坚持随访肾功能与影像学变化，直至完全正常。

4. 原发病的治疗　对肾小球疾病及间质小管疾病、肾血管疾病所引起的急性肾衰竭，还应针对原发病进行治疗。

二、慢性肾衰竭

慢性肾衰竭（chronic renalfailure，CRF）是指各种原因造成的慢性进行性肾实质损害，呈进行性不可逆转的肾小球滤过率下降，导致氮质血症、代谢紊乱和各系统受累的临床综合征。当进展到需肾透析或移植方可维持生命时称为终末期肾病（end stage renal disease，ESRD）。CRF 小儿中的发生率国内尚无确切数据，国外报道为每百万人口中 4 ~5 人。

（一）病因

慢性肾衰竭的病因以各种原发性及继发性肾小球肾炎占首位，其次为泌尿系统先天畸形（如肾发育不良，先天性多囊肾，膀胱输尿管反流等）及遗传性疾病（如遗传性肾炎，肾髓质囊性病，Fanconi 综合征等）。全身性系统疾病中以肾小动脉硬化、高血压及结缔组织病等多见。近年来肾间质小管损害引起的 CRF 也逐渐受到人们的重视，糖尿病肾病、自身免疫性与结缔组织疾病及肾损害引起的 CRF 也有上升趋势。Topel 统计欧洲 37 个肾移植中心总结 286 例 < 15 岁儿童肾移植病例其终末期肾病的分布：慢性肾小球肾炎 52.3%，慢性肾盂肾炎 20.8%，遗传性肾病 8.0%，血管性肾病 4.5%，多囊肾 3.0%，药物性肾病 2.4%，先天性肾发育不全 1.6%，其他（包括胱氨酸沉积症、草酸盐沉积症、Alport 综合征及溶血尿毒综合征）7.4%。然而，要注意到，反流性肾病是小儿终末期肾衰的重要原因之一，我院的资料表明，在小儿慢性肾功能不全的病因中，虽然获得性肾小球疾病仍占重要地位（占 45.9%），但已与先天性和遗传性肾脏疾病平分秋色（占 45.9%）。与 10 年前我院资料相比，病因结构发生了显著的变化。其常见病因获得性肾小球疾病比例下降（66.7%→45.9%），先天性和遗传性肾脏疾病比例明显增加（33.3%→45.9%）。结合 20 世纪 70 年代中期起的国外统计资料，也发现由获得性肾小球疾病引起的慢性肾功能不全逐渐减少，取而代之占主导地位的是先天性和遗传性肾脏疾病。后者在发达国家所占的比例高，而在发展中国家所占的比例相对低。

（二）发生机制

有关慢性肾衰竭的发病机制，历年来先后提出过“尿毒症毒素学说”、“矫枉失衡学说”、“肾小球高滤过学说”、“脂肪代谢紊乱学说”以及“肾小管高代谢学说”等等，晚近又有人提出“蛋白尿学说”、“慢性酸中毒学说”以及高蛋白饮食、肾内低氧对肾功能的影响等。加强 CRF 的发病机制、重视延缓 CRF 病程进展的研究，已成为重要课题。

1. 健存肾单位的血流动力学改变　肾单位受损或失用后，剩余健全的肾单位一系列适应性改变即负担起全肾功能性代偿及小球、小管各部分间的适应，部分健存肾单位功能高于正常，引起单个肾单位的肾小球滤过率增高，肾小球毛细血管压力增加，内皮细胞增生，系膜区基质增多，小球体积增大，逐步出现肾小球硬化。

2. 矫枉失衡学说　20 世纪 60 年代末、70 年代初，Bricker 等根据 CRF 的一系列临床和实验研究结果，提出了矫枉失衡学说（trade - off hypothesis）。这一学说认为，CRF 时体内某些物质的积聚，并非全部由于肾清除减少所致，而是机体为了纠正代谢失调的一种平衡适应，其结果又导致新的不平衡，如此周而复始，造成了进行性损害，成为 CRF 患者病情进展的重要原因之一。CRF 时甲状旁腺素（parathyroid hormone，PTH）升高造成的危害是本学说最好的证据。随着 CRF 降低，尿磷排泄量减少，引起高磷血症。由于血清中钙磷乘积的升高，一方面使无机盐在各器官（包括肾脏）沉积，出现软组织钙化；另一方面，低钙血症又刺激了 PTH 的合成物及细胞因子产生（如 TGF - β_1），导致细胞外基质进行性积聚；抑制细胞外基质的降解；因引起肾小球高滤过而加重蛋白尿；促进肾小管上皮细胞氨的产生，后者又通过激活补体引起肾损伤；促进肾小管上皮细胞钠的重吸收，增加肾组织氧耗，引起肾组织氧供相对不足，加重肾损害。

（三）临床表现

1. 电解质、酸碱代谢失常

（1）水代谢：早期由于浓缩功能减退，尿量不减少或反而增多，晚期尿量才有减少，终末期可发展到无尿。患者对水代谢调节能力减退，当水分摄入过多时，易在体内潴留并形成稀释性低钠血症，摄入过少时也易引起体内水分不足。

（2）钾代谢：有高钾血症趋势，细胞内钾的积聚与 Na^+-K^+-ATP 酶活力下降有关。高钾血症可随外伤、手术、麻醉、输血、酸中毒及突然更改饮食等而加剧，慢性肾衰时血钾升高是一方面，但总体钾的存储量仍降低，所以保持钾的正常平衡仍是重要。

（3）钠代谢：CRF 可以维持钠正常平衡状态相当长时间，这与健存肾单位及利钠激素等体液因子有关。

1）钠消耗型：盐分丢失型肾病因细胞外液的缩小及低血压等均有钠的丢失。很多疾病可引起盐分丢失，如肾盂肾炎、肾髓质囊性病、肾积水及间质性肾炎等，这类患者的集合管往往不能吸收运输过来足够量的钠盐而出现低钠。

2）钠潴留型：当摄入钠过多时，不能正常排泄以致钠潴留，体内细胞外容量增加，发生高血压、肺充血与心脏扩大，甚至心力衰竭。

（4）酸碱平衡：慢性肾衰患者早期肾小管合成氨的代偿能力未全丧失，可动员体内其他缓冲系统来代偿代谢性酸中毒，如呼吸系统，组织代偿如骨盐的丢失等。当病情进展，健存肾单位进一步减少，GFR <20mL/min 时肾脏排泄有机酸能力下降，排氨能力减低，引起酸中毒。当血 pH <7.25 时要警惕合并酮症酸中毒。

（5）其他电解质：慢性肾衰患者不能充分排泄氯离子，高氯血症与钠浓度成正比；血钙浓度往往降低，慢性肾衰患者常能忍受低血钙而不致搐搦，这些患者的肠道钙的吸收能力下降，口服活性维生素 D 可提高血钙浓度；当 GFR <20mL/min 时，血镁可升高，尿排泄镁减少。患者多数无症状，不需处理。当血镁较高（>2mmol/L）有临床症状时则可应用排钠利尿剂，促镁排出，纠正脱水，必要时给透析疗法。GFR <20mL/min 时，血磷升高较明显，病情进展到肾脏排磷进一步减少。

2. 血管系统

（1）高血压：常见原因有：①GFR 下降、NO 分泌减少，使 VDML 血管减低的髓脂质下降，引起细胞外容量增加，心搏出量增加，继而外周阻力增加，血管壁增厚；②肾素－血管紧张素－醛固酮系统活跃，肾素分泌过多。

（2）心包炎：尿毒性心包炎似由不明的生化物质、尿酸沉积及代谢异常所引起。属纤维性心包炎，有渗出、出血，可闻及心包摩擦音，偶发生心包填塞。

（3）心肌病：可在晚期出现，有不同程度的心肌肥厚，间质纤维化，心肌钙化，草酸盐沉积。临床表现心脏扩大，心输出量减少，各种心律失常。

3. 胃肠系统　胃纳减退，常见有呕吐及恶心等症状，加重了水、盐代谢及酸碱平衡紊乱，负氮平衡加剧，对钙的吸收下降。另外消化道出血也较常见，由于黏膜有弥散性小出血点炎症及溃疡引起。

4. 精神神经症状　乏力、失眠、激惹、压抑、记忆力减退或反抗心理行为。尿毒症伴有继发性甲状旁腺功能亢进时可使脑细胞钙离子浓度增高，出现不正常脑电图。临床可有谵妄、木僵，甚至昏迷。周围神经症状如痛性肢体麻痹，深腱反射消失，肌肉软弱、痉挛甚至感觉消失，被认为与体内中分子物质积聚有关。

5. 血液系统

（1）贫血：呈正血色素、正细胞性贫血，随肾功能减退而加剧。主要由于肾脏产生促红细胞生成素减少有关；其次为红细胞寿命缩短，饮食中铁及叶酸摄入不足也参与一定因素。另外，中性粒细胞趋化性改变，淋巴细胞功能受抑制，免疫功能降低。

（2）出血倾向：可有鼻出血，损伤后出血不止。消化道出血与出血时间延长、血小板功能异常、黏附聚集能力降低及第三因子释放减少有关。

6. 糖、蛋白及脂肪代谢障碍　CRF 时肾脏清除胰岛素能力减退，血中胰岛素升高。慢性肾衰患者一般都有负氮平衡、血浆及细胞内游离氨基酸谱异常及低白蛋白血症。血三酰甘油增高，低密度脂蛋白增高，高密度脂蛋白降低，可能与脂蛋白酯酶及肝酯酶活性下降有关。

7. 其他　GFR 降到一定程度时可有高尿素血症及高尿酸血症，皮肤有瘙痒，伴色素沉着，身上散发一股尿毒症臭味，与尿素分泌增加排出减少有关。CRF 患者由于营养不良，免疫功能低下，易罹患各种感染。小儿由于摄入不足及内分泌紊乱等因素可有生长发育迟缓，或发生肾性佝偻病。

(四) 诊断与鉴别诊断

慢性肾衰到晚期各种症状明显时容易诊断，重要的是认识早期的慢性肾衰竭，设法延缓肾功能进行性恶化。慢性肾衰分期：①肾功能不全代偿期：血肌酐为 110 ~ 177μmol/L（1.2 ~ 2mg/dl），GFR 剩余 50% ~80%，无临床症状；②肾功能不全失代偿期（氮质血症期）：血肌酐为 178 ~445μmol/L（2 ~ 5mg/dl），GFR 剩余 25% ~50%，可有轻度贫血、酸中毒、夜尿及乏力；③肾衰竭期（尿毒症期）：Cr 为 446 ~707μmol/L（5 ~8mg/dl），GFR 剩余 10 ~25%，有明显消化道症状及贫血体征，可有代谢性酸中毒及钙、磷代谢异常；④终末期肾病：Cr 大于等于 708μmol/L（8mg/dl），GFR 剩余小于 10%，有各种尿毒症症状，包括消化、神经及心血管各系统功能异常，水、盐代谢紊乱，酸碱失衡明显，严重贫血。

目前临床上多使用慢性肾脏疾病（chronic kidneydisease，CKD）概念，CKD 的定义：①肾损害（病理、血、尿及影像学异常）≥3 个月；②GFR < 60mL/（min · 1.73m^2），持续时间≥3 个月。具有以上两条的任何一条者，就可以诊断为 CKD。CKD 分期为：1 期 GFR > 90mL/（min · 1.73m^2）；2 期 GFR60 ~89mL/（min · 1.73m^2）；3 期 GFR 30 ~59mL/（min · 1.73m^2）；4 期 GFR 15 ~29mL/（min · 1.73m^2）；5 期 GFR < 15mL/（min · 1.73m^2）。5 期即为尿毒症期。

引起 CRF 病因多种，如由肾小球疾病引起者多有水肿，尿液异常者较易诊断。但部分患者症状隐匿，无明显肾脏疾病史。某些症状如食欲缺乏、不爱活动、夜尿或遗尿等症状无特异性。也有因贫血待查、难治性佝偻病、生长发育迟缓以及多饮多尿而来就诊者，则需经仔细的体检、尿液检查（包括比重）及血生化肾功能等测定以及时检出 CRF，并尽量寻找病因。如由泌尿系先天性畸形的肾发育不良、多囊肾及遗传性疾病如 Alport 综合征引起的肾衰，发病年龄较早。1 ~2 岁即出现症状。常无水肿，以身材矮小及肾性骨病较多见。肾小球疾病引起的 CRF 多见于较大儿童，常 >5 岁，可伴贫血、高血压及水肿，有中等量蛋白尿、血尿及低比重尿，或并发继发性尿路感染。肾衰的急性发作尚需与急性肾衰竭相鉴别。两者的临床表现相似，病因及诱因也有部分相同，但大多数急性肾衰预后良好，少部分患者恢复期后可逐渐发展到 CRF。由于先天性或遗传性肾脏疾病而致慢性肾功能不全的，小儿明显多于成人，并且小儿以先天泌尿系统发育异常为多，而成人的先天性或遗传性肾脏疾病则主要见于先天性多囊肾。

(五) 治疗

虽然造成慢性肾功能不全的一些原发病尚无特异治疗，但有相当一部分因素引起的肾功能损害是可逆的，如感染、尿路梗阻、脱水及有效循环血量的减少等，及时去除诱因，肾功能仍有部分或全部恢复的可能。有些治疗能延缓慢性肾功能不全的发展。鉴于经济的原因，目前国内仅少数单位开展肾脏替代治疗，对于小儿慢性肾衰竭的治疗，多为对症处理，因此，重点应做到早期诊断，明确病因，纠正代谢紊乱，防治并发症，避免引起肾功能急剧恶化的诱因发生等。

1. 饮食疗法　低蛋白摄入为传统疗法，因肾功能减退到一定程度时不能有效排出蛋白分解产物，高蛋白饮食必然加重氮质血症。但小儿处于生长发育阶段，故需供给一定量优质蛋白质（必需氨基酸含量较高食物），减少植物蛋白摄入。根据 GFR 下降程度计算摄入蛋白质的量为与 0.5 ~ 1.5g/（kg · d）。主食以麦淀粉、红薯、芋艿及土豆等含蛋白较低的食物替代部分米、面，有利于促进肠道内尿素氮的吸附，后由大便排出。蔬菜、水果一般不予限制。有高钾血症时避免水果过分摄入。补充必需氨基酸并配合低蛋白饮食，摄入体内后可利用含氮代谢产物，促进蛋白质合成，减轻氮质血症，维持正氮平衡。常用的口服有肾灵片（含 9 种必需氨基酸）也称开同片（ketosteril），静脉滴注的有肾必氨（含 9 种必需氨基酸）注射液。

2. 纠正水、电解质紊乱及酸碱平衡失调　对有水肿、高血压、心功能差及少尿、无尿者应严格限制摄入量。当有吐、泻或消化道失血等脱水、休克现象应即予以纠正，以保证肾小球的有效肾血流量及滤过率。对慢性肾衰患者均需适当限制钠盐的摄入，成人不超过5g/d，小儿依次酌减。

对伴有稀释性低钠血症，如血钠不低于 120mmol/L，无临床症状者，一般不需补钠。血钠 <120mmol/L伴有低钠症状时可口服氯化钠 2~4g/d，或用氯化钠静脉滴入。计算公式按（130－患者的血钠毫当量数）×0.6×kg 体重＝所需钠毫克当量数。常用为3% NaCl，1mL 3% NaCl 含钠0.5mmol，先给总量的1/2，以后根据血压、心脏及复查血钠决定是否再补。尿毒症时血钾常在正常高限，若血钾> 6.0mmol/L，则需予以治疗。常用药物有10% 葡萄糖酸钙每次0.5~1mL/kg，静脉缓注，或5% 碳酸氢钠每次3~5mL/kg，静脉滴注。当血钾>6.5mmol/L，或心电图有高血钾心肌损害时需给透析治疗。轻度酸中毒不予处理。当TCO_2<13mmol/L 伴临床症状时应予治疗。口服 Shohl 氏溶液［枸橼酸70g 加枸橼酸钠50g，以蒸馏水冲到500mL，1mL 含1mmolNa，按钠2~3mmol/（kg·d）给予］。或用5% $NaHCO_3$ 静脉滴注，按下面公式（30－缓注实测得的 TCO_2 数）×0.5×kg 体重＝所需的5% $NaHCO_3$ 毫升数。先给1/2~2/3 量，以后根据血压、水肿程度、心功能及 TCO_2 和随访的数据决定是否需继续纠正酸中度。高磷血症应限制磷的摄入和使用结合剂，常用药物为碳酸钙。适当补充铁、锌，避免铝的摄入。

3. 各系统症状处理

（1）肾性骨病：定期监测血钙、血磷，并防止甲状腺功能过度亢进及骨骼外钙化治疗。控制高血磷，使用磷结合剂：补充钙盐，如碳酸钙、乳酸钙或葡萄糖酸钙，同时加用活性维生素 D_3，常用有双氢速固醇，或1，25（OH）$_2D_3$（Rocaltrol），剂量每日1次0.25μg/片，逐渐过渡到隔日1次或每周2次口服。每2周随访血钙，当血钙达11mg/dl（2.75mmol/L）时应减量或停服。

（2）控制高血压：慢性肾衰高血压的基本处理原则为延缓肾衰的进展，其多数为容量依赖性，故需限制钠的摄入和使用利尿剂。常用药物有双氯噻嗪、氯噻酮及肼屈嗪等。当 Ccr<15mL/（min·1.73m^2）时，一般利尿药往往疗效不高，可应用呋塞米，剂量由小到大，逐渐递增。降压药常用为血管紧张素转换酶抑制剂（ACEI）中的蒙诺（福辛普利 fosinopnl）或贝那普利（benazepril），此类药可扩张出入球小动脉，但出球小动脉扩张更明显，从而使肾小球内压力降低，有利于延缓肾小球病变的进展，减少蛋白尿。β 受体阻滞剂通过抑制肾素而减少醛固酮分泌和水、钠潴留，起到降血压作用；临床应用的药物有普萘洛尔及阿替洛尔（苯氧胺）等。钙拮抗剂是使 L 型钙通道活性降低，抑制钙离子进入血管平滑肌细胞，使血管平滑肌张力降低，全身动脉扩张，血压下降；临床常用药物有硝苯地平（心痛定）及维拉帕米等。已证明控制了高血压的慢性肾脏病患者其 GFR 下降速度低于未控制血压的患者。

（3）贫血与出血：自从20 世纪80 年代应用重组人红细胞生成素（γHuEPO）治疗 CRF 患者的慢性贫血以来，基本上可使大多数患者不再接受输血。剂量为50~100U/（kg·次），隔天一次皮下注射。血细胞压积上升到35%时减为每周2 次，使其维持在35%~40%，注意该药可使血黏度增加，血压升高。治疗期间需随访血清铁及转铁蛋白饱和度等各种参数。及时供应铁剂、叶酸及维生素 B_{12}等。有出血严重者给予小量新鲜血或血浆。透析疗法可改善血小板功能和血小板第三因子的释放，有助于减少出血。严重出血时可酌用抗纤溶止血剂。

（4）防止小管、间质损伤：肾小管受损重要原因之一是氨产生增加，可激活 C3 直接引起肾间质炎性反应。给予碳酸氢钠碱性药物时则尿中产氨下降，尿蛋白减少，理论上碱性药物有保护小管、间质受损的作用。

（李　杰）

第十章

神经系统疾病

第一节　小儿癫痫

一、概述

癫痫为小儿最常见的神经系统疾病，全球约有1 050万活动性癫痫儿童及青少年，而在中国估计有超过500万的儿童及青少年患有癫痫。在过去十五年间，随着临床与脑电图诊断、病因诊断水平的不断提高，特别是随着影像学技术的不断发展，小儿癫痫的诊断和治疗水平不断提高。

据估计世界范围内15岁以下儿童占全球癫痫人群的25%，热性惊厥占到了所有儿科疾病的2%。每年新发癫痫病例350万，40%为15岁以下，且80%在发展中国家。人口流行病学资料显示发展中国家癫痫年发病率为61/10万人~124/10万人，发达国家为41/10万人~50/10万人，出生第一年发病率150/10万，至9岁以后发病率持续下降，直至15岁为止，累积有1.0%~1.7%的儿童有过至少1次惊厥。0.8%为反复惊厥发作。

在儿童，经历首次不明原因的全身性或部分性惊厥发作的患儿，经过8年的随访，其累积复发率为42%，而其中5年后的复发率仅为3%。多因素研究显示，复发的危险因素包括症状性原因、脑电图异常、清醒状态下发作、有热性惊厥史以及发作后瘫痪。抗癫痫治疗不能改变复发率，约64%有惊厥发作史的儿童在成人时可以自行缓解，在这些患者中，仅16%的患儿仍在继续服药。若除外特殊的癫痫综合征和病因，约75%的患者在服用抗癫痫药物之后可以得到缓解，控制3年后撤药后的复发率为25%，且不同的癫痫综合征的复发率差异很大：颞部-中央区良性局灶性癫痫为0%，儿童失神12%，症状性局灶性癫痫29%，青少年肌阵挛则为80%。

二、诊断

（一）病史要点

病史采集很重要，须根据年龄和神经系统状态进行综合采集，包括发育历程、用药史、患儿及家庭惊厥史；对大一些的患儿，直接对其询问将更能了解其主观症状。惊厥的描述应首先关注发作的起始表现，包括整个发作过程以及发作后的表现，发作的环境及其促发因素等。可让患儿家长模仿发作或用家庭摄像机记录发作，临床体检还须包括神经系统、皮肤、头围、视听觉检查等。

（二）查体要点

1. 全身性癫痫　原发性全身性癫痫在小儿常见，常于婴儿期和青少年期起病，与遗传有关。神经影像检查正常，且不存在皮质形态学异常，由于不同原发性全身性发作之间相互重叠，所以各种表现都包含在内，且社会适应力正常，仅少数病例有行为或学习困难。

惊厥主要表现失神、肌阵挛、强直-阵挛，发作间期脑电图可出现两半球弥漫对称同步发放3Hz/s的棘慢波或多棘慢波。

儿童失神占到儿童癫痫的12%，起病多在5～7岁，与遗传有一定关系。发作频繁（每天可上百次），持续10秒左右，伴有两半球弥漫对称同步发放3Hz/s的棘慢波或多棘慢波。90%，的儿童失神常于进入成年之前消失，并不伴其他发作类型。如果失神持续存在，则会出现全身性强直－阵挛性发作，早发和晚发（4岁或9岁）、首选药物耐药、光敏感癫痫提示预后不佳。青少年失神于10～12岁起病，部分与青少年肌阵挛重叠，在清醒状态下发作，睡眠剥夺常促发全身强直－阵挛性发作（80%），光敏感性发作20%，长期预后不清楚。

肌阵挛站立不能性癫痫，是指一类原发性全身性癫痫伴有显著地肌阵挛发作，这些患儿在发作前为健康儿童。肌阵挛发作占儿童癫痫的20%，多在2～6岁起病，肌阵挛发作和失张力跌倒发作每日发作数次，并常出现非惊厥性持续状态和全身强直－阵挛发作。起初发作间期脑电图可正常，之后出现异常。预后不定。几个月或几年后可缓解，且不影响认知能力，即使是前期发作严重的病例，但有30%的儿童会发展成为癫痫性脑病，而留有长久的认知功能损害且发作不能控制。

一小部分肌阵挛站立不能癫痫有SCNLA和GABRG2基因的突变，父母有热性惊厥附加症，有全身性发作。但肌阵挛站立不能癫痫遗传性很复杂，没有临床对照性研究。

2. 部分性癫痫　原发性部分性癫痫为儿童期最常见的癫痫综合征，病程与年龄密切相关，并且家庭中其他成员也可发病，抗癫痫药物治疗效果好但不清楚是否能改变疾病预后。卡马西平和丙戊酸为首选。

中央区－颞中部棘波的良性儿童癫痫占儿童癫痫的8%～23%，多在3～13岁期间起病，预后很好，青少年时期达到缓解。典型发作为睡眠中一侧脸部收缩、口齿不清、流涎伴呼噜音，可不伴有意识丧失，有时累及同侧肢体抽搐，可并发继发性全身性发作，发作间期脑电图示典型的双相中央区－颞叶棘波，睡眠中可为双侧，发作频率不定，一些患儿常常可以避免药物治疗。有时脑电图不典型，常与伴发失张力发作或其他并发情况同时发生，如由卡马西平治疗脑电图加重等。儿童良性枕叶癫痫发作为原发性部分性癫痫，起病年龄在6～17岁，伴有视觉症状，发作后常有头痛，发作间期脑电图表现单侧或双侧枕叶棘慢波发放，闭眼时易诱发，这种发作类表现不到1%，这一类型在儿童更多表现在2～8岁起病，很少与睡眠相关，眼强直伴头向一侧歪斜，呕吐以及半侧阵挛抽搐，须与急性症状性癫痫、急腹症以及枕叶癫痫相鉴别，大多数患儿不需特殊治疗。

症状性部分性癫痫占儿童癫痫的40%，根据惊厥症状来确定起源部位，有时与多个脑叶有关，惊厥可表现单一症状，或多种症状表现，发作表现可与发作起源和泛化后波及的部位相关，初期的发作往往来自于癫痫起源病灶，意识改变是判断复杂部分性发作的要素，在简单部分性发作中无意识障碍，亦可为惊厥进一步泛化而无明确定位。发作后嗜睡为儿童癫痫发作后的常见表现，有利于鉴别诊断，头皮脑电图有时会误诊，当神经影像检查正常时，明确癫痫起源十分困难，除非有一系列特征性发作症状出现。

中颞叶癫痫最容易明确，大多数有症状的患儿均有海马硬化，并在MRI上有表现，40%的患儿幼时有长程热性惊厥史。典型表现多为5～10岁起病或更早，有腹部上涌的感觉，伴有恐惧、口部自动症（咀嚼、吞咽、咋唇等），并有意识障碍如凝视、发作后混沌。当累及主大脑半球时，还可表现失语。在婴幼儿，动作减少可能是最突出的症状，可没有明显的自动症（运动减少性惊厥）。发作间期脑电图可以表现正常或单侧或双侧颞叶异常，药物耐受常见，前颞叶切除术或其他选择性切除术，在80%的患儿中治疗有很好的疗效。额叶癫痫在儿童中相对常见，惊厥持续时间短（数秒至数分钟），并与睡眠有关，同一患者发作形式单一，表现从梦中惊醒，继而睁眼，受惊吓样表情常为发作起始表现，不同程度的意识模糊但很快恢复。主观症状很难确定，在躯体不对称强直之后随即出现运动发作或运动亢进性自动症，许多患儿表现近端肢体的一系列动作（运动过度性惊厥）。癫痫样夜间胡言乱语可在睡眠醒来后持续2～3分钟，并可伴有尖叫或逃逸的动作。在清醒状态下，额叶癫痫发作可引起患儿剧烈的跌倒发作，发作间期及发作期脑电图常可正常，或表现单侧或局限性异常。

在儿童，枕叶癫痫起源难以诊断，因惊厥泛化而掩盖了起始症状，发作初起的幻视（有色团状物、闪光）与周围视野缺损（偏盲）为典型发作，眼球向一侧侧向运动时有发生，围生期缺氧缺血损伤和皮质发育畸形是常见病因，其他病因包括Sturge－Weber综合征、腹部疾病、Lafora病以及线粒体病等。发作间期脑电图在闭眼时容易诱发。

3. 癫痫性脑病 癫痫性脑病是指由于惊厥或（和）癫痫样发作所导致的大脑功能的进行性减退。儿童常见的癫痫性脑病见表10－1。出生后3岁之前的所有癫痫中癫痫性脑病约占40%。癫痫性脑病的诊断有利于癫痫综合征的分类和诊断，一些癫痫综合征如婴儿痉挛、严重肌阵挛癫痫、睡眠持续棘慢波发放癫痫、Lennox－Gastaut综合征等，无论病因如何或脑电图异常严重程度如何，常常表现为癫痫性脑病；而一些癫痫综合征则预后良好，如良性运动性癫痫，病情也可能发生进展，当出现睡眠严重的棘慢波发放时，则会出现如学习和语言功能障碍。同样，局灶性持续性棘慢波发放与相应部位大脑皮质功能障碍有关。肌阵挛－站立不能型癫痫很难预测其是发展为癫痫性脑病，抑或是很快缓解不伴有任何认知问题，不管其一开始时的临床和脑电图表现如何。目前还不清楚是哪些因素（包括临床和脑电图）与这类病例病情预后有关系。最后，儿童癫痫性脑病的一些特定情况，具有高致痫性癫痫活动扩散至远端皮质，导致这些区域的大脑皮质功能受损。

虽然对癫痫性脑病在早期即给予积极的治疗，大多数病例仍需要长期治疗，也主要根据经验选择药物，手术治疗只对选择的适合病例有效。仅仅对一些癫痫综合征在早期药物治疗有效时可以判断其长期预后。对大多数病例来说，潜在病因比单纯确定认知功能要重要得多。

（1）婴儿痉挛（West综合征）：典型的婴儿痉挛通常在婴儿期起病，常常对传统抗癫痫药物耐药，并伴有发育迟滞或进行性减退，脑电图表现为高峰失律。在West综合征中，这些表现集于一身，而婴儿痉挛则不一定有典型脑电图表现或发育迟滞。在美国，累积发病率活产儿为2.9/万，10岁时年龄特异性患病率为2.0/万。癫痫痉挛发作在较大年龄儿童中少见，婴儿痉挛表现为频繁而短暂（0.5～2秒）的丛集性发作，以颈部屈曲或伸展伴上肢外展或内收，每天重复发作数次或成串发作，数次发作后伴疲倦、嗜睡。不对称性发作往往提示一侧大脑病损，单侧病损有时也可表现对称性发作。可伴有其他发作类型，70%的患儿在发作前即有发育迟滞，环境适应和应人能下降，缺乏视觉跟踪，其病时常能观察到孤独性退缩表现。

表10－1 儿童常见的癫痫性脑病

婴儿痉挛 West syndrome and Infantile spasms
大田原综合征 Ohtahara syndrome
婴儿严重肌阵挛癫痫 Dravet's syndrome
获得性癫痫性失语 Landau－Kleffner syndrome
Lennox Gastaut 综合征
慢波睡眠持续性棘慢波癫痫综合征（CSWS）
半侧惊厥偏瘫癫痫综合征（H－H－E综合征）
婴儿恶性迁移性局灶性惊厥 malignant migrating focal seizures in infancy
严重部分性发作 severe focal epilepsies
非进展性脑病肌阵挛状态 myoctonie status in nonprogressive eneephalopathy
半侧巨脑回 hemimeg alencephaly
Surge－Weber 综合征（三叉神经脑面血管瘤病）
特殊的染色体异常综合征 specific chromosomal abnormality syndromes
吡哆醇依赖 pyridoxine dependency

在严重脑病变的患儿，脑电图中常缺乏典型的高峰失律表现，如结节性硬化、无脑回畸形。临床常误诊为肠痉挛、惊恐、拥抱反射或耸肩等，痉挛发作的延续时间差别很大，取决于治疗效果和缓解趋势以及演变为其他发作类型等因素，自发性缓解罕见，约50%患儿在3岁之前发作停止，90%的患儿5岁之前发作停止。

原发性或隐源性痉挛可出现在看似正常的婴儿，症状性痉挛见于发育迟滞或有脑部病变的婴儿，特别是缺氧缺血脑病和大脑发育畸形。家族聚集性发作罕见。预后更多取决于病因而非治疗。预后不良因素包括：症状性、起病早（出生3个月内）、已有其他惊厥发作、脑电图为非对称性表现和治疗后复发。预示预后良好的因素包括：隐源性、头颅MRI正常、典型高峰失律、药物治疗很快控制、起病后无明显发育减退。约80%的患儿留有认知或行为障碍，而在隐源性婴儿痉挛病例中仅有1/3。约50%

伴有其他的发作类型。文献报道死亡率在5%～31%，累积死亡率或长期随访的患者死亡率更高。

婴儿痉挛需与一些早期发作预后不佳的少见疾病相鉴别：如早期婴儿癫痫性脑病、早期肌阵挛性脑病。

（2）Lennox－Gastaut综合征：临床主要表现强直发作、失张力发作、不典型失神发作，脑电图显示广泛棘波和慢波发放。占所有儿童癫痫的2.9%，发病高峰年龄在3～5岁，认知能力和精神障碍常见，30%的病例起病前发育正常，多由神经移行性疾病和缺氧性脑损伤引起。约40%的患儿之前有婴儿痉挛发作，睡眠中强直性发作常见，清醒时可因强直发作和失张力发作而跌倒，不典型失神可呈非惊厥持续状态，认知能力进行性减退。80%的患儿发作持续终身，为症状性，起病越早，预后越差。长期随访研究报道死亡率在17%以上。

（3）Dravet综合征：也叫婴儿严重肌阵挛癫痫，占儿童癫痫的1%，起病表现为发热情况下出现重复和长程单侧或全身性阵挛发作，生长发育可以正常，之后出现无热发作，并可表现不典型失神、肌阵挛发作或部分性发作。约25%的病例为光敏感性癫痫或自我诱发。认知能力进行性减退在起病后的第二至第三年出现，最终停滞。大多数患儿没有语言功能，并有注意力缺陷和多动。神经影像学可以正常，EEG开始可以正常，之后表现全面或多灶性异常，死亡率在16%左右，猝死和意外为主要死因。惊厥可持续至成人，60%的患儿有SCN1A基因突变。

（4）获得性癫痫性失语（landau－kleffner综合征）：为少见但严重的致残性疾病，常隐匿起病或突然起病，丧失语言理解能力（听觉性认识不能），随后出现进行性或波动性语言表达能力，起病年龄在3～7岁，60%的患儿以部分性发作作为首发症状，但有25%没有惊厥发作，在儿童期常被忽视，EEG主要表现在双侧或一侧颞顶部异常，EEG异常放电干扰正常听觉诱发电位，提示癫痫导致听觉功能障碍，关于失语的预后尚不确定，5岁之前起病、听觉区EEG持续异常则提示预后不良。患儿语言功能可恢复或遗留永久的轻到重度缺陷。尽管有少量病损报道，但确切病因尚不清楚。

（5）慢波睡眠持续性棘慢波癫痫综合征（CSWS）：对于慢波睡眠持续性棘慢波癫痫综合征，EEG表现睡眠相关的持续痫样放电，可持续数月至数年，认知能力进行性减退，可见于原先正常的患儿或生长发育迟滞的患儿，大脑病损，特别是多小脑回畸形和脑穿通畸形可见于30%～50%的病例。起病隐匿，3～5岁始出现惊厥，表现夜间局限性发作，类似于运动性发作，数月后，持续性棘慢波发放伴有不典型失神或失张力失神。智能水平显著下降，伴有注意力缺陷和多动，有时可伴有语言障碍和孤独症表现。长期随访癫痫发作可以改善，但大多数患儿认知功能持续异常。长程的慢波睡眠持续棘慢波发放为预后不良的主要因素，良性不典型部分性癫痫综合征与该综合征表现相似。

4. 光敏感性癫痫　是由环境光刺激促发的惊厥，发病年龄高峰为11岁，光敏感性仅仅指利用光刺激诱发脑电图异常，在4%的健康儿童或青少年亦可发生，光诱导性失神发作、肌阵挛发作，以及全身强直－阵挛性发作，可见于原发性全身性癫痫和Dravet综合征，在打游戏机或看电视时（特别是50Hz屏幕时）发生单次或重复发作，可以没有既往发作病史。发作可呈全身强直－阵挛性发作或长时间的视觉症状和呕吐，有时可有自我感应，表现在光源前凝视或眨眼，或在对比度大的图像前出现发作，可以是失神发作或肌阵挛发作。

对视觉刺激过于敏感，是与视皮质不能通过正常的皮质放大控制来对高亮度或对比度大的信号传入进行处理所致的。对发作不频繁的患儿只需给予预防即可，在观看50Hz屏幕电视时，可通过调亮周围环境光线，并距离2.5米观看以降低其刺激，100Hz屏幕电视较少促发。视频游戏应避免，若需治疗，可选用丙戊酸，偏光眼镜或屏幕滤光器对严重发作的患儿有帮助。

5. 热性惊厥　是指在急性发热情况下出现的惊厥，在3个月至5岁的发病率为2%～4%，遗传方式涉及常染色体显性遗传和多基因遗传。大多数热性惊厥患儿伴有急性呼吸道感染。另外，在注射白喉－百日咳－破伤风三联疫苗后24小时以及接种麻疹、腮腺炎、风疹后8～14天，亦可出现惊厥。

当热性惊厥为单次全身性发作，惊厥持续时间<15分钟时，称为单纯性热性惊厥，若惊厥为部分性发作、反复发作、惊厥持续15分钟以上，则称为复杂性热性惊厥，常伴有神经系统异常，今后发生癫痫的危险性大，对脑膜刺激征阳性或18个月以下的婴幼儿应行腰穿检查，对发作后长时间无反应或

有局限异常表现的患儿应做神经影像学检查，绝大多数热性惊厥发作时间短暂，对于发作持续时间较长的患儿，应给予地西泮（安定）肛栓止痉，热性惊厥复发率为30%～40%，预防性治疗仅限于长程发作的病例，新发病例首先采用地西泮肛栓，继而给予丙戊酸或苯巴比妥。不提倡发热期的预防用药。约3%～6%的热性惊厥会发展为癫痫，主要为原发性全身性癫痫。

6. 进行性肌阵挛性癫痫　是指一组癫痫综合征，包括：拉夫拉病、翁－伦病、肌阵挛癫痫伴破碎红纤维综合征、蜡样脂褐质沉积症及唾液酸沉积症。临床表现为多灶或全身性肌阵挛、全身强直－阵挛发作或阵挛－强直－阵挛发作，光敏感性、认知功能减退以及小脑或锥体外系体征。不同综合征的确定依据起病年龄、进展快慢而定，多数可发现基因异常。

7. 癫痫持续状态　为儿科急症，是指惊厥反复发作持续30分钟以上，发作间期中枢神经系统基本功能不能恢复。70%的患儿以癫痫持续状态为首发，超过27%的患儿有1次以上发作。根据发作有无运动表现将癫痫持续状态进行分类（表10－2），以利患病率和治疗选择的判断。惊厥性癫痫持续状态主要表现全身性或部分性惊厥状态，即使仅有局限性的抽搐或眼球的痉挛也较部分性发作严重。病因决定癫痫持续状态的预后，不同年龄病因有所不同，热性惊厥状态（20%～30%的病例）常发生于婴儿和小年龄儿童，无惊厥史或中枢神经系统感染。原发性癫痫持续状态（16%～40%的病例）发生在无任何病损的原发性癫痫患儿。症状性癫痫持续状态（14%～23%的病例）常发生在儿童，伴有皮质发育不良或癫痫性脑病。急性症状性惊厥性癫痫持续状态（23%～50%的病例）常伴发有急性中枢神经系统病变，占了1岁以下癫痫持续状态的75%和3岁以上的28%。急性症状性癫痫持续状态死亡率可高达20%，在发展中国家，小婴儿中枢神经系统感染引发的癫痫持续状态常被忽视，其次为外伤、缺氧缺血脑损害、代谢性疾病、电解质紊乱等。突然撤药也常诱发癫痫持续状态。同样，药物选择不当或异常反应亦可导致癫痫持续状态。部分性癫痫持续状态以部分性运动发作，发作不易控制，常常因脑部病变引发，如皮质发育不良。Rasmussen综合征，一种慢性大脑半球炎症，表现进行性癫痫部分发作持续状态和半侧偏瘫伴张力障碍和认知功能减退，一侧大脑出现萎缩。

表10－2　癫痫持续状态分类

惊厥性癫痫持续状态	非惊厥性癫痫持续状态
全身性	失神发作
强直	典型失神
强直－阵挛	不典型失神
阵挛	部分性发作状态
肌阵挛	伴发感觉症状
部分性	伴发精神症状
部分性发作	复杂部分性发作持续状态
部分性发作继发全身性发作	慢波睡眠持续棘慢波癫痫
部分性发作持续状态	

代谢或中毒所导致的惊厥性癫痫持续状态与神经系统损伤有关，特别是在海马CA1区和CA3区、杏仁核、小脑皮质、丘脑和大脑新皮质。

若癫痫持续状态不能通过临床病史明确原因，或表现局限性体征，则应做头颅CT检查。发热病例应考虑中枢神经系统感染，应做腰穿检查。对婴儿期原发性的耐药的癫痫持续状态应常规使用100mg吡哆醇。由于单侧大脑畸形所致的癫痫持续状态应予以手术治疗。

全身性非惊厥性癫痫持续状态主要表现完全的意识丧失或反应下降、流涎以及不能维持步态平衡（不典型失神状态），多见于癫痫性脑病，被认为是昏迷的原因之一，约占昏迷患者的8%，临床无惊厥发作，在儿童，特别是发育障碍的患儿，常常不被认识，EEG往往显示持续的、弥漫性的棘慢波发放。部分性非惊厥性癫痫持续状态不常见，可以表现为意识改变伴精神症状，有时很难与全身性非惊厥性癫痫持续状态相鉴别。EEG对诊断至关重要，在Angelman综合征和环状20号染色体综合征中，可以表现特殊的非惊厥性癫痫持续状态。非惊厥性癫痫持续状态虽然不常危及生命，但仍需在脑电图监护下给予迅速有效的治疗，并除外有可能危及生命的病因。

总的死亡率在6%，而惊厥性癫痫持续状态为16%，急性症状性癫痫持续状态以及持续状态并发进行性癫痫脑病为死亡的主要原因。在急性症状性癫痫持续状态后癫痫继续发作的危险性为41%，特别是在以癫痫持续状态为首发症状或症状性的患儿，应给予维持治疗。

（三）辅助检查

1. 常规检查

（1）脑电图检查：脑电图可能提示发作性异常，脑电图有发作性的棘波或尖波、棘慢波或尖慢复合波、高幅波等，但应注意在5%～8%的健康儿童中可以出现发作间期脑电图异常。睡眠脑电图可以将常规脑电图60%的阳性率提高至90%。间歇性光刺激和过度换气试验在儿童脑电图检查中是必要的，视频脑电图配合实时肌电图、心电图和眼动电流图，对于鉴别各类临床复杂情况具有重要价值。长程动态脑电图对捕捉惊厥发作以及量化发作具有重要意义。当临床有明确发作史时，正常发作间期脑电图并不能排除癫痫诊断，因头皮电极仅能反映近头皮的浅表皮质的电活动，而不能描述颞中叶或深部皮质的电活动。

（2）影像学检查：CT扫描可显示小的钙化、骨质和结构，急诊CT指征包括惊厥持续状态、了解头颅外伤等，虽然小儿单纯性热性惊厥和典型的原发性癫痫不需要MRI检查，但对于非原发性部分性癫痫是做MRI的指征。惊厥症状学和脑电图检查可指导影像学检查。

皮质发育异常是引起儿童症状性癫痫最常见的原因，在出生后前6个月里，需要做T_2加权像来明确有无皮质发育异常，而T_1加权像主要对发现大脑成熟度更有帮助，如了解髓鞘形成的情况。高T_1加权像强化反差显像以及水抑制反转显像，可在随访和判断预后方面有帮助。选择1.5mm 3D序列显像对海马结构和皮质发育区域有帮助。

功能性神经影像主要针对癫痫需手术的患儿，并以尽量减少创伤性检查为目的，特别是颅内脑电图检查和异戊巴比妥钠（wada）试验，氕磁共振质子波谱能显示异常N－乙酰天冬氨酸和肌酐比值或两者的值，可发现神经元功能不良和神经胶质增生。功能MRI可用于显示皮质功能区，并研究与癫痫起源病灶的关系，这一技术因需要良好的技术和配合，因此只能用于7～8岁以上的患儿。

2. 其他检查　正电子体层扫描（PET），通过2－脱氧－2（^{18}F）荧光－D－葡萄糖测定大脑葡萄糖和氧代谢。局灶性低能量可能与癫痫起源病灶相一致，这在磁共振中不能看到，利用PET追踪氟奋乃静，后者能与GABAA亚单位受体结合，从而更为敏感且清晰地显示癫痫起源灶。

SPECT（单光子发射计算体层扫描），利用^{99m}Tc测定局部脑血流，癫痫起源病灶在发作期显示血流增加而在非发作间期显示血流减低。

（四）诊断标准

1. 癫痫的诊断分为四个步骤　首先是判断临床发作是否为癫痫发作。许多非癫痫性的发作在临床上需与癫痫发作相鉴别（表10－3）。

第二步是在诊断为癫痫发作的基础上根据临床发作和脑电图表现，对癫痫发作类型进行分类。在进行脑电图和影像学检查后，有2/3病例可在早期进行分类，余下1/3，在起病2年内可以进行分类。

表10－3　儿童常见的非癫痫性发作

躯体性	心理性
昏厥/猝倒	心理障碍
脑血管病（TIA，偏头痛）	情感性擦腿，屏气发作
昏厥/猝倒	心理障碍
阵发性内分泌障碍	发作性习惯性抽动
睡眠障碍：夜惊，梦魇，梦游，遗尿	发怒，惊恐
睡病	癔症性发作
呼吸暂停	头痛，腹痛，过度换气

续 表

躯体性	心理性
多发性抽动 胃食管反流	精神病性发作 非癫痫性强直发作

第三步是就患儿的临床发作、脑电图特征、神经影像学、年龄、预后等因素，对癫痫的病因进行分析，并对癫痫综合征、癫痫相关疾病以及癫痫性脑病等进行诊断；最后还应对患儿的全身发育和相关脏器功能以及心理、生长发育等进行检查和整体评估。国际抗癫痫联盟将诊断划为5个部分或5个诊断轴：描述发作期症状（轴1）；描述癫痫发作的类型（轴2）；癫痫综合征（轴3）；与癫痫或癫痫综合征相关的常见疾病（轴4）；WHO国际功能、残障与健康分类标准对损伤状况进行评估（轴5）。

2. 病因诊断　引起癫痫的病因很多，临床分为原发性、继发性和隐源性。

（1）原发性（特发性）癫痫：致病原因尚未发现或仅与遗传相关。

（2）继发性（症状性）癫痫：为具有特殊病因的癫痫，其癫痫发作为器质性脑损伤的症状之一。其中局部和脑部疾病包括：①先天性异常：如结节性硬化、脑三叉神经血管瘤病、神经纤维瘤病、脑发育缺陷（脑积水、脑膨出、小头畸形、巨脑畸形、脑穿通畸形）等，多在婴儿和儿童期起病。②外伤：产伤、新生儿颅内出血及任何年龄的颅脑外伤。③炎症：包括各种原因的宫内感染，颅内细菌、病毒、真菌、寄生虫感染。④母孕期疾病：母亲孕期用药、中毒、放射损害等。⑤颅内原发性或继发性肿瘤。⑥脑血管病：脑动脉瘤、脑动静脉畸形、脑动脉炎、脑梗死、脑出血等。⑦变性性疾病、胆红素脑病、各种原因引起的脑萎缩。全身或系统性疾病包括：①脑代谢障碍：低血糖、低血钙、苯丙酮尿症、甲状旁腺功能减退、半乳糖血症、脂质代谢病等，严重水电解质紊乱、尿毒症、肝性脑病、维生素缺乏和依赖。②各种全身感染所致的中毒性脑病、脑水肿、颅内压增高等。③中毒：金属中毒、药物中毒、食物中毒、一氧化碳中毒等。

（3）隐源性癫痫：指怀疑有病因，但通过现有的检测未能明确的。

（五）鉴别诊断

1. 屏气发作　婴幼儿较多见，多发生在6～18个月，有自限性，4～5岁自行缓解。发作必须有诱因，如发怒、哭闹、疼痛刺激、跌倒。本病有青紫型和苍白型两种发作形式。屏气发作时很像强直－阵挛发作，有的甚至可出现角弓反张、尿失禁，发作后一切正常，发作时脑电图也正常。

2. 晕厥　多发生在持久站立、排尿或咳嗽时，发作有短暂意识丧失及上肢短促阵挛，须与失神发作鉴别。晕厥发作前有自主神经系统功能不稳定的症状如出虚汗、苍白、头昏和黑矇，脑电图正常。血管抑制性晕厥多发生在持久站立后，平卧后恢复。由平卧体位迅速转成直立体位可有一过性低血压变化而晕厥。

3. 睡眠障碍　夜惊多发生在3～5岁的儿童入睡后不久，眼球运动处于快动相时，外界的弱刺激可引起强反应，惊醒、突然坐起，呈恐怖相，次日不能回忆，有自限性，进入学龄期而自行缓解。

4. 习惯性阴部摩擦　小儿在无意中下肢交叉摩擦外生殖器引起快感，日后形成习惯，主动频繁摩擦，可出现两颊潮红，两眼凝视，额部微微出汗。多发生在单独玩耍时。女孩较男孩多见。脑电图正常，须与颞叶癫痫的早期相鉴别。

5. 低血糖发作　多发生于早晨空腹，面色苍白、多汗、恶心、饥饿感，严重者可抽搐。婴幼儿低血糖发作很少有典型表现，但肌张力低。口服糖水并平卧后恢复。空腹血糖低，脑电图正常。

6. 癔症性抽搐　发作与精神因素刺激有关，昏厥时慢慢倒下不受伤，四肢抽动杂乱无规律，虽然呼之不应但意识清楚，给予恶劣气味、针刺后可大声喊叫，无神经系统阳性体征，脑电图正常。

三、治疗

癫痫治疗的目的是控制或减少发作、消除病因，减少脑损伤，维持正常的神经精神功能。

（一）一般治疗

应尽量保证癫痫患儿的正常的日常生活，饮食与正常儿童相同，保证充足睡眠，允许入学并参加各种正常活动，对有智力低下或行为障碍的患儿应进行特殊安排和教育。对发作未完全控制的患儿，应限制爬高、骑车、游泳等，应避免各种诱发因素，如：饮食过量、睡眠不足、过度兴奋或劳累、情绪波动等。对婴幼儿癫痫患儿，一般可按时进行预防接种，但对发作频繁未能很好控制的，则需在医生指导下进行。

（二）药物治疗

对大多数抗癫痫药物来说，其临床作用谱已基本明确，但机制尚不完全清楚，中枢神经系统兴奋性神经传导递质为谷氨酸，通过三种受体发挥作用：N－甲基－天门冬氨酸、红藻氨酸盐/α－氨基羟甲基噁唑丙酸 AMPA、促代谢型受体。主要的抑制性神经递质有：γ－氨基丁酸，通过两种受体起作用：激活 GABA－A 受体可激活氯离子通道，产生膜电位超极化和快速抑制反应，GABA－A 受体对苯二氮䓬类和苯巴比妥敏感，可调节离子通道开放的频率和时间。GABA－B 受体兴奋则激活促代谢受体使钾离子通透性增加，从而减慢传导。动物实验已证实了抗癫痫药物 GABA 能强化作用以及谷氨酸能的致痫作用，使得 GABA 能药物不断发展，但癫痫起源神经网络的神经解剖组织学还不清楚，这也许能解释为什么同一种药物对不同癫痫类型起相反作用。

应根据不同综合征选择抗癫痫药物。了解抗癫痫药物的主要的作用机制和作用谱，对癫痫综合征进行正确的诊断，才能正确指导选择药物。药物的疗效和安全性的研究提供了不同的证据，然而由临床试验所获得的结果难以解读，不同的癫痫综合征以及不同病因交织在一起，临床试验的设计很难做到，在对两种或多种药物的比较中发现药物作用差别不大，不能排除所有药物均无效的可能性，以及发作自行缓解或不断改善等结局。抗癫痫药物在儿童中的安全性缺乏足够的研究，常常在成人药物应用明确之后，因此在儿童中的应用常常滞后。对于分类不清的患儿，广谱而又价格低廉的药物如丙戊酸、卡马西平推荐作为首选。新的抗癫痫药物在安全性较好而疗效相当，需要进一步研究其安全性、药动学和药物监测等，并与传统药物相比较。

当开始单药治疗后出现药物耐药时，可更换另一种药物单药治疗或添加另一种抗癫痫药物，由单药治疗相互转换的过程中需要一定的药物调整期。

决定开始治疗需因人而异，许多患儿单次不明原因的惊厥、热性惊厥、良性部分性发作或青春期孤立发作等，并不增加之后发生惊厥的危险性，因此不必治疗。同样，患儿伴有明显的发育障碍，而癫痫发作轻微，对整个疾病病程无明显影响，而药物治疗增加了不良反应，则也不必抗癫痫治疗。惊厥性癫痫持续状态或症状性癫痫有发育畸形时，很容易再发，需积极治疗。由于严重癫痫发作所导致的死亡应该重视，特别是在神经系统受损时。在惊厥持续状态初期，静脉用劳拉西泮被认为是最佳选择，因为其作用时间长、安全且心肺抑制危险性小，很多常规提出即使是癫痫持续状态发作得以控制，也需要后续给予抗癫痫药物治疗，如静脉应用磷苯妥英，1.5mg 的磷苯妥英相当于 1mg 的苯妥英，如果惊厥持续 30～50 分钟，则应在 ICU 监护下给予全身麻醉。并进行 EEG 监护。咪达唑仑在治疗顽固性癫痫持续状态方面有优势。

当临床出现细小发作或临床下发作造成认知能力下降时，亦应积极治疗。对于对药物敏感的癫痫发作和耐药的复杂癫痫来说，治疗目的可能完全不同，对于药物敏感性癫痫来说，以达到惊厥控制并且无明显不良反应、单药治疗、所花费用最低为目标，药物选择差别不大。而对复杂且耐药的癫痫的治疗，其主要目的并非惊厥完全控制，否则将会出现多药联合治疗并大大增加不良反应，这种不良反应和对患儿造成的不良影响则远远大于惊厥本身。多药联合治疗也可能加剧惊厥发作的可能性。减少惊厥发作仅作为疗效的结果之一，更重要的是生活质量的改善，因此要平衡好药物不良反应与惊厥发作程度与频率之间的关系。

临床治疗随访主要观察药物镇静等不良反应，血药浓度监测并不作为常规随访监测内容，但有专家指出一些特定药物或特定情况下应进行血药浓度监测，特别是对于了解苯妥英钠（非线性代谢）、卡马西平（治疗指数窄），血药浓度监测同样可以评估并发症、临床怀疑药物中毒和药物之间相互作用。在儿童，若单药治疗临床无惊厥发作情况下，即使血药浓度水平在有效治疗范围以下，也不必调整药物剂量。相反，对难治病例，药物剂量有时可以调整到耐受范围以上，而不必考虑血药浓度。有时血药浓度对某些药物没有临床价值，并很难说明问题，特别是在药物相互作用、不同蛋白结合率、药物本身对代谢的诱导作用等。

通常，发生在儿童中的认知损害，原因之一可能与抗癫痫药物有关，大量与剂量相关的认知方面的影响，均来自与自身对照研究，儿童中很少进行对照研究，在对苯巴比妥治疗的儿童研究发现：认知影响大多表现在智商降低以及 P300 波潜伏期增加，电生理研究提示认知信息处理的速度减慢，但这些作用在停药后可以恢复，学习能力改善，提示治疗期用药并非影响后期的智能认知水平。

卡马西平并不影响智商，但对儿童的记忆有轻微影响，苯妥英钠可轻度影响智商，但对学习的影响尚不清楚。丙戊酸对记忆的影响较苯妥英和卡马西平轻微，但还需深入研究。在儿童，尚无很好的针对新型抗癫痫药物对神经心理方面影响的研究。在一项对照研究中，丙戊酸可以改善脾气暴躁和情绪不稳。拉莫三嗪、加巴喷丁、左依拉西坦有促使攻击行为发生的危险性，特别是对于有认知障碍的患儿，但还需要做有效的前瞻性对照研究。

对临床症状缓解的病例进行撤药，其最佳时机很难确立，随机对照临床试验的结果表明，治疗持续至惊厥控制至少需要 2 年以上，而对于特殊的癫痫综合征，因其缓解率低，另外部分性发作的患儿脑电图异常或减量后脑电图又出现异常，将增加复发的危险性。目前，尚无足够的证据来确定全身性发作患儿的撤药时机。对于容易发生撤药癫痫复发的药物，如苯二氮䓬类、苯巴比妥，减量过程至少需要 3 ~ 12 个月以上。

（三）酮源饮食治疗

在两项有关酮源饮食治疗儿童癫痫的开放性前瞻性研究表明，酮源饮食对于难治性癫痫有效，但尚无对照研究的资料。没有对特殊癫痫综合征治疗有效的证据，需要对其疗效和安全性进行进一步评价。酮源饮食治疗的机制尚不清楚，富含脂肪、长期维持酮症、维持高的酮体水平与惊厥的控制有关。由于饮食严格限制，因此会导致腹泻、维生素缺乏、肾结石等不良反应，严重者可引起致死性心肌病。

（四）手术治疗

一些对药物耐药的难治性癫痫应用手术治疗可能有效，手术治疗包括切除治疗和迷走神经刺激术。目前主张早期手术评估和干预。切除手术旨在切除癫痫起源病灶，而姑息性或功能性手术则主要为了预防或局限惊厥活动的扩散而非控制发作。

手术治疗必须确定药物治疗无效，而且是在合理选择和应用的基础上，根据每个患儿的临床资料，惊厥相关的病变必须进行完整的评估，一旦明确，即应尽快进行术前评估。

1. 切除性手术　手术切除的范围和程度应根据癫痫起源病灶，包括癫痫发作期病灶（如神经电生理获得的惊厥起始皮质），但这不一定与癫痫起源病灶相符，切除致癫痫源性病灶，可以使大部分患儿惊厥控制，描记并切除整个致癫痫区，或至少切除发作期起源灶。会提高病灶切除的疗效，当 MRI 摄片显示正常时，只有在欲切除区域以外无独立的致癫痫区，或不导致其他神经系统损害时方能进行手术。通过临床表现、视频脑电图监测、神经心理评估、高分辨率 MRI 可以对癫痫起源进行定位。在选择病例中，MRI 光谱、EEG 实时功能磁共振显像、发作期和发作间期 SPECT 检查、PET 检查，可为手术方案制定提供有利依据。发作间期脑电图描记在定位有疑问或决定切除范围时有帮助。植入深部电极或硬膜下网格电极可以在术前进行癫痫起源和扩散的评估。

儿童癫痫手术效果取决于合适病例的选择和疗效的评判指标和方法。许多癫痫中心仅仅采用简单的惊厥改善评分。而儿童手术疗效的判断应包括：运动发育状况、认知能力、行为等诸多方面，以及术后需要用药的情况。虽然近期有关于大脑半球切除术后认知水平和行为能力的研究报道，但没有疗效方面的统一标准和最佳指标。在小儿，颞叶切除后惊厥控制无发作占 78%，而颞叶外或多病灶切除的术后惊厥控制率仅 54%，儿童肿瘤切除后癫痫无发作率在 82%，皮质发育异常的术后无发作率在 52%，对于术前资料有限、无明确病灶的儿童，手术预后不佳，对继发性获得性病灶，半侧大脑半球切除术后惊厥控制可达82%，而进展性疾病仅50%惊厥能得以控制，发育畸形仅为31%，有报道手术可部分改善认知和行为能力。对一些术前已有偏瘫和视觉障碍的患儿，虽然绝大多数患儿最终无法改善，甚至加剧，但一些患儿中偏瘫症状仍能得到不同程度的改善。

2. 姑息性手术　胼胝体切除术为大脑中线切断，主要为了抑制由于大脑半球间的惊厥传播所导致的双侧大脑半球同步电发放，为了避免断开综合征，常常只切断胼胝体的前2/3，只有在前部胼胝体切除无效时才考虑完全切除术。术后可发生部分性发作，但跌倒发作可以减少。

多处软脑膜下横切术已成功应用于位于大脑皮质重要区域的局灶惊厥，特别是当癫痫电活动扩散导致邻近或远端皮质区功能障碍时，例如，若癫痫活动扩散至水平纤维，正常皮质功能通过垂直神经元柱起作用，则经多处软脑膜下横切术后，使水平纤维切断，从而保证垂直柱结构的完整性。

迷走神经刺激术作为联合治疗药物难治性癫痫，刺激电极放置于皮下，并置于左侧迷走神经，对于儿童来说，严重癫痫且没有手术指征的患儿可以应用，但对癫痫综合征的疗效较好，不良反应包括声嘶、咳嗽和疼痛，一般可以忍受。

（五）心理治疗

癫痫除了注意其体格健康，更应注意其心理健康，包括精神活动和情绪反应，对患儿采取不歧视、不溺爱，不应让其产生自卑心理，并作好长期治疗的准备。同时对治疗过程之中出现的心理问题应予以高度关注，及时诊治。

四、预后

绝大部分癫痫儿童的预后可分为四类：

1. 良性癫痫　如良性运动性癫痫（占20%～30%），这类患儿在几年后常可自行缓解，甚至不需要药物治疗。

2. 药物敏感性癫痫　绝大多数儿童为失神癫痫（占30%），这类患儿药物控制容易，几年后可自行缓解。

3. 药物依赖性癫痫　如青少年肌阵挛以及许多症状性部分性癫痫（占20%），这类患儿药物治疗可以达到发作控制，但撤药后易复发，需要终身治疗。

4. 药物耐药性癫痫　为难治性癫痫，预后不佳（占13%～17%），药物耐药可通过对选择合理的首选药物耐药而早期预测。

虽然良性癫痫和绝大多数药物敏感性癫痫在起病早期即可确定，但对于许多部分性症状性癫痫或怀疑为症状性癫痫的患儿，以及一些原发性全身性癫痫而言，药物敏感或耐药的确立常常是回顾性的。药物应用初期3个月，发作达到75%～100%控制，可以作为提示预后良好的预测指标。另外，原发性或隐源性癫痫的缓解率是症状性癫痫的3倍。

（李　杰）

第二节　小儿脑性瘫痪

一、概述

小儿脑性瘫痪是指发育中的大脑因各种遗传因素或后天性损伤所致的一组儿童神经系统综合征，临床主要表现为肌张力、姿势或运动异常。根据对功能的影响程度不同，脑性瘫痪可在生后的1～2岁得到诊断，轻微异常可至2岁后得以诊断。约50%病例需借助辅助器械维持活动，例如矫形器、助步器、轮椅等，2/3可并发其他残障。脑性瘫痪的诊断必须除外了感染、缺氧缺血脑病、内分泌疾患和可能的遗传性疾病之后方能诊断。

脑性瘫痪与发育中的大脑在皮质神经网络和皮层下运动控制受损有关，不仅影响到运动功能，同时也会影响到感觉传导功能。在发达国家，脑性瘫痪的发病率为2.5/1 000活产儿，主要影响行走或手的运动，但也可影响语言、眼球运动、吞咽、关节畸形和认知功能，并可伴有癫痫。社会心理与疾病负担有可能影响患儿一生。

脑性瘫痪多因运动中枢、锥体束、桥脑损伤所引起，临床医生可通过临床检查，结合神经影像学和分子遗传学技术发现病因，明确诊断，并予以药物和康复干预。

脑性瘫痪患者中有70% ~80%与产前因素有关，10%与出生后窒息有关，其中半数以上为足月儿，早产儿，特别是26周前早产儿，发生脑性瘫痪的危险性大大增加，遗传性疾病、早期脑发育中大脑的继发性损害、脑发育畸形等通常见于足月儿，继发于窒息和感染所致的脑室周围白质软化常见于24 ~34周早产儿，在足月儿缺氧缺血性脑病，基底核、丘脑、大脑灰质可有不同程度的影响。

已知的病因包括：大脑发育畸形，如无脑回、脑裂畸形、丹－沃（Dandy－Walker综合征）综合征、TORCH感染等。重要的前驱病因包括：早产、低出生体重、臀先露、胎膜的炎症、血栓形成、产程异常、窒息和感染。母亲智能低下、癫痫、糖尿病、甲状腺疾病为重要的危险因素。仅10% ~20%的病例有继发性病因，如中枢神经系统感染、创伤、脑血管意外和严重的缺氧缺血脑病。

二、诊断

（一）病史要点

详细的病史询问包括产前、产时和出生后的整个过程，产前因素、母亲因素、围生期病因、遗传性疾病、脑发育异常等均是重要的诊断线索和病因。孕期胎动减少是产前一个重要的因素，如果没有新生儿脑病的存在，则不考虑围生期因素，家族史有助于排除遗传性疾病的可能，同时需询问视觉、听力、喂养、大小便功能等情况以及心肺方面的问题。

（二）查体要点

脑性瘫痪代表着反射－驱动活动缺乏皮质控制，婴儿早期运动发育落后、痉挛和姿势异常是重要的诊断线索，早期包括：原始反射持续存在、上运动神经元体征、运动姿势异常、粗大运动与精细运动发育延迟等，如不能抬头、躯干控制不佳、持续或不对称性握拳、过度伸展姿势、伸舌障碍、口部多动等。

详细的神经系统检查对脑性瘫痪的诊断十分重要，首先应明确肌张力情况，肌张力是正常、增高还是减低，张力增高又可分为痉挛、僵直或张力障碍。痉挛性肌张力增高为速度依赖性，可伴有上运动神经元体征，如肌阵挛、反射亢进、巴宾斯基征阳性、痉挛性无力或手部运动欠灵活等。僵直为非速度依赖性，为多组肌群的同时收缩所致，无固定体位或姿势。张力障碍性肌张力增高则表现为不自主地持续或间断性的肌肉收缩，从而出现扭动、重复动作和姿势异常，中枢性张力减退与周围神经肌肉病变所致的张力减退不同，前者肌力存在，而后者肌力及反射均受抑制。共济失调在脑瘫患儿中不常见，如出现应考虑遗传代谢病，如Angelman综合征等。

除此之外，还需检查患儿前倾或仰卧位姿势、头部及躯干支撑、手部灵活度等，有助于诊断。另外伴随着其他神经精神症状，如智能低下、认知障碍和行为问题。大规模临床研究显示，脑瘫患儿仅一半在1岁时得到诊断，早期详细全面体格检查有助于早期及时诊断。需要强调的是脑瘫的运动功能评估需和康复医师共同完成。

脑性瘫痪常见的并发症包括癫痫、智能低下、视觉损害和听觉损害。有75%的脑瘫患儿有以上四种并发症中的一种损害，其中近一半患儿伴有癫痫，且常在1岁以内发病，痉挛性四肢瘫和偏瘫更为常见，脑电图有助于诊断，但应注意部分患儿仅表现脑电图异常而并无癫痫发作。

半数以上可伴有不同程度的智能低下，也可出现学习障碍、注意力缺陷多动表现，听力或视觉损害、语言发育障碍可见于15% ~20%的脑瘫患儿。

其他并发症还包括吞咽或喂养困难、生长延迟、口腔问题、呼吸道问题和行为情绪问题。可产生严重的胃食管反流、吸入窒息或假性延髓性麻痹。另外遗尿、尿失禁亦常见。

（三）辅助检查

1. 常规检查　影像学技术包括头颅超声、头颅 CT、MRI 等，MRI 在诊断脑瘫的病因方面有较高的敏感性和特异性，同时排除其他可能的引起运动障碍的疾病（如血管畸形、灰质异位等）。通过 MRI 技术可以发现 70% ~90% 的病因，弥散加权成像、弥散张量成像和磁共振波谱分析等新技术的应用，对病因学的诊断更有帮助。

影像学诊断常常关系到下一步的诊断选择。例如锥体外系脑瘫，在 MRI 上发现有苍白球异常时，需进一步进行遗传代谢性疾病的筛查，对于 MRI 上提示有大脑发育畸形的表现，如无脑回、脑裂畸形等脑移行异常时，应进一步进行分子生物学检测，以明确病因并预测其再显危险性。

脑电图的异常率为 60% 左右，无特征性改变，主要表现为异常节律的出现，其次为慢波节律及发作波。

诱发电位分视觉诱发电位、脑干听觉诱发电位和躯体感觉诱发电位，脑干听觉诱发电位较常用，手足徐动型患儿异常率高。

所有脑瘫患儿还须进行眼科的评估，以及时发现异常。

2. 其他检查　对于可疑遗传性疾病者则应做染色体核型分析和基因检测。特别是对于锥体外系表现、张力低下和共济失调型患儿，须考虑遗传代谢性疾病，应检测尿有机酸、血氨基酸、乳酸和染色体检查。对于原发性锥体外系表现而头颅 MRI 正常的脑瘫患儿，须检测脑脊液生物蝶呤、神经递质和氨基酸代谢等。长期仔细的随访对于除外脂类代谢和糖代谢异常非常重要。

（四）诊断标准

根据其受累情况和临床表现，可按下列标准对脑性瘫痪进行分类，详见表 10 -4。

表 10 -4　脑性瘫痪的分类与临床表现和常见病因

分类	主要表现	常见病因
双侧痉挛（硬直）状态 痉挛性双瘫	6 个月至 1 岁内可表现运动发育延迟，下肢重于上肢，可伴有斜视、畸形、运动障碍、惊厥和认知障碍等。多见于早产儿，神经影像可表现白质病变。	脑室周围白质软化，脑室周围出血，出血后脑积水，先天性 HIV 感染，家族性痉挛性下肢瘫等
痉挛性四肢瘫	1 岁内症状明显，累及四肢，行走与手运动受限明显，常伴有明显的智能低下、惊厥、畸形（脊柱侧弯、髋关节脱位）、皮质盲，与遗传性疾病、脑发育不良、严重脑室周围白质软化、围生期感染、窒息、颅脑外伤有关。	严重的脑室周围白质软化，缺氧缺血脑病，遗传性疾病及脑发育畸形，各种原因引起的脑积水，TORCH 感染，脑膜炎，颅脑损伤等。
单侧痉挛（僵直）状态 痉挛性偏瘫	可累及一侧肢体，常常有围生期明确的病因，影像学检查阴性者往往表现轻度偏瘫。可伴有惊厥、肢体发育不对称和受累侧感觉受损	脑发育畸形，宫内皮质或皮质下损害，脑室周围白质异常，围生期卒中或 4 度以上脑室内出血以及出生后中风
锥体外系	上肢重于下肢，常伴语言功能低下，智能可相对良好，头颅磁共振常提示尾状核、壳核、苍白球、丘脑等锥体外系运动通路异常	缺氧缺血脑病、胆红素脑病或特异性代谢异常（戊二酸尿 1 型、甲基丙二酸血症）
运动徐缓	表现运动迟缓，面部运动减少，肢体被动运动时张力亢进僵直	
张力障碍	表现为扭动、重复性运动、姿势异常或不对称，静止时肌张力正常而意向运动时出现肌张力增高	
舞蹈手足徐动	表现肢体远端快速、无法控制的不规则运动或手足缓慢扭转运动或二者皆有	

续 表

分类	主要表现	常见病因
偏身颤搐	表现四肢广泛、无法控制的运动，严重影响日常活动	
张力减退/共济失调	少见，表现肌张力低下或共济失调或二者共有，运动发育落后，肌力和反射存在	线粒体脑肌病、Angelman 综合征、Prader - Willi 综合征、儿童脊髓小脑萎缩或染色体缺失重排等

（五）鉴别诊断

需与脑瘫相鉴别的疾病很多，包括各类遗传代谢性疾病和各种继发性损伤，主要的鉴别在于严重神经遗传性疾病，常常为进展性的且早期导致死亡，如脑白质肾上腺萎缩症、异染性脑白质营养不良、神经节苷脂沉积症、神经元腊样脂褐质症等。反复仔细的神经系统检查有助于发现这类进展性疾患，另外各类智能发育低下、未诊断的或难治性的癫痫、抗惊厥药物的不良反应亦应考虑。

三、治疗

临床研究显示，脑性瘫痪的各种药物及康复治疗的效果不断提高，包括肉毒杆菌毒素、巴氯芬、神经发育治疗、语言训练与康复等。近年来对治疗采用了标准化系统评估，使疗效评估更进一步。

有效的脑瘫治疗需要一组人员的共同参与，再辅以社区网络的有效支持，方能保证，包括提供必要学习和社会活动的机会。制定长期有针对性的治疗康复目标和计划，并需要家长、老师的积极配合。

运动物理治疗在儿童脑瘫的治疗中起很重要的作用，减少抑制性反射、促进粗大运动和精细运动发育、改善和提高语言功能，另外，辅以轮椅、语音电脑辅助以及各种运动辅助器材，将会大大改善患儿的社会功能和生活质量，从而树立自信，争取生活自理。

对痉挛性患者的相关畸形进行外科矫治十分必要，现已从单一、序贯治疗转向同步治疗，包括对软组织和骨骼的矫治，例如肌腱延长术、下肢、臀部、脊柱矫治术等，录像带步态分析可帮助用语确定手术方案和术后疗效评估。

肉毒杆菌毒素对于提高痉挛患者的粗大和精细运动有效且安全，疗效可持续 3 ~4 个月。口服药物包括地西泮、巴氯芬、丹曲林、盐酸替扎尼定等。地西泮能有效降低肌张力，但有引起流涎和镇静作用；巴氯芬作为 GABA 的拟似剂，可用于痉挛、僵直、张力障碍，缺乏认知功能方面的不良反应，但要注意突然戒断可引起幻觉和惊厥，对小婴儿有促发惊厥发作的报道。丹曲林、盐酸替扎尼定在儿童中较少应用，缺乏经验。

对于锥体外系型脑瘫，药物治疗可有效调节纹状体多巴胺的活性，例如氯硝西泮、利血平和丁苯喹嗪可用于舞蹈症，苯海索、左旋多巴或卡比多巴（甲基多巴肼）等，则可用于张力低下、手足徐动症和运动徐缓。

严重的脑瘫患儿对一般干预效果欠佳，往往需要配合康复训练，加上巴氯芬注射、选择性背侧神经根切除术、深部脑刺激等联合治疗，另外有报道，选用合适病例进行针灸、推拿治疗也可取得良好效果。高压氧治疗目前无充分临床证据，疗效不定。

对并发症的处理也十分关键，包括喂养困难、精神心理发育不良等。胃造口术和胃底折叠术作为吞咽和喂养困难患儿的常用方法，从而改善营养、减少吸入、便于治疗。对患儿和家长的心理与精神疾患应定期治疗咨询。

四、预后和并发症

病因学评估对判断预后和再显危险率很重要，特别是对于遗传代谢性疾病。不能行走和带管喂养会减少预期寿命，需建立长期的医疗康复随访计划，青少年和成人脑瘫患者面临骨骼肌肉功能和生命质量低下的威胁，特别是脊柱易损、下肢关节挛缩，例如锥体外系型脑瘫，至成人可出现进行性颈椎病导致突发的四肢瘫痪。青少年脑瘫伴神经发育低下者，青春期发育也会受到很大影响。

应为脑瘫患儿提供足够的社会支持和生存环境，给予强有力的医疗康复和福利保障，利用社区医疗保障网络进行医疗康复和生活支持。

脑瘫患儿病情随年龄增大有不同程度的进步和改善，但其死亡率仍高于正常人群。

五、预防

目前大多数脑瘫患儿很难早期预测和预防，尽管产科和新生儿技术近年来发展迅速，但过去 20 年里脑性瘫痪的发生率并无明显改变，提示无论是很好的胎儿监护还是产科干预或增加剖宫产率，均不能减少脑性瘫痪的发生。近来的研究表明，减少母亲及产前各类感染将对预防和减少脑瘫的发生至关重要，母亲应用风疹疫苗、嗜血杆菌疫苗能减少由于这类感染所致的脑瘫；治疗母亲 B 族溶血性链球菌，可减少新生儿败血症和脑膜炎的发生；抗 Rhγ 球蛋白、光疗和血浆置换，可明显减少胆红素脑病的发生，从而减少锥体外系型脑瘫的发生。

（李　杰）

第三节　化脓性脑膜炎

一、概述

化脓性脑膜炎（purulent meningitis）简称化脑，是由各种化脓性细菌引起的以脑膜炎症为主的中枢神经系统感染性疾病。以头痛、发热、喷射性呕吐、惊厥、脑膜刺激征阳性等为临床特点。任何年龄均可患病，但绝大多数化脑发生在 5 岁以内儿童。

脑膜炎双球菌所致的化脑亦称为流行性脑脊髓膜炎（亦简称流脑），具有流行性，属传染病范畴，其他化脑最常见的致病菌有 B 型流感嗜血杆菌与肺炎链球菌。新生儿化脑致病菌常为大肠杆菌。本节讨论除脑膜炎双球菌脑膜炎以外的化脑。

二、诊断

（一）病史要点

1. 现病史　对新生儿及 2 个月以内婴儿，询问有无发热或体温波动、拒乳、吐奶、少动、嗜睡、凝视、尖叫及抽搐，有无呼吸暂停、心率慢、发绀。对 3 个月至 2 岁婴儿询问有无前驱的呼吸道、消化道感染症状，有无发热、呕吐、烦躁、易激惹、抽搐、嗜睡或昏迷。对 2 岁以上小儿询问有无发热、头痛、呕吐、抽搐、肌肉关节痛、倦怠、无力、嗜睡或昏迷等。

2. 过去史　对新生儿及 2 个月以内婴儿，询问出生时有无窒息、新生儿肺炎、尿布疹、脐炎、皮肤疖肿、母亲感染史。对 2 个月以上小儿询问有无抽搐、脑膜炎、颅内肿瘤、颅脑外伤、副鼻窦炎、中耳炎、乳突炎、头面部软组织感染、颅骨或脊柱骨髓炎、皮毛窦感染、脑脊膜膨出病史。

3. 个人史　询问出生时有无窒息史，喂养史中应注意是否母乳喂养、添加辅食，有无服用维生素 D 制剂。预防接种史中注意有无接种流感嗜血杆菌疫苗。

4. 家族史　家族中有无癫痫、遗传性疾病史。

（二）查体要点

1. 全身情况及生命体征　注意反应情况、体温、意识状态的变化。如有心率减慢、血压升高、瞳孔不等大、对光反应迟钝或消失、呼吸深浅不一或不规则，进而呼吸衰竭，提示有脑疝发生。

2. 神经系统检查　检查各种深浅反射、肌张力。前囟饱满、隆起，提示颅内压增高明显。此外，可有颈抵抗，布鲁津斯基征、凯尔尼格征阳性，中枢性脑神经麻痹及肢体瘫痪。

（三）辅助检查

1. 常规检查

（1）血常规：显示白细胞明显增多，中性粒细胞明显增高。

（2）脑脊液常规：可见白细胞明显增多，可达$1.0\times10^9/L$，以中性粒细胞为主。脑脊液蛋白增高，可超过1.0g/L，糖含量降低。脑脊液涂片或培养可找到细菌。脑脊液免疫学检查有细菌抗原，或分子生物学检查发现细菌核酸。

2. 其他检查

（1）血培养：化脓性脑膜炎时其不一定获阳性结果，但仍是明确病原菌的重要方法。新生儿化脓性脑膜炎的血培养阳性率较高。

（2）皮肤瘀斑涂片找病原菌。

（3）脑脊液特殊检查：免疫学检查有细菌抗原，或分子生物学检查发现细菌核酸。

（4）对有异常定位体征、治疗中持续发热、头围增大、颅内压显著增高而疑有并发症者，可进行颅脑CT检查。

（四）诊断标准

（1）婴儿有凝视、尖叫、前囟饱满、颅缝增宽、抽搐。幼儿有发热、头痛、呕吐，可有惊厥、昏迷，可出现脑疝体征。体检有颈抵抗，巴宾斯基征和凯尔尼格征阳性。

（2）部分患儿可有第Ⅱ、Ⅲ、Ⅵ、Ⅶ、Ⅷ对脑神经受累表现或肢体瘫痪。如有颅内脓肿、硬膜下积液、脑积水、静脉窦栓塞等并发症，可有视神经盘水肿。

（3）血常规检查白细胞明显增多，中性粒细胞明显增高。严重者有时可不增多。

（4）脑脊液中白细胞明显增多，常$>500\times10^6/L$，中性粒细胞占优势，潘氏试验阳性，蛋白质含量明显增高，葡萄糖减少。

（5）脑脊液涂片或培养找到细菌，或免疫学检查有细菌抗原，或分子生物学检查发现细菌核酸。

（6）排除结核性脑膜炎、病毒性脑膜炎、真菌性脑膜炎等。

具有上述第1、4、6项，伴或不伴第2、3项，可临床诊断为化脓性脑膜炎，如同时具有第5项则可做病原学确诊。

（五）鉴别诊断

1. 病毒性脑膜炎　感染中毒症状不及化脑重，CRP不高，脑脊液细胞学检查细胞数$<200\times10^6/L$，以淋巴细胞和单核细胞为主，蛋白正常、糖正常或接近正常。病毒分离，血清病毒抗原、抗体动态检测有助于诊断。

2. 结核性脑膜炎　多缓慢起病，病史中有结核感染和接触史。脑脊液外观呈毛玻璃状，细胞数增多，但多不超过$500\times10^6/L$，糖含量明显减少，蛋白质含量明显增高。脑脊液细胞学检查仅在早期渗出期可有中性粒细胞占优势，其他均以淋巴细胞和单核细胞为主。脑脊液薄膜抗酸染色、培养找到结核杆菌均有助于诊断。PCR检查脑脊液结核杆菌DNA可阳性。

3. 脑膜炎双球菌脑膜炎　具有流行趋势，见于冬春季。起病急骤，进展快，早期皮肤可有出血点或瘀斑，重症可有华-弗综合征表现。咽拭子、血液、皮肤瘀点涂片找到脑膜炎双球菌可确诊。

4. Mollaret脑膜炎　病程迁延，可反复多次发生脑脊液类似化脑改变，但无细菌学、血清学方面的感染证据。有的病例脑脊液内可见Mollaret细胞，为一种大单核细胞。抗生素治疗效果不佳，激素治疗有效。

5. 隐球菌脑膜炎　多缓慢起病，反复剧烈头痛，不同程度发热，呕吐，常可间歇性自然缓解。家中常饲养鸽子。脑脊液改变与结核性脑膜炎相似，脑脊液涂片墨汁染色可见隐球菌孢子，真菌培养阳性。

三、治疗

1. 一般治疗　卧床休息，加强营养。病初数日应严密观察各项生命体征、意识、瞳孔和血电解质浓度，维持水电解质平衡。

2. 药物治疗

（1）抗生素治疗

1）用药原则：①尽早采用抗生素静脉注射治疗。②选用可穿透血脑屏障、脑脊液浓度高的抗生素。③脑脊液细菌培养阳性时，根据药敏试验选用抗生素。④剂量、疗程应足够。

2）病原菌不明时的初始治疗：①青霉素 + 氯霉素疗法，青霉素，每日 40 万 ~ 80 万 U/kg，分 4 次静脉快速滴入，氯霉素，每日 50 ~ 100mg/kg，每日 1 次；疗程为 2 ~ 3 周。应用氯霉素应注意不良反应，如灰婴综合征和骨髓抑制。②头孢曲松，每日 100mg/kg，分 2 次静脉滴注，12 小时 1 次，疗程为 2 ~ 3 周。原则是全疗程抗生素剂量不减。③其他抗生素有头孢呋辛或头孢噻肟，剂量每日 200mg/kg，分 2 ~ 3 次静脉滴注，疗程同上。

3）病原菌明确后的治疗：应参照细菌药物敏感试验结果选用抗生素。

（2）糖皮质激素治疗：抗生素开始治疗的同时应用地塞米松，每日 0.4 ~ 0.6mg/kg，分 3 ~ 4 次静脉推注，可在抗生素应用前 15 ~ 30 分钟或同时给予。疗程 3 ~ 5 日。

（3）降低颅内压治疗：早期应用脱水剂，20% 甘露醇，首剂可 0.5 ~ 1.0g/kg，以后每次 0.25 ~ 0.5g/kg 为佳，可根据颅内压增高程度增加注射次数。但不增加每次的剂量，以免造成脑膜粘连、脑积水等并发症。疗程 5 ~ 7 日。

（4）对症治疗：包括处理高热、惊厥、休克等。脑性低钠血症者限制液体入量，适当补充钠盐。

（5）并发症治疗

1）硬膜下积液：积液不多，无颅内压增高的病例不需要穿刺。有颅内压增高症状时，应穿刺放液，每次不超过 30mL/侧。穿刺放液后可注射庆大霉素（1 000 ~ 3 000U/次），防止感染。每日或隔日 1 次。1 ~ 2 周后再酌情延长穿刺间隔。个别患儿虽经反复穿刺放液，积液量仍不减少且有颅高压症状存在时，可考虑外科手术摘除囊膜。

2）脑室管膜炎：疑有脑室管膜炎，特别影像学上有脑室扩大病例应及早脑室穿刺，控制性引流并每日注入抗生素。

3）脑性低钠血症：限制液体入量，适当补充钠盐。

四、预后

对化脑患儿如能早期诊断和正规治疗，大多能治愈；如未能早期诊断和正规治疗，预后较差，可产生并发症及后遗症。

五、预防

加强体格锻炼，提高机体抵抗力，流感嗜血杆菌脑膜炎患儿痊愈出院前应服用利福平 4 天，每日 20mg/kg。凡家中有 4 岁小儿接触者，则全家成员均应同样服用；脑膜炎双球菌脑膜炎患儿的全部接触者均应使用利福平（每日 20mg/kg）或磺胺类药物 2 天。目前，国内已有脑膜炎双球菌荚膜多糖疫苗，可在流行地区接种。

（李　杰）

第四节　吉兰 – 巴雷综合征

吉兰 – 巴雷综合征（Guillain – Barre syndrome，GBS）又称急性感染性多发性神经根炎，也称急性炎症性脱髓鞘性多神经根病。本病首先由 Landry 在 1859 年报道，1916 年由 Guillain 和 Barre 又报道了 2 例，并指出脑脊液中蛋白细胞分离现象是本病的特征。目前认为 GBS 是由体液和细胞免疫共同介导的急性自身免疫性疾病，可发生于任何年龄，临床特点为急性弛缓性对称性肢体瘫痪，腱反射消失，不同程度的周围性感觉障碍，病情严重者出现延髓病变和呼吸肌麻痹。脑脊液改变为蛋白 – 细胞分离现象。

治疗主要包括一般治疗和免疫治疗。

GBS 终年发病，可发生于任何年龄，男女均可受累，其发病率约为每年 0.6/10 万 ~4/10 万。

一、病因及发病机制

病因不清，但研究显示空肠弯曲杆菌（4% ~66%）、巨细胞病毒（5% ~15%）、EB 病毒（2% ~10%）以及肺炎支原体（1% ~5%），这些前驱感染与临床各亚型无特异的相关性。此外，文献报道还与单纯疱疹和带状疱疹病毒，流感 A 和 B、流行性腮腺炎、麻疹、柯萨奇、甲型和乙型肝炎病毒，天花和人类免疫缺陷病毒等感染有关。

GBS 的发病机制目前仍不十分清楚，主要有以下几种：

（一）感染

GBS 患者多数有前驱感染，但严重轴索变性多见于空肠弯曲杆菌感染后，而严重感觉受损多见于巨细胞病毒感染后。目前空肠弯曲杆菌及 GBS 的相关性引起广泛关注，空肠弯曲杆菌（CJ）是引起急性胃肠炎的主要病原，也是最常见的 GBS 的前驱感染源。通过对不同 CJ 血清型：0 ：1、0 ：2、0 ：4、0 ：10、0 ：19、0 ：23、0 ：36 和 0 ：41 的脂多糖的核心寡糖（OS）的化学分析，结果显示其结构与人体神经节苷脂 GM1、GD1a、GDa、GD3 和 GM2 相似。

微生物的某些结构与宿主的某些结构具有共同表位，感染后针对病原微生物的保护性免疫反应在神经组织引起交叉反应，破坏神经结构功能或引起功能改变，这是所谓的“分子模拟”学说。此外，微生物还可以作为多克隆激活剂刺激 B 细胞增殖，产生抗体；直接参与细胞因子释放，协同免疫反应；通过所谓“微生物超抗原”激活 T 细胞的寡克隆反应；破坏免疫活性细胞，干扰免疫调节机制，造成自身免疫反应。

GBS 的发病除了与感染源的特性有关，还与患者的免疫状况有关。

（二）抗神经节苷脂抗体

许多研究表明，GBS 各亚型中可出现相对特异的抗神经节苷脂抗体，其中最典型的是 Miller - Fisher 综合征（MFS）。90% 的 MFS 患者具有抗 GQ1b 和 GT1a 神经节苷脂抗体（IgG）；在所有 GBS 亚型中都发现存在抗 GM1 抗体（IgG 型），但是与脱髓鞘型 GBS 相比，急性运动性轴索型神经病（AMAN）和急性运动 - 感觉性轴索型神经病（AMSAN）患者中抗 GM1 抗体更常见。

抗神经节苷脂抗体是否直接参与发病机制至今尚无定论。许多实验显示抗 GM1 抗体可以导致离子通道功能异常，AMAN 的一个早期表现就是郎飞结上的补体被激活。可能的作用机制是抗神经节苷脂抗体直接作用于郎飞结或结旁的受体，通过激活补体，导致离子通道的改变。

（三）细胞免疫

T 细胞可能参与大部分或全部亚型的 GBS 发病机制。T 细胞对任何一种髓鞘蛋白 P_2、P_0 和 PMP_{22} 都有反应，并足以引发实验性自身免疫性神经炎。急性期患者的体液循环中发现有激活的 T 细胞，它能上调基质金属蛋白激酶，经血 - 神经屏障，与同族的抗原结合识别。对 T 细胞的这些特异性反应的研究目前仍处于初步阶段。

（四）其他

有报道疫苗接种（多为流感疫苗、肝炎疫苗以及麻疹疫苗）、遗传及微量元素代谢异常（锌、铜、铁等）参与了 GBS 的发病机制。

二、病理学

最近的研究表明 GBS 包括许多不同的亚型，主要有急性炎症性脱髓鞘型多发性神经根病（AIDP）、急性运动性轴索型神经病（AMAN）、急性运动 - 感觉性轴索型神经病（AMSAN）和 Miller - Fisher 综合征（MFS），其中 90% 以上 GBS 患者为 AIDP 型。各亚型的临床及病理特征各异，但最主要的病理改变为周围神经中单核细胞浸润和节段性脱髓鞘。

（一）急性炎症性脱髓鞘型多发性神经根病（AIDP）

病理改变主要为炎症性脱髓鞘改变伴局灶和弥漫性淋巴细胞浸润及大量富含脂质的巨噬细胞，运动和感觉纤维均受累。该病主要累及神经根（尤其是运动神经根）以及邻近的神经丛。髓鞘神经纤维早期可见的损害是髓鞘外层的空泡样变，但是受累纤维外层以及施万细胞表面的补体激活现象更早出现。因此有学者推测，抗体通过与施万细胞膜表面的表位结合，而激活补体，随着补体的激活，触发了一系列改变，髓鞘空泡样变、崩解以及被巨噬细胞吞噬。

（二）急性运动性轴索型神经病（AMAN）

病理改变轻微，且无炎症表现。神经纤维的主要改变是运动轴索变性，累及背侧及腹侧神经根和外周神经。免疫病理及电镜研究显示 AMAN 的最初免疫损害出现在郎飞结上。

（三）急性运动

感觉性轴索型神经病（AMSAN）病理改变过程是补体激活，巨噬细胞与神经结接触，轴索周围间隙被打开，巨噬细胞游走其中；紧接着发生轴索皱缩，部分患者可发生轴索变性。郎飞结和感觉神经都有广泛损害。这些病理改变过程与 AMAN 相似。

（四）Miller - Fisher 综合征（MFS）

有关其病理改变报道较少，一般认为其病理改变与 AIDP 相似。

三、临床表现

（一）急性炎症性脱髓鞘型多发性神经根病（AIDP）

90% 以上 GBS 为此型患者，可累及各年龄患者。该型症状出现较快，常在数天内发病，也可呈暴发性。最常见的表现是进行性、上升性、弛缓性瘫痪，伴轻至中度感觉障碍，或者伴有脑神经麻痹（呈下降型），严重患者可发展为延髓麻痹，并导致严重并发症；最易受累的为第Ⅶ、Ⅸ、Ⅹ对脑神经，其次为Ⅱ、Ⅴ、Ⅻ对脑神经。严重者 24 ~ 48 小时发生呼吸肌麻痹，需立即机械通气。

感觉障碍包括麻木感、蚁行感、针刺感，以及烧灼感。通常无排尿或排便障碍。本病的自主神经系统损害常见，可有交感和副交感神经功能不全的症状，患者常有手足少汗或多汗、窦性心动过速，以及血压不稳定，可有一过性大、小便潴留或失禁。

下列指标提示临床呼吸衰竭：疾病进展较快，延髓功能障碍，双侧面肌无力，自主神经功能异常。与呼吸衰竭有关的肺功能指标为：肺活量 < 20mL/kg，最大吸气压 < $30cmH_2O$，最大呼气压 < $40cmH_2O$，或肺活量、最大吸气压及最大呼气压下降超过 30%。

（二）急性运动轴索型神经病（AMAN）

临床表现为急性瘫痪，不伴感觉障碍，恢复较慢，患者在恢复期早期常出现腱反射亢进。

（三）急性运动 - 感觉型轴索型神经病（AMSAN）

该型多见于成人，是一严重的轴索破坏性亚型。表现为运动和感觉功能同时受损，其恢复更慢。感觉障碍包括麻木感、蚁行感、针刺感以及烧灼感。

（四）Miller - Fisher 综合征（MFS）

临床特征为不同程度的眼外肌麻痹、共济失调及腱反射消失。MFS 是 GBS 的一个变异型，为动眼神经原发受损，在某些患者可有脑干或者小脑直接受损。一般 MFS 患者很少累及肢体肌力、自主神经功能以及除动眼神经外的脑神经。MFS 尚可有周围性和中枢性听力系统及周围性平衡系统受损，表现为听力下降，平衡功能失调。当患者出现延髓麻痹及自主神经功能异常，可能提示预后不佳。极少数患者可复发，即一次患病后，经过相当长的无症状期，再次出现 MFS，其临床表现与第一次相似，有学者认为复发可能与 HLA - DR_2 有关。

小儿 GBS 特点：①前驱症状除腹泻外以不明发热多见；②肢体瘫上下肢多不对称；③脑神经麻痹少见；④感觉障碍少见；⑤早期肌萎缩少于成人；⑥病情变化快，但预后较成人佳；⑦脑脊液蛋白－细胞分离较成人不典型。

空肠弯曲杆菌（CJ）感染后的 GBS 主要表现为：①更严重的病情；②更大程度的轴索变性；③更不良的预后；④儿童发病率高；⑤更大比例的特定 HLA 型；⑥与抗神经节苷脂抗体更紧密的联系和发病的季节性。

四、诊断

（一）临床症状

1996 年 Nomura K 等总结了 GBS 的 7 大特征，其中前 5 条为临床特征：

（1）患者在神经系统症状出现前 1 ~3 周往往有前驱感染，最常见的是咽痛、鼻塞、发热或空肠弯曲杆菌感染引起的胃肠炎。

（2）呈对称性瘫痪：一般先有双下肢无力，逐渐加重和向上发展。

（3）腱反射消失。

（4）症状及体征在数天至 2 周内迅速进展，接着进入稳定期，最后逐渐恢复至正常，约需数月之久。

（5）大多数患者可恢复功能。通常在进展停止后 2 ~4 周，也有经过几个月后才开始恢复。

（6）脑脊液中蛋白增高，白细胞数不高，呈蛋白－细胞分离现象。

（7）运动神经传导速度减慢，以及 F 波消失。

（二）实验室检查

1. 脑脊液检查　蛋白－细胞分离现象是本病特征之一。患者发病数天后蛋白含量开始上升，蛋白含量最高峰约在发病后 4 ~6 周，多数患者细胞数正常。患者脑脊液中可发现寡克隆区带。

2. 电生理学检查

（1）AIDP：脱髓鞘性改变，神经传导速度明显减慢，F 波消失，有作者认为 H 反射消失是早期诊断 GBS 的较敏感的指标。上肢感觉神经动作电位（SNAP）振幅减弱或者消失，异常 F 波也是早期 GBS 的异常指标。

（2）AMAN：神经传导速度正常或轻微异常，复合运动动作电位（CMAP）振幅下降，提示为轴索受损，但无脱髓鞘改变。

（3）AMSAN：轴索受损同 AMAN。

（4）MFS：脱髓鞘改变同 AIDP。

3. 抗体检测　GBS 患者血清中可出现多种抗神经节苷脂 GM1、GMa、GD1a、GD1b 及 GQ1b 的抗体，一般采用 ELISA 法检测。许多学者就是否这些抗体与 GBS 亚型存在相关性做了研究。除了抗 GQ1b 抗体确定与 MFS 密切相关外，其他 GBS 临床亚型及相对应的特异性的抗体尚未完全确定。

抗体及其可能相关的 GBS 亚型：

（1）抗 GM1 抗体：约 30% AIDP 患者出现此抗体，非特异性。

（2）抗 GD1a 抗体：在中国 AMAN 患者中，此抗体具特异性，但其敏感性为 60% ~70%。

（3）抗 GQ1b 抗体：90% 的 MFS 患者出现此抗体。

（4）抗 Ga1NAc－GD1a 抗体：此抗体与前驱空肠弯曲杆菌感染相关，研究表明伴有此抗体的 GBS 患者可出现快速进展，非常严重的肌无力（以远端肌群为主）。但很少有感觉消失、感觉异常以及脑神经受累。

（5）抗 G1a 及抗 GM1b 抗体：GBS 患者出现这种抗体需警惕延髓麻痹的发生。

（三）诊断标准

Asbury（1990 年）修订的新的诊断标准提出 GBS 的必要条件如下：

1. 诊断必需的特征

（1）超过一个以上的肢体进行性运动性力弱。

（2）腱反射丧失，但如果其他特征满足诊断，远端腱反射丧失而肱二头肌腱反射和膝反射减低也可诊断。

2. 高度支持诊断的特征

（1）临床特征

1）进展：症状和体征迅速出现，到4周时停止进展。

2）相对对称。

3）感觉症状和体征轻微。

4）脑神经受累。

5）通常在进展停止后的2～4周恢复，也有经过几个月后才开始恢复，大部分患者功能上恢复正常。

6）自主神经功能紊乱：心律失常，体位性低血压，高血压。

7）神经症状出现时没有发热。

8）变异型：①神经症状发生时发热。②伴有疼痛的严重的感觉障碍。③进展超过4周，有的患者可出现轻微的反复。④进展停止但不恢复或遗留有永久的功能缺损。⑤括约肌障碍，通常括约肌不受累，但在疾病的开始时有一过性膀胱括约肌障碍。⑥中枢神经系统受累偶尔发生。包括不能用感觉障碍解释的严重的共济失调、构音障碍、伸性足跖反射和不明确的感觉平面，如果其他症状符合，不能否定GBS的诊断。

（2）高度支持诊断的脑脊液特征

1）脑脊液蛋白含量在发病的第一周即可升高，以后的连续测定都有升高。

2）脑脊液白细胞数为 10×10^6/L 或以下。

3）变异型：发病后1～10周无蛋白含量增高。白细胞为（11～50）$\times10^6$/L。

（3）高度支持诊断的电生理特征：大约80%的患者有神经传导减慢或阻滞的证据。传导速度通常低于正常的60%，但为斑片样受累，并非所有神经都受累。远端潜伏期延长可达正常的3倍。F波是反应神经干近端和神经根传导减慢的良好指标。大约20%，的患者传导正常。有时发病后数周才出现传导的异常。

五、治疗

治疗应采取综合性措施。

（一）一般治疗

良好的一般治疗的基本条件是仔细观察心肺功能，防止长期不能活动的并发症出现、镇痛和鼓励患者。

最重要的是观察呼吸肌的力量，最方便的床旁方法是测肺活量，对高危患者应每隔2小时监测一次肺活量，当肺活量下降至15mL/kg时，即使患者未出现低氧血症，也需进行机械通气。患者一般不给予镇静剂或神经肌肉阻滞剂。定期复查胸片至关重要，支气管肺炎是最常见的并发症。

因为GBS患者发生自主神经系统并发症比较多且比较严重，所有患者从诊断之日起均应给予持续心电监护和血压监测，以便及时处理。

据研究，病程最初几天如果单纯给予静脉补液，会相继出现营养衰竭及组织改变。因此对那些发病5天内不能吞咽的患者需给予营养支持。

对患者的护理非常重要，至少每2小时需给患者翻一次身。勤翻身可避免褥疮及因长期卧床导致的深静脉栓塞及肺栓塞等并发症。

疼痛是GBS常见的症状，可能与多种因素有关，如神经根炎及神经炎，不能活动等造成的肌肉疼痛和痛觉过敏。经皮神经刺激器治疗可能有效，偶尔有必要应用吗啡类药物。短期应用大剂量肾上腺皮质激素有时也有效。

患者可能出现情绪方面的改变，所有的医护人员都要经常鼓励患者，安慰患者恢复虽然缓慢但可以完全恢复。

患者在入院后的 1 ~2 天即可进行理疗，肢体做被动锻炼，但应避免骨折。

（二）免疫治疗

由于 GBS 是急性自身免疫性疾病，因此 GBS 的主要目标是抑制这种免疫反应，以防止对周围神经的进一步损害和使髓鞘有时间再生。

1. 大剂量静脉应用免疫球蛋白　总剂量为 2g/kg，分 5 天用完，即每天 400mg/kg。据报道大剂量静注免疫球蛋白应用于重症 GBS，可以降低气管插管及机械通气的需要，缩短患者在 ICU 的时间，以及促进其功能恢复。约 10% 的早期治疗患者在治疗 10 天左右会出现反复，可再次给予初始剂量进行治疗。一般认为如果在症状出现的 3 周以后再进行免疫治疗则无效。大剂量免疫球蛋白的禁忌证为以前对免疫球蛋白过敏或存在 IgA 型抗体。

2. 血浆置换　血浆置换可在 7 天内进行，分别在第 1、3、5、7 天每次置换血浆约 50mL/kg。据报道，轻型患者 2 次血浆置换即可，而中、重度患者，4 次血浆置换较为适合。6 次血浆置换并不比 4 次有效。血浆置换的主要问题是：开放静脉通路较难，中央导管的设置、维持或感染问题以及心血管症状主要是低血压，后者常与血浆置换的过程有关。进行血浆置换的同时，宜应用大剂量肾上腺皮质激素以减少抗体的继续产生和防止疾病的反跳。血浆置换的禁忌证为严重感染、心律失常、心功能不全或有凝血系统疾病。

3. 肾上腺皮质激素治疗　肾上腺皮质激素治疗 GBS 的疗效尚有争议。有学者认为大剂量肾上腺皮质激素冲击疗效好，能抑制 B 细胞产生抗体，同时减轻神经组织水肿，方法为甲泼尼龙，开始剂量为 15mg/（kg · d），3 ~5 天后改为口服泼尼松，4 周后减量，总疗程为 6 ~7 周。有报道指出肾上腺皮质激素与静脉注射丙球蛋白联合应用疗效显著。

4. 其他治疗方法　包括电针疗法，光量子疗法，激光疗法。

总之，GBS 的治疗以综合疗法为宜。

六、预后

GBS 的患者预后较好，约 85% 的幸存者完全恢复功能，死亡率为 4% ~15%。许多因素可造成 GBS 的预后不良，这些因素包括：存在其他严重内科疾病，GBS 发作呈暴发性及重型，CMAP 幅度明显下降，以及空肠弯曲杆菌前驱感染。

（李　杰）

第十一章

内分泌系统疾病

第一节　生长激素缺乏症

一、概述

身材矮小是指在相似生活环境下，儿童身高低于同种族、同年龄、同性别个体正常身高 2 个标准差（s）以上，或者低于正常儿童生长曲线第 3 百分位数。在众多因素中，内分泌的生长激素（GH）对身高的影响起着十分重要的作用。患儿因 CH 缺乏所导致的矮小，称为生长激素缺乏症（growth hormone deficiency），以前又称为垂体性侏儒症。GH 缺乏症是儿科临床常见的内分泌疾病之一，大多为散发性，少部分为家族性遗传。

特发性 GH 缺乏症在英国、德国和法国人群中的发病率约为 18/100 万 ~ 24/100 万人，瑞典的发病率约 62/100 万人，美国报道的发病率最高，约 287/100 万人。各国发病率的不同与诊断标准差异有关。在 20 世纪 80 年代末，北京协和医院调查了 103 753 名年龄在 6 ~ 15 岁的中小学生身高，发现 202 人低于第 3 百分位数，其中 12 例诊断生长激素缺乏症，发病率为 115/100 万人。

二、病因病理

（一）病因分类

根据下丘脑 - GH - IGF 生长轴功能缺陷，病因可分为原发性、继发性 GH 缺乏症，单纯性 GH 缺乏症或多种垂体激素缺乏。

1. 原发性

（1）遗传：正常生长激素功能的维持，需要下丘脑 GHRH 的分泌到 GH、IGF - 1 的分泌，受体效应都要完整，目前下丘脑 - 垂体 - IGF - 1 轴的多种基因都已发现突变，导致功能障碍，包括与垂体发育有关的基因缺陷、GH、IGF - 1 的编码基因和受体基因，例如 PROP - 1、POUIF1、GHRH、GHRH 受体、GH、GH 受体、IGF - 1 以及 IGF - 1 受体等。

（2）特发性：下丘脑功能异常，神经递质 - 神经激素信号传导途径的缺陷。

各种先天原因引起的垂体不发育、发育不良，空蝶鞍及视中隔发育异常等。

2. 继发性

（1）肿瘤：下丘脑、垂体或颅内其他肿瘤，例如颅咽管瘤、神经纤维瘤以及错构瘤等可影响 GH 的分泌，造成 GH 缺乏。

（2）放射性损伤：下丘脑、垂体肿瘤放疗后，有一大部分存在生长激素缺乏，患急性淋巴细胞白血病的儿童，接受预防性头颅照光者也属于这一类。放疗和化疗引起典型的生长缓慢见于治疗 1 ~ 2 年后，由于 GH 缺乏，患者身高逐渐偏离正常。除 GH 缺乏外，亦可有 TSH 和 ACTH 缺乏发生。

（3）头部创伤：任何疾病损伤下丘脑、垂体柄及腺垂体均可导致垂体激素缺乏。由于这种病变是非选择性的，常存在多种垂体激素缺乏，例如在产伤、手术损伤以及颅底骨折等情况发生时。创伤还包括儿童受虐待、牵引产、缺氧及出血性梗死等损伤垂体、垂体柄及下丘脑。

（二）病理生理

1. 生长激素基因　生长激素由腺垂体嗜酸性粒细胞分泌，其基因 GH1 的表达产物含 191 个氨基酸，分子量 22kD，属非糖基化蛋白质激素，GH 的半衰期为 15～30 分钟。人类 GH 基因定位于第 17 号染色体长臂 q22～24 区带，由 5 个外显子和 4 个内含子组成。GH 基因突变包括错义突变、无义突变及移码突变等。

2. GH 的分泌　在胎龄 3 个月内，垂体尚无 GH 分泌，其后血中 GH 水平逐步增高。至 12 周时，GH 血浓度可达到 60μg/L，30 周时达 130μg/L，以后 GH 浓度逐渐下降，出生时为 30μg/L，以后进一步下降。GH 分泌一般呈脉冲式释放，昼夜波动大，在分泌低峰时，常难以测到，一般在夜间深睡眠后的早期分泌最高。在血循环中，大约 50% 的 GH 与生长激素结合蛋白（GHBP）结合，以 GH－GHBP 复合物的形式存在。

3. GH 的分泌调节　在垂体生长激素细胞中，GH 基因的表达受三种下丘脑激素的控制：生长激素释放激素（GHRH）刺激 GH 释放，生长抑素则抑制 GH 释放，以及 Ghrelin 的调节。GHRH 和生长抑素的交替性分泌可以解释 GH 的节律性分泌。GH 的分泌高峰发生在 GHRH 的分泌高峰，同时又是生长抑素分泌的低谷。GH 分泌呈脉冲式，其高峰在睡眠期间。Ghrelin 由下丘脑的弓形核产生，胃部也产生较大量的 Ghrelin。GH 的释放受下丘脑－垂体－门脉循环和体循环的 Ghrelin 水平的影响，饥饿能刺激 Ghrelin 释放入体循环，而进食能抑制 Ghrelin 释放入体循环。

4. GH 与受体的结合　GH 通过与靶细胞表面的受体分子相结合而发挥作用。GH 受体是一个具有 620 个氨基酸的单链分子；GH 受体有细胞外区，单体的跨膜区以及胞质区。细胞外区的蛋白水解片段，循环于血浆中，充当为一种 GH 结合蛋白。与细胞因子受体族的其他成分一样，GH 受体的胞质区缺乏内在的激酶活性，而 GH 的结合，可以诱导受体的二聚作用和一种与受体相连的 Jak2 的活性，该激酶和其他蛋白质底物的磷酸化作用可引起一系列的反应

5. GH 的生理作用　GH 的生理作用非常广泛，既促进生长，也调节代谢。其主要作用是：①促进骨生长。②促进蛋白质合成。③促进脂肪降解。④对糖代谢作用复杂，能减少外周组织对葡萄糖的利用，亦降低细胞对胰岛素的敏感性。⑤促进水、矿物质代谢。⑥促进脑功能效应，增强心肌功能，提高免疫功能等作用。

6. 类胰岛素生长因子－1（IGF－1）　IGF－1 为肝脏对 GH 反应时产生的一种多肽，这是一种单链多肽，由 70 个氨基酸组成，基因定位于第 12 号染色体长臂，含有 6 个外显子，IGF－1 与胰岛素具有相当的同源性。血中 90% 的 ICF－1 由肝脏合成，其余由成纤维细胞及胶原等细胞在局部合成。GH 通过增加 IGF－1 的合成，介导其促进有丝分裂的作用。循环中的 IGF－1 与数种不同的结合蛋白相结合，其中主要的一种是分子量为 150kD 的复合物 IGFBP3，IGFBP3 在 GH 缺乏症的儿童中是降低的，但在因其他原因引起矮小的儿童中则仍在王常范围。

三、临床表现

GH 缺乏症的部分患儿出生时有难产史、窒息史或者胎位不正，以臀位和足位产多见。出生时身长正常，5 个月起出现生长减慢，1～2 岁明显。多于 2～3 岁后才引起注意。随年龄的增长，生长缓慢程度也增加，体型较实际年龄幼稚。自幼食欲低下。典型者矮小，皮下脂肪相对较多，腹脂堆积，圆脸，前额略突出，小下颌，上下部量正常、肢体匀称，高音调声音。学龄期身高年增长率不足 5cm，严重者仅 2～3cm，身高偏离在正常均数－2s 以下。患儿智力正常。出牙、换牙及骨龄落后。青春发育大多延缓（与骨龄成熟程度有关）。

伴有垂体其他促激素不足者，多为促性腺激素缺乏，表现为青春发育延缓，男孩小阴茎、小睾丸，女孩乳房不发育，原发闭经；若伴有 ACTH 缺乏，则常有皮肤色素沉着和严重的低血糖表现；伴有促甲状腺激素不足，则表现为甲状腺功能低下。部分病例伴有多饮多尿，呈部分性尿崩症。

多种垂体激素缺乏患者根据病因有不同的激素缺乏和相应的临床表现。垂体MRI表现多数为腺垂体发育不良，蝶鞍常增大或正常，但患者中也有少数表现出增大的垂体（腺垂体增生）、垂体囊性肿物（似颅咽管瘤，或Rathke囊肿）或插入垂体前后叶之间的信号不增强的垂体肿物。

继发性GHD可发生于任何年龄，并伴有原发疾病的相应症状。当病变是一个进展性的肿瘤时，可有头痛、呕吐、视力障碍、行为异常、癫痫发作、多尿及生长障碍等表现。生长缓慢出现在神经系统症状体征出现前，尤其多见于颅咽管瘤。但以垂体激素缺乏症状为主诉就诊者仅约10%。颅咽管瘤的儿童常见有视野缺损、视神经萎缩、视盘水肿及中枢神经瘫痪。外科手术后可首先出现垂体功能减退。

四、诊断与鉴别诊断

（一）诊断

1. 血GH测定　血清GH呈脉冲式分泌，半衰期较短，随机取血检测GH无诊断价值，不能区别正常人与GH缺乏症。通过GH刺激试验，GH缺乏或低水平可明确诊断。临床多采用药物激发试验来判断垂体分泌GH状况（表11－1），常用药物激发剂有胰岛素、精氨酸、L－多巴及可乐定。由于各种药物激发GH反应途径不同，各种试验的敏感性及特异性亦有差异，故通常采用至少2种作用途径不同的药物进行激发试验才能作为判断的结果。当两个不同激发试验的GH峰值均低于10μg/L时可确诊为GHD。一般认为两种试验若GH峰值均＜5μg/L，为完全性GH缺乏症；GH峰值在5.1～9.9μg/L为部分性GH缺乏；GH峰值≥10μg/L为正常反应。单次试验约有20%的正常儿童呈阴性反应。GH激发试验前需禁食8小时以上。

表11－1　GH缺乏症诊断常用药物激发试验

	方法	峰值	机制
可乐定	4μg/kg或0.15mg/m² 口服，服药后0、30、60、90min取血测定GH	60～90min	α－肾上腺能受体激动剂，刺激下丘脑GHRH释放
L－多巴	10mg/kg或0.5g/1.73m²，服药前后取血，时间同上	60～90min	介导下丘脑神经递质多巴胺能途径的兴奋，刺激下丘脑CHRH释放
精氨酸	0.5g/kg静脉滴注，最大量30g 30min滴完，滴注前、后30、60、90、120min取血	60～90min	通过α－受体的介导作用，抑制下丘脑生长激素抑制激素的分泌
胰岛素	胰岛素0.05U/kg，生理盐水稀释后静注，注射前、后15、30、45、60min取血	15～30min	通过胰岛素诱导低血糖，刺激GH分泌。血糖降至基础值50%时为有效刺激

2. 血清IGF－1及$IGFBP_3$测定　血循环中IGF－1大多与$IGFBP_3$结合（95%以上），$ICFBP_3$有运送和调节IGF－1的功能，两者分泌模式与GH不同，IGF－1呈非脉冲性分泌和较少日夜波动，故血中浓度稳定，并与GH水平呈一致关系，是检测下丘脑－GH－IGF生长轴功能的指标。ICF－1浓度与年龄有关，亦受其他内分泌激素和营养状态影响。

3. 影像学检查　颅脑磁共振显像（MRI）可显示蝶鞍容积大小，垂体前、后叶大小，可诊断垂体不发育、发育不良，空蝶鞍及视中隔发育不良等，在区分蝶鞍饱满还是空蝶鞍上MRI优于CT，并且可发现颅咽管瘤、神经纤维瘤及错构瘤等肿瘤。

生长激素缺乏者，骨成熟常明显延迟。骨龄落后实际年龄。TSH和GH同时缺乏者骨龄延迟更加明显。

4. 染色体检查　对女性矮小伴青春期发育延迟者应常规作染色体检查，以排除染色体病，如Turner综合征等。

5. 其他垂体功能检查　除了确定GHD诊断外，根据临床表现可选择性地检测血TSH、T_3、T_4、PRL、ACTH、皮质醇及LHRH激发试验等，以判断有无甲状腺和性腺激素等缺乏。垂体功能减退时血浆PRL水平升高，强烈提示病变在下丘脑而不是垂体。

（二）鉴别诊断

对身高低于同种族、同年龄、同性别正常儿童平均身高2个标准差或第3百分位数以下者都应分析原因，仔细了解母亲孕期、围生期、喂养和疾病等情况，结合体格检查和实验室资料，进行综合分析诊断和鉴别诊断。GHD患儿的年增长速率往往<5cm，骨龄延迟一般可大于2年以上，GH激发峰值<10μg/L。

1. 家族性矮小症　父母身高都矮，身高常在第3百分位数左右，但其年增长速率>5cm，骨龄与年龄相称，智能与性发育均正常，GH激发峰值>10μg/L。

2. 体质性青春期延迟　属正常发育中的一种变异，较为常见。多见男孩。出生时及生后数年生长无异常，以后则逐年的身高增长及成熟缓慢，尤于青春发育前或即将进入青春发育期时，性发育出现可延迟数年。骨龄落后与性发育延迟相关，亦与身高平行。父母中大多有类似既往史。

3. 宫内发育迟缓　本症可由母孕期营养或供氧不足、胎盘存在病理性因素、宫内感染以及胎儿基因组遗传印迹等因素导致胎儿宫内发育障碍。初生时多为足月小样儿，散发起病，无家族史，亦无内分泌异常。出生后极易发生低血糖，生长缓慢。

4. 染色体异常　典型Turner综合征不难鉴别，但部分患儿系因X染色体结构异常（如等臂畸形及部分缺失等）或各种嵌合体所致病。其临床表现不甚典型，常仅以生长迟缓为主，应进行染色体核型分析鉴别。21-三体综合征除身材矮小外，同时伴有智能落后及特殊面容等特征，故临床诊断一般不易混淆。

5. 骨骼发育异常　如各种骨、软骨发育不良等，都有特殊的体态和外貌，可选择进行骨骼X线片及相关溶酶体酶学测定、基因分析等，以明确诊断。

6. 其他　包括心、肝、肾等慢性疾病，长期营养不良，遗传代谢病（如黏多糖病及糖原累积症等），以及精神心理压抑等因素导致者，都应通过对病史、体检资料分析和必要的特殊检查予以鉴别。

五、治疗

对生长激素缺乏症的治疗主要采用基因重组人生长激素替代治疗。无论特发性或继发性GH缺乏性矮小均可用GH治疗。开始治疗年龄越小，效果越好，以缩小患者与同龄儿的身高距离，并对达到成人靶身高有很大帮助。但是对颅内肿瘤术后导致的继发性生长激素缺乏症患者需做好解释，对恶性肿瘤或有潜在肿瘤恶变者及严重糖尿病患者禁用。

生长激素替代治疗剂量采用0.1U/（kg·d），于每晚睡前半小时皮下注射，可选择在上臂、大腿前侧和腹壁、脐周等部位注射。治疗必须持续至接近终身高。GH治疗第1年的效果最好，以后随治疗时间延长GH效果减低。停止治疗的标准是身高增长小于2cm/年，或女孩骨龄大于14岁，男孩骨龄大于16岁。少数患者在用GH治疗过程中可出现甲状腺激素水平下降，故须监测甲状腺功能，必要时予甲状腺激素补充治疗。应用GH治疗后的副反应包括假性脑瘤，股骨头脱位，并加重脊柱侧弯及血糖暂时性升高等，但糖尿病的发生率极少。

对于伴有其他垂体激素缺乏者需进行相应的替代治疗。TSH缺乏者可完全用甲状腺素替代。对于ACTH缺乏的患者，适当的补充氢化可的松，剂量不超过10mg/（m^2·24h），在患病或手术前需增加剂量。对于促性腺激素缺乏者，当骨龄接近青春期时需用性激素治疗。

蛋白同化类固醇药物可促进生长，但是该类药物可加速骨龄发育，加快骨骺融合，对最终身高无明显改善。

（李　杰）

第二节　糖尿病

糖尿病（diabetes mellitus，DM）是一种常见的，慢性的代谢综合征，其基本的生化特点是高血糖，并由胰岛素绝对或者相对缺乏而造成糖、脂肪及蛋白质代谢紊乱。儿童原发性糖尿病主要分为三大类：

①1 型糖尿病，因胰岛 β 细胞破坏、胰岛素分泌绝对缺乏所造成，必须使用胰岛素治疗，故又称胰岛素依赖型糖尿病（IDDM），95% 儿童期糖尿病属此类型。②2 型糖尿病，肌肉、肝脏和脂肪组织的胰岛素抵抗为主，伴胰岛 β 细胞分泌胰岛素不足或相对缺乏，亦称非胰岛素依赖型糖尿病（NIDDM），在儿童期发病者较少，但由于我国近年来发生的儿童肥胖症明显增多，发病率有增加趋势。③其他特殊类型糖尿病：如青少年早发的 2 型糖尿病（maturity onset type diabetes of the young，MODY），包括 HNF－1α、葡萄糖激酶及 HNF－4α 等基因缺陷，这是一类常染色体显性的单基因遗传病，属非胰岛素依赖型糖尿病，儿童极为罕见。还有线粒体糖尿病等。本章主要叙述儿童期 1 型糖尿病。

一、概述

世界各国、各地区儿童糖尿病发病率不同。根据 WHO 对 1990—1994 年期间全球 15 岁以下儿童 1 型糖尿病调查作的回顾总结，发病率最高的地区为芬兰和意大利，这 2 个地区的发病率为 36/10 万。芬兰 1982—1992 年为 35.0/10 万，1996 年达 40/10 万。日本为 1.9/10 万（1985—1989），新加坡为 2.46/10 万（1992—1994），台湾为 1.5/10 万（1984—1989），香港为 2.0/10 万。我国 22 个地区 15 岁以下儿童糖尿病平均发病率为 0.56/10 万，其中北京 0.90/10 万，上海 0.83/10 万（1989—1993）。我国发病率最高为武汉 4.6/10 万，最低为贵州遵义 0.12/10 万。随着社会经济的发展，儿童时期的糖尿病与成年人一样，有逐年升高趋势。

二、病因病理

（一）病因机制

（1）流行病学调查提示，糖尿病的发生与种族、地理环境、生活方式、饮食及感染等有关。儿童糖尿病各年龄均可发病，但以 5～7 岁和 10～13 岁两组年龄多见，婴幼儿糖尿病较少。患病率男女无性别差异。秋、冬季节相对高发。随着经济发展和生活方式的改变，儿童糖尿病亦有逐年增高趋势。

（2）自身免疫：环境因素有病毒感染：Coxsackie B 组病毒、EB 病毒及腮腺炎病毒等；牛乳蛋白：过早、过多地摄入牛乳制品，其中酪蛋白作为抗原，触发糖尿病发生。牛乳中牛胰岛素可能引起破坏人 β 细胞功能的免疫反应。自身抗原有谷氨酸脱羧酶（GAD）、胰岛素、胰岛抗原及胰岛细胞抗原，产生相应的自身抗体如 GAD 抗体、胰岛细胞抗体（ICA）和胰岛素自身抗体（IAA）等。

（3）遗传易感：遗传因素在 1 型糖尿病的发病过程中起着重要的作用。目前已知该病为多基因遗传病，有多个基因与糖尿病的遗传易感性有关。目前研究最多的是 1 型糖尿病与人类白细胞抗原（HLA）D 区的Ⅱ类抗原基因，后者位于第 6 号染色体短臂（6p21.3）。人群调查发现 1 型糖尿病的发病与 HLAⅡ类抗原 DR3、DR4 有关，单卵双胎先后发生糖尿病的一致性为 35%～50%，如同时有 HLA－DR3/DR4 者发生糖尿病一致性为 70%。近年研究发现，HLA－DQα 链第 52 位精氨酸及 DQβ 链第 57 位非门冬氨酸等位基因为 1 型糖尿病易感性基因；HLA－DQα 链第 52 位非精氨酸及 DQβ 链第 57 位门冬氨酸等为糖尿病保护基因。因此 HLA－Ⅱ类分子 DR－$DQ\alpha_1$－$DQ\beta_1$ 的结构是影响 1 型糖尿病的易感性和保护性的主要因素。

（二）病理生理

糖尿病患儿由于胰岛素分泌不足或缺如，使葡萄糖的利用（进入细胞）量减少，而增高的胰高血糖素、生长激素和皮质醇等却又促进肝糖原分解和葡萄糖异生，脂肪和蛋白质分解加速，造成血糖增高和细胞外液渗透压增高、细胞内液向细胞外转移。当血糖浓度超过肾阈值时，即产生糖尿。自尿液排出的葡萄糖量可达 200～300g/d，导致渗透性利尿，临床出现多尿症状，每日丢失大量的水分和电解质，因而造成严重的电解质失衡和慢性脱水。由于机体的代偿作用，患儿渴感增加，饮水增多；又因为组织不能利用葡萄糖，能量不足而产生饥饿感，引起多食。胰岛素不足和胰岛素拮抗激素，如胰高糖素、肾上腺素、皮质醇及生长激素的增高，促进了脂肪分解，血中脂肪酸增高，肌肉和胰岛素依赖性组织即利用这类游离脂肪酸供能以弥补细胞内葡萄糖不足，而过多的游离脂肪酸在进入肝脏后则在胰高糖素等生酮激素作用下加速氧化，导致乙酰乙酸、β-羟丁酸等酮体累积在各种体液中，形成酮症酸中毒。血渗透压升高、水和电解质紊乱以及酮症酸中毒等代谢失常的发生，最终都造成中枢神经系统的损伤，甚至导致意识障碍或昏迷。

三、临床表现

胰岛细胞破坏90%左右可出现糖尿病临床症状。各年龄均可发病，小至新生儿糖尿病，但以5~7岁和10~13岁两组年龄多见，患病率男女无性别差异。

1型糖尿病起病多数较急骤，几天内可突然表现明显多饮、多尿，每天饮水量和尿量可达3~5L，易饿多食，但体重下降，称为“三多一少”。部分患儿因感染、饮食不当或情绪波动诱发而起病。

婴幼儿多饮多尿不易发现，有相当多的患者常以急性酮症酸中毒为首发症状，表现为胃纳减退、恶心、呕吐、腹痛、关节肌肉疼痛、呼吸深快、呼气中带有酮味，神志萎靡、嗜睡、反应迟钝，严重者可出现昏迷。

学龄儿童亦有因夜间遗尿而就诊者。在病史较长的年长儿中，消瘦、精神不振及倦怠乏力等体质显著下降颇为突出。除消瘦外，一般无阳性体征发现。

四、诊断和鉴别诊断

（一）诊断

1型糖尿病的诊断根据脱水、体重不增、多饮多尿、高血糖、糖尿和酮尿便能迅速判定。糖尿病诊断标准如下：

（1）空腹血糖≥7.0mmol/L（≥126mg/dl）。

（2）随机血糖≥11.1mmol/L（≥200mg/dl）。

（3）OGTT 2h血糖≥11.1mmol/L（≥200mg/dl）。

凡符合上述任何一条即可诊断为糖尿病。儿童1型糖尿病一旦出现临床症状、尿糖阳性、空腹血糖达7.0mmol/L以上和随机血糖在11.1mmol/L以上，不需做糖耐量试验就能确诊。

若OGTT后2h血糖7.8~11.1mmol/L，为糖耐量减低。空腹血糖6.1~7.0mmol/L为空腹血糖损害（IFG）。

糖耐量损害是指处于正常体内稳态葡萄糖与糖尿病之间的代谢阶段。空腹葡萄糖浓度超过正常值的上限，则当静脉给予葡萄糖时发生急性胰岛素分泌反应丧失以及发生微血管和大血管并发症的危险性进行性增大。许多存在糖耐量损害的个体，其日常生活中的血糖是正常的，而且糖化血红蛋白水平也可能正常或接近正常，仅当进行标准的口服葡萄糖耐量试验时才表现出高血糖。

1. 血糖　血糖增高，空腹血糖>7.0mmol/L，随机血糖≥11.1mmol/L。

2. 糖化血红蛋白（HbA1c）　是血中葡萄糖与血红蛋白非酶性结合而产生，其寿命周期与红细胞相同，反映过去3个月的血糖平均水平。测定治疗前的糖化血红蛋白（HbA1c）以估计高血糖的持续时间，这有利于进行治疗前后的对照以判断疗效，正常人<6%，未治疗患者常大于正常的2倍以上。若糖尿病患者血糖控制水平<8.3mmol/L时，HbA1c常<7%，为最理想的控制水平。若HbA1c>9%，发生糖尿病微血管并发症的危险性明显增加。

3. 血电解质　酮症酸中毒时血电解质紊乱，应测血Na、K、Cl、CO_2CP、血pH及血浆渗透压。

4. 血脂　代谢紊乱期血清胆固醇及三酰甘油均明显增高。

5. 尿液检测　尿糖增高及尿酮体阳性。

6. 葡萄糖耐量试验（OGTT）　1型糖尿病一般不需做OGTT，仅用于无明显症状、尿糖偶尔阳性而血糖正常或稍增高的患儿。通常采用口服葡萄糖法。试验当日禁食，于清晨按1.75g/kg口服葡萄糖（最大量不超过75g），3~5分钟内服完；在口服0、120分钟分别采血测血糖浓度。

7. 抗体测定　检测抗体GAD、IAA、IA2和ICA，主要用于1型糖尿病诊断和鉴别诊断。

（二）鉴别诊断

1. 儿童2型糖尿病　胰岛素抵抗为主伴胰岛素相对分泌不足，或胰岛素分泌不足伴或不伴胰岛素抵抗，属多基因遗传，近年来发病率有增高趋势。肥胖、高胰岛素血症（黑棘皮病）及家族2型糖尿病史是导致儿童发生该型糖尿病的高危因素。约1/3患儿无临床症状，有时因肥胖就诊，给予糖耐量试验后才发现。一般无酮症酸中毒，但在应激情况下也会发生。血C肽水平正常或增高，各种自身抗体ICA、IAA及GAD均阴性。饮食控制、锻炼或口服降糖药治疗有效。

2. 青少年型糖尿病（MODY）　为单基因遗传的常染色体显性遗传病，是一种特殊类型的非胰岛素依赖性糖尿病。临床特征是发病年龄小于25岁，有三代以上家族糖尿病史，起病后几年内不需要胰岛素治疗。至今发现MODY有5种类型及其相关基因。治疗同2型糖尿病。

3. 肾性糖尿病　无糖尿病症状，多在体检或者做尿常规检查时发现，血糖正常，胰岛素分泌正常。也可见于范可尼综合征及近端肾小管功能障碍时。

4. 假性高血糖　短期大量食入或者输入葡萄糖液，可使尿糖暂时阳性，血糖升高。另外，在应急状态时血糖也可一过性升高，需注意鉴别。

五、治疗

儿童糖尿病强调综合治疗，应加强对患者或者家庭的健康教育，使患儿能长期维持血糖接近正常水平，保证儿童获得正常的生活和活动。治疗目的是：①消除糖尿病症状。②避免或减少酮症酸中毒及低血糖产生。③维持儿童正常生长和性发育。④解除患儿心理障碍。⑤防止中晚期并发症出现。

（一）胰岛素替代治疗

（1）胰岛素制剂和作用：目前所用的胰岛素主要为基因重组技术合成人胰岛素。从作用时间上分为短效、中效和长效三类。短、中效配合使用，每日2次注射方案在国内外均较普遍。

（2）新诊患儿的初始治疗：开始胰岛素治疗应选用短效胰岛素（RI），初始剂量应根据患儿体重计算，每天0.5～1.0U/kg，分4次于早、中、晚餐前30分钟皮下注射，临睡前再注射一次。每日胰岛素总量的分配：早餐前30%～40%、中餐前20%～30%、晚餐前30%以及临睡前10%。以后可过渡到短、中效胰岛素配合使用。

（3）胰岛素的调节：一般当饮食和运动量固定时血糖是调节胰岛素的根据。用RI时应根据每餐后及下一餐前的血糖调节次日该餐前的胰岛素剂量。每次增加或减少胰岛素的剂量不宜过大，以1～2U为宜。在非危重状态下每2～3天调整一次。

（4）胰岛素的注射方式有较多选择，如注射针、注射笔、无针喷射装置及胰岛素泵等，目前已经有较多青少年1型糖尿病患者采用胰岛素泵持续皮下输注胰岛素（CSⅡ）疗法，用此法与传统的胰岛素注射方案比较，可以增加患者吃主餐和点心的时间灵活性，可以改善代谢，减少严重低血糖的危险。7～10岁糖尿病儿使用CSⅡ能够改善代谢，CSⅡ在低龄患儿也取得了好的疗效。但也有人认为仅在39%的患者中显示代谢控制的改善。血糖控制的程度主要取决于患者遵循糖尿病自我监测的严格性，而与使用的胰岛素种类无关。大多数运用胰岛素泵治疗的患者都能减少低血糖频度和严重低血糖发作的疗效。CSⅡ不会发生体重异常增加。

（5）胰岛素治疗的并发症有低血糖，应及时加餐或饮含糖饮料。慢性胰岛素过量（Somogyi反应）是指胰岛素（尤其是晚餐前中效胰岛素）慢性过量，凌晨2～3时易发生低血糖，低血糖又引发反调节激素分泌增高，清晨出现高血糖，即低－高血糖反应。如清晨尿糖阴性或弱阳性，而尿酮体阳性，则提示夜间低血糖，应检测早晨2～3时血糖，并减少晚餐前或睡前胰岛素用量。

（二）营养管理

营养管理的目的是使血糖能控制在要求达到的范围内，既要保证儿童正常生长，又避免肥胖，营养师应定期进行营养评估和指导。患者的饮食应基于个人口味和嗜好，且必须与胰岛素治疗同步进行。

（1）需要量：应满足儿童年龄、生长发育和日常生活的需要。每日总热量kcal（千卡）＝1 000＋

［年龄×（70～100）］。

（2）食物的成分：糖类50%～55%，蛋白质10%～15%及脂肪30%。碳水化合物成分应主要来自淀粉类，高纤维成分的食品有利于促进血糖控制，使食物的消化和吸收时间延长，血糖水平上升较慢。要限制食用蔗糖及精制糖，包括碳酸饮料，防止糖类吸收过快引起血糖的大幅波动。脂肪摄入应减少动物源性的食物脂肪，增加不饱和脂肪的植物油，不饱和脂肪与饱和脂肪的比例约为1.2∶1.0。蛋白质宜选动物蛋白，多吃瘦肉和鱼，限制摄入蛋黄数。

（3）热量分配：全日热量分三大餐和三次点心，早餐为总热量的2/10，午餐和晚餐各3/10，上午和下午的餐间点心各0.5/10，睡前点心为1/10。大龄儿童可省略上午点心，而把这部分的热量加在午餐里。应强调根据患者的生活方式制定食谱，注重现实可行，鼓励父母或家庭的积极配合，使患者有较好的依从性。

（三）运动治疗

运动对糖尿病患儿至关重要，是儿童正常生长发育所必需的生活内容，不要限制糖尿病患儿参加任何形式的锻炼，包括竞技运动：如果运动不引起低血糖，则不必调节饮食和胰岛素，运动可使肌肉对葡萄糖利用增加，血糖的调节得以改善。糖尿病患儿应每天安排适当的运动，尤其在进行大运动量时应注意进食，防止发生低血糖。运动应在血糖控制良好后才开始，并坚持每天固定时间运动，有利于热量摄入量和胰岛素用量的调节。

（四）糖尿病酮症酸中毒（DKA）

是由于胰岛素缺乏或胰岛素效能不足引起的代谢异常的最终后果，胰岛素效能不足是指应激时拮抗激素阻断胰岛素的作用。20%～40%的新患者以及老患者漏打胰岛素或未能控制并发症时可发生DKA。临床症状取决于酮症酸中毒的程度，有大量酮尿、血离子间隙增加、HCO_3^-和pH下降，血清渗透压增高提示高渗性脱水。DKA是糖尿病最常见的死亡原因，大多是由于脑水肿的原因。治疗应该：

（1）纠正脱水、酸中毒及电解质紊乱：按中度脱水计算输液量（80～100mL/kg），再加继续丢失量后为24小时的总液量，开始先给生理盐水20mL/kg，脱水严重时可再加入20mL/kg，以后根据血钠决定给半张或1/3张不含糖的液体。前8小时输入总液量的1/2，余量在后16小时输入。输入液体应遵循先快后慢，先浓后淡的原则进行。见排尿后即加入氯化钾3～6mmol/kg。只有当血pH＜7.2时才用SB纠正酸中毒，HCO_3^-的补充量＝（15－所测HCO_3^-）×体重（kg）×0.6，通常先给计算量的一半，再测血pH＞7.2时则不再需碱性液。

（2）胰岛素应用：采用小剂量胰岛素持续静脉输入，儿童胰岛素用量为0.1U/（kg·h），加入生理盐水中输入，要检测血糖，防止血糖下降过快。

（3）监测：每小时监测血糖一次，每2～4小时重复一次电解质、血糖、尿糖及血气分析，直至酸中毒纠正。血清渗透压下降过快有脑水肿的危险。

（五）糖尿病的教育和监控

糖尿病的治疗不仅是使用和调整胰岛素，而且包括对患者及其家人的教育。由于糖尿病是慢性终生性疾病，因此对本病的管理和监控非常重要。应做到及时联络和定期随访。

（1）血糖测定：由于血糖是调节胰岛素用量的根据，故每天应常规四次测量血糖（三餐前及临睡前），每周测一次凌晨2～3时血糖。血糖应控制在餐前4.4～6.7mmol/L（80～120mg/L）、餐后血糖＜8.3～10mmol/L（150～180mg/L），每日平均血糖应＜8.3mmol/L（150mg/L）为理想，微血管并发症的发生可以明显减少。

（2）糖化血红蛋白（HbA1c）测定：应每3～4个月检测一次。糖尿病患者HbA1c＜7%为控制理想，＞9%控制不当，超过11%则表示控制差。

（3）尿微量清蛋白排泄率测定：一般每年检测1～2次，以监测早期糖尿病肾病的发生。同时严密观察血压，若发生高血压应予治疗。

（李 杰）

第三节 尿崩症

尿崩症（diabetes insipidus，DI）是一种以患儿完全或部分丧失尿浓缩功能的临床综合征，临床主要特征为烦渴、多饮、多尿和排出低比重尿。造成尿崩症的病因很多，根据不同病因可将尿崩症分为三种类型：①中枢性尿崩症（central diabetes insipidus，CDI）；②肾性尿崩症（nephrogenic diabetes insipidus，NDI）和③精神性烦渴症（psychogenic polydipsia，PP），其中以中枢性尿崩症较多见。中枢性尿崩症是由于垂体抗利尿激素（anti diuretic hormone，ADH）即精氨酸加压素（arginine vaso pressin，AVP）分泌不足或缺乏所引起。

一、病理生理和发病机制

由下丘脑视上核与室旁核内神经元细胞合成的9肽ADH，因第8位氨基酸残基为精氨酸，故命名为精氨酸加压素。ADH以神经分泌颗粒的形式沿轴突向下移行，储存至垂体后叶，在特殊神经细胞和轴突中储存，并释放入血循环。正常人ADH在深夜和早晨分泌增加，午后较低。ADH的循环半衰期为5分钟，通过肾小管膜和集合管的V_2受体对肾脏发挥作用，其主要生理功能是增加肾远曲小管和集合管上皮细胞对水的通透性，促进水的重吸收，使尿量减少，保留水分，使血浆渗透压相对稳定而维持于正常范围。位于下丘脑视上核和渴觉中枢附近的渗透压感受器同时控制着AVP的分泌和饮水行为。

ADH的分泌主要受细胞外液的渗透压和血容量变化影响。正常人尿液渗透压在50~1 200mmol/L，人体通过ADH的分泌保持血浆渗透压在280~290mmol/L。正常人在脱水时，血浆渗透压升高，血容量下降，前者刺激位于视上核的渗透压感受器，使ADH分泌增加，尿量减少，后者则引起下丘脑渴感中枢兴奋，饮水量增加，使血浆渗透压恢复到正常状态。反之，体内水分过多时，血浆渗透压下降，血容量增加，ADH的分泌和口渴中枢的兴奋性均受到抑制，尿量增多，饮水停止，血浆渗透压恢复到正常。尿崩症者，由于ADH的分泌不足或肾小管对ADH不反应，水分不能再吸收，因而大量排尿，口渴，兴奋口渴中枢，大量饮水，使血浆渗透压基本上能保持在正常渗透压的高限，多数尿崩症患者血浆渗透压略高于正常人。对于口渴中枢不成熟的早产儿、新生儿、婴幼儿虽大量排尿，但不能多饮，则出现持续性高钠血症，造成高渗脱水。

1. 中枢性尿崩症（CDI） 中枢性尿崩症由ADH缺乏引起，下丘脑及垂体任何部位的病变均可引起尿崩症，其中因下丘脑视上核与室旁核内神经元发育不良或退行性病变引起的最多见，在以往报道中约占50%。血浆AVP水平降低，导致尿渗透压降低、尿量增加。当合成AVP神经元部分受损或仍有10%~20%分泌功能时，患儿可表现为部分性尿崩症。

CDI的病因大致可分为获得性、遗传性或特发性三种：

（1）获得性：通常是由不同类型的损伤或疾病而造成：如①肿瘤：由颅内肿瘤引起的患儿至少占30%，如颅咽管瘤、垂体瘤、松果体瘤、神经胶质细胞瘤及黄色瘤等；②损伤：新生儿期的低氧血症、缺血缺氧性脑病均可在儿童期发生DI。又如颅脑外伤、手术损伤及产伤等；③感染：少数患儿可由脑炎、脑膜炎、寄生虫病等；④其他：全身性疾病（白血病、结核病、组织细胞增生症等）、先天性脑畸形、药物等。值得警惕的是有一些中枢性尿崩症实际上是继发于颅内肿瘤，往往先有尿崩症，多年后才出现肿瘤症状，由肿瘤引起的尿崩症在小儿至少约占30%。所以必须高度警惕，定期做头颅影像学检查。

（2）遗传性：遗传性（家族性）尿崩症较少见，仅占1%左右。目前了解的分子病理改变有垂体加压素基因（AVP-NPⅡ）。人AVP-NPⅡ基因定位于20p13，基因全长2.6kb，包含3个外显子，由基因转录翻译编码形成AVP。部分家族性单纯性DI患者发现AVP-NPⅡ基因有突变，大多为基因点突变，且突变类型及位点具有一定的异质性，有的呈现常染色体显性遗传，也有常染色体隐性遗传。其他能引起DI的致病基因有HESX1、HPE_1、SIX3、SHH等。

（3）特发性：是儿童最常见的原发性尿崩症，即未发现原因的ADH缺乏。某些病例可能与中枢神经元的退行性变有关。大多为散发，发病较晚，无家族史，无 AVP－NPⅡ基因突变。

2. 肾性尿崩症 肾性尿崩症是一种遗传性疾病，为 X 伴性隐性遗传，少数为常染色体显性遗传。由于中枢分泌的 ADH 无生物活性，或 ADH 受体异常，ADH 不能与肾小管受体结合，或肾小管本身缺陷等所致远端肾小管对 ADH 的敏感性低下或抵抗而产生尿崩症。该型也可由于各种疾病如肾盂肾炎、肾小管酸中毒、肾小管坏死、肾脏移植与氮质血症等损害肾小管所致。

二、临床表现

本病自生后数月到少年时期任何年龄均可发病，多见于儿童期，男孩多于女孩。年长儿多突然发病，也可渐进性。以烦渴、多饮和多尿为主要症状，并表现为较固定的低比重尿。临床症状轻重不一，这不仅取决于患儿体内 AVP 完全或部分缺乏的程度不同，而且还与渴觉中枢、渗透压感受器是否受损及饮食内容相关。

婴幼儿患者烦渴时哭闹不安，但饮水后即可安静，多饮在婴儿表现喜欢饮水甚于吃奶。由于喂水不足可发生便秘、体重下降和高钠血症，低热、脱水甚至惊厥和昏迷。

儿童期患者多尿或遗尿常是父母最早发现的症状，每日尿量多在 4 升以上，多者达 10 升以上（每天 300～400mL/kg 或每小时 400mL/m²，或者每天 3 000mL/m² 以上）。晨尿尿色可清淡如水。儿童一般多喜饮冷水，即使在冬天也爱饮冷水，饮水量大致与尿量相等，如不饮水，烦渴难忍，但尿量不减少。因多饮、多尿可影响学习和睡眠，出现少汗、精神不振、食欲低下、体重不增和生长缓慢等症状。若能充分饮水，一般无其他症状。

颅内肿瘤引起继发性尿崩症，除尿崩症外可有颅压增高表现，如头痛、呕吐、视力障碍等。肾性尿崩症多为男性，有家族史，发病年龄较早。

三、辅助检查

1. 尿液检查 尿量多，尿色清淡无气味、尿比重低，一般为 1.001～1.005（约 50～200mmol/L）。而尿蛋白、尿糖及其他均为阴性。

2. 血肾功能及电解质检查 尿崩症患者通常尿常规正常，尿糖阴性，血钠正常或稍高，血浆渗透压多正常或偏高。如有肾脏受累，可有不同程度的肾功能异常。

3. 头颅 MRI 检查 了解下丘脑和垂体的形态改变，排除颅内肿瘤。一般尿崩症者其垂体后叶高信号区消失，同时有侏儒症者可发现垂体容量变小。儿童颅内肿瘤常以尿崩症形式起病，故应对患儿进行长期随访。

4. 尿崩症特殊试验检查

（1）禁水试验：主要用于鉴定尿崩症和精神性烦渴。于早晨 8 时开始，试验前先排尿，测体重、尿量、尿比重及尿渗透压，测血钠和血浆渗透压。于 1h 内给饮水 20mL/kg，随后禁饮 6～8h，每 1h 收集一次尿，测尿量、尿比重及尿渗透压，共收集 6 次，试验结束时采血测血钠及血浆渗透压。本试验过程中必须严加观察，如果患者排尿甚多，虽然禁饮还不到 6h，而体重已较原来下降 5%，或血压明显下降，立即停止试验。

正常人禁水后不出现严重的脱水症状，血渗透压变化不大，尿量明显减少，尿比重超过 1.015，尿渗透压超过 800mmol/L，尿渗透压与血浆渗透压比率大于 2.5；完全性尿崩症患者尿量无明显减少，比重 <1.010，尿渗透压 <280mmol/L，血浆渗透压 >300mmol/L。尿渗透压低于血渗透压；而部分性尿崩症血浆渗透压最高值 <300mmol/L；若尿比重最高达 1.015 以上，尿渗透压达 300mmol/L，或尿渗透压与血渗透压比率大于等于 2，则提示 ADH 分泌量正常，为精神性烦渴。

（2）禁饮结合加压素试验：用于中枢性尿崩症与肾性尿崩症的鉴别。先禁水，每小时收集尿一次，测尿比重及渗透压。待连续两次尿渗透压差 <30mmol/L 时，注射水溶性加压素 0.1U/kg，注射后每 1h 测定尿比重或尿渗透压，连续 2～4 次。正常人注射加压素后，尿渗透压不能较禁饮后再升高，少数增高不超过 5%。有时还稍降低，中枢性尿崩症者禁饮后，尿渗透压不能显著升高，但在注射加压素后，

尿渗透压升高，且超过血浆渗透压，尿量明显减少，比重达1.015以上，甚至1.020，尿渗透压达300mmol/L以上；部分性中枢性尿崩症患者，禁饮后尿渗透压能够升高，可超过血浆渗透压，注射加压素后，尿渗透压可进一步升高；如用加压素后反应不良，尿量及比重、尿渗透压无明显变化，可诊断为肾性尿崩症。

（3）血浆AVP定量：本病患者血AVP浓度降低（正常值约为10μU/mL），但由于检测方法的特异性和敏感性均不高，故分析结果须动态观察。直接检测血浆AVP浓度为DI的鉴别诊断提供了新途径：中枢性DI患者血浆AVP低于正常；而肾性DI者血浆AVP浓度升高，但尿液仍不能浓缩而持续排出低渗尿；精神性烦渴症AVP分泌功能正常，但对病程久、病情重者可由于长期低渗状态，而使AVP分泌障碍。

四、诊断和鉴别诊断

尿崩症的诊断可依据临床烦渴、多饮、多尿，以及血、尿渗透压测定、禁水和加压素试验及血浆AVP定量来进行。临床须与其他具有多尿症状的疾病相鉴别。

1. 高渗性利尿　如糖尿病、肾小管酸中毒等，根据尿比重、尿渗透压、尿pH及其他临床表现即可鉴别。

2. 高钙血症　见于维生素D中毒、甲状旁腺功能亢进症等。

3. 低钾血症　见于原发性醛固酮增多症、慢性腹泻，Bartter综合征等。

4. 继发性肾性多尿　慢性肾炎、慢性肾盂肾炎等病导致慢性肾功能减退时。

5. 精神性烦渴症　又称精神性多饮。儿童期较少见，常有精神因素存在。多为渐进起病，多饮多尿症状逐渐加重，但夜间饮水较少，且有时症状出现缓解。患儿血清钠和渗透压均处于正常低限，由于患儿分泌AVP能力正常，因此，禁水试验较加压素试验更能使其尿渗透压增高。

五、治疗

对尿崩症者应积极寻找病因、观察是否存在垂体其他激素缺乏，在药物治疗前，要供给充足的水分，尤其是新生儿和小婴儿，避免脱水及高钠血症，如有脱水、高钠血症发生时应缓慢给水，以免造成脑水肿。肿瘤者应根据肿瘤的性质、部位决定外科手术或放疗方案。对精神性烦渴综合征者进行寻找导致多饮多尿的精神因素，以对症指导。

1. 鞣酸加压素　即长效尿崩停，为混悬液制剂，浓度每毫升含5U，用前须稍加温，并摇匀后再行深部肌内注射，开始剂量为0.1～0.2mL，作用时间可维持3～7天，一般须待患儿多尿症状复现时才行第二次给药。用药期间应注意患儿的饮水量，以防止发生水中毒。

2. 去氨加压素　即精氨酸加压素，0.1mg/片，口服后疗效可维持8～12h，宜从小剂量每次0.05mg开始，2次/天。小年龄儿可从更小量开始。不良反应较小，少部分患者可出现头痛、恶心、胃不适等。

（程海霞）

第十二章

免疫系统疾病

第一节 小儿免疫系统发育特征

一、概述

免疫（immune）的最基本含义是识别自己、排斥异己。免疫系统在机体防御感染、清除衰老、死亡、损伤以及突变细胞等方面发挥重要作用。一般而言，免疫反应是一种生理性保护反应，一旦这种适度、有益的保护性反应失衡，即可导致异常免疫反应，产生变态反应性疾病、自身免疫性疾病、免疫缺陷病及肿瘤。

免疫系统的各类细胞均来自多能造血干细胞（SC），SC在胚胎期储于卵黄囊或胚肝，最终均存于骨髓。SC在特殊的微环境中受到特定诱导信号刺激后将向各种细胞方向分化、发育。SC向免疫有关的细胞发育主要有两方面：一方面向免疫效应细胞分化，构成天然免疫系统，如生发中心的树状突细胞、皮肤朗格汉斯细胞（Langerhan）、分泌炎症介质的细胞（肥大细胞、嗜碱性细胞以及嗜酸性细胞等）以及内皮细胞、成纤维细胞、成骨细胞、破骨细胞和肝上皮细胞等天然免疫反应细胞；另一方面分化成两大类淋巴细胞，即T细胞和B细胞，由它们构成了抗原特异性免疫系统。成熟淋巴细胞都有自己明确的免疫效能，如通过分泌各类抗体，直接杀伤细胞，分泌效应细胞因子等来发挥特异性免疫功能。同时淋巴细胞通过表达各种细胞膜表面分子，由它决定淋巴细胞在免疫网络反应中各自传递信号的形式；通过分泌多种细胞因子来调节免疫系统中细胞间各自的功能状态，从而有机地、协调地发挥免疫系统的完整功能。

免疫功能的实现主要由五种成分完成：①单核/巨噬细胞（MC/MΦ中）；②中性粒细胞（PMN）；③补体系统；④T淋巴细胞及其分泌的淋巴因子；⑤B淋巴细胞及其分泌的免疫球蛋白（Ig）。狭义上讲，由淋巴细胞介导的免疫反应称为特异性免疫，由非淋巴细胞介导的免疫反应为非特异性免疫，事实上淋巴细胞也参与一些非特异性免疫效应，MC/MΦ等也参与一些特异性免疫效应过程。

整个免疫应答过程最终完成极其复杂，是多种免疫成分共同参与的结果。MC/MΦ作为抗原提呈细胞（APC）吞噬、消化及处理抗原，并将抗原信息递呈给淋巴细胞，另一方面MC/M中也分泌细胞因子参与免疫反应。Ⅰ类APC分泌IL－12及IL－18，诱导$CD4^+$T淋巴细胞向TH1（辅助性T细胞1）方向分化，TH1细胞分泌白细胞介素－2（IL－2）和干扰素－γ（IFN－γ），促进$CD8^+$T淋巴细胞、毒性杀伤性T细胞（CTL）和自然杀伤细胞（NK）活性，发挥细胞免疫功能；Ⅱ类APC细胞分泌IL－4，诱导$CD4^+$T淋巴向TH2细胞方向分化，TH2细胞分泌IL－4、IL－5、IL－6、IL－8、IL－10、IL－13以及IL－15等细胞因子，辅助B淋巴细胞分化成浆细胞，合成并分泌抗体。抗体结合抗原形成免疫复合物，并激活补体，补体复合物或效应片段可激活中性粒细胞的趋化、吞噬、氧化和杀菌功能，发生炎症，有利于清除抗原物质，发挥体液免疫功能。此外，静息T细胞还可以在转化生长因子－β（TGF－β）诱导下分化成$CD4^+$ $CD25^+$调节性T细胞（$CD4^+$ $CD25^+$Treg），$CD4^+$ $CD25^+$Treg主要发挥免疫抑制作用，调节免疫反应的强度。

上述免疫反应网络中，APC 与 T 细胞或 B 细胞之间的信息传递，除抗原信号之外还需要一些共刺激信号，如 T 细胞与 B 细胞或 APC 之间的 CD40 配体（CD40L） - CD40；T 细胞与 B 细胞或 APC 之间的 CD28 及配体分子（CD80，也称 B7）等信号间交联，才能最终完成免疫应答程序。在免疫调节网络中 T 细胞发挥“中心”作用，免疫网络调节失衡将产生各种临床疾病。

二、免疫系统发育特点

人类完整的免疫功能体系是逐步发育成熟的，从胚胎期到生后的数年内随年龄增长免疫系统逐渐发育至成人水平，婴幼儿免疫系统的不成熟在很大程度上是“无经验”，即未能建立免疫记忆反应之故。

（一）单核/巨噬细胞（MC/MΦ）

SC 在单粒细胞克隆刺激因子（MG - CSF）作用下形成集落形成单位（CFU），在单核 - CSF（M - CSF）作用下发育成 M 中，在粒 - CSF 作用下发育成中性粒细胞（PMN）。

新生儿 MΦ 数量与成人无差别，但同 PMN 一样缺乏黏附分子和趋化分子刺激，其趋化功能相对较弱。新生儿期淋巴细胞 IFN - γ 产生不足，MΦ 自身分泌的 IFN - γ 也仅为成人一半左右，两者都可能影响 MΦ 吞噬和杀菌功能。新生儿期 MΦ 内含较多前列腺素 E_2 以及因血浆高甲胎蛋白水平等因素，抑制了单核 - 巨噬细胞表达人类白细胞抗原（HLA）DR，从而抑制了其抗原递呈能力。婴幼儿期低补体血症等也是造成 MΦ 功能不足的原因，MΦ 大约在 6 岁前后才能达到成人水平。

（二）中性粒细胞（PMN）

约在胚胎 34 周中性粒细胞的趋化、吞噬和杀菌功能即基本成熟，但在出生后头 2 周，上述功能却表现出暂时低下。这可能与分娩时缺氧、脑损伤以及母体高血压等因素有关，在严重感染时可以表现出边缘池中性粒细胞空虚和存活时间缩短以及一些酶的活性不足。补体水平低下、缺乏趋化因子及调理素也是婴幼儿中性粒细胞功能不足的重要原因。

（三）T 细胞及淋巴因子

1. T 细胞　胸腺是 T 细胞发育成熟的重要场所，它由第 3、4 对鳃囊上皮细胞发育而来。在胚胎 7 ~ 8 周，胸腺细胞开始分化，此后逐渐接受来自循环的造血干细胞，在胸腺上皮趋化因子诱导下前 T 细胞逐渐分化成熟。出生时胸腺大小与功能已达高峰。T 细胞经胸腺诱导已能识别自身的主要组织相容性复合物（MHC）抗原，且形成了对自身组织的耐受性，并获得了细胞表面抗原 CD3 和 CD11 及 T 细胞受体（TCR）。成熟的 T 细胞主要由具辅助、诱导功能的 $CD4^+$T 细胞和细胞毒性功能的 $CD8^+$T 细胞组成，出生时 T 细胞自身发育已完善，但此时 $CD4^+$T 细胞相对较多，CD4/CD8 比例高达 3 ~ 4，故出生后表现出 CTL 活性不足，易感染；TH2 细胞功能相对亢进，易患过敏性疾病等特征。约 2 岁后 $CD8^+$T 细胞水平才接近成人，抗感染能力逐渐增强。新生儿未经抗原刺激的 T 细胞（CD45RA）比例较大，这些细胞寿命短，功能弱，而已经抗原刺激的 T 细胞（CD45RO）较少，虽然它们寿命长，功能强，但就整体而言 T 细胞尚不能充分发挥其功能。小于胎龄儿及早产儿 T 细胞数量少，对有丝分裂原反应较低，但早产儿 1 个月后即可赶上足月儿，而小于胎龄儿要在 1 岁后才能赶上同龄正常儿童。

2. 淋巴因子　婴儿期 T 细胞在 PHA 诱导下分泌 IL - 2 正常，但抗 CD3 单抗刺激产生 IL - 2 却不足，新生儿期产生不足的因子有 IL - 3、IL - 4、IL - 5 及 IFN - γ，其水平仅为正常成人 10% ~ 25%，中度产生不足的细胞因子有 GM - CSF 和 IL - 6；轻度产生不足有 TNF - α 及 G - CSF，未成熟儿细胞因子分泌功能更差，IL - 6 仅为成人 25%。新生儿循环中分泌 IL - 2 和 γ - IFN 的 TH1 类细胞相对不足，γ - IFN 相当于成人水平的 1/10 ~ 1/8，CTL 活性明显低于年长儿和成人，因此由 TH2 类细胞分泌的细胞因子 IL - 4、5、6、10、13 和 IL - 15 占有相对优势（虽然 IL - 4 也仅为成人 1/3 水平），TH1/TH2 比例较正常水平低，T 细胞应答向 TH2 偏移。大约要在 3 岁时 TH1/TH2 类细胞因子分泌才趋近成人水平。

（四）B 细胞发育及抗体合成

骨髓是 B 细胞成熟的场所，相当于类囊的功能。淋巴结是 B 细胞富集的器官，全身各处淋巴结发育先后不一，在胚胎 10 周时，颈部及肠系膜淋巴结最早发育，足月新生儿即可扪及腹股沟淋巴结，12

岁时淋巴结发育达顶点；2岁后扁桃体才明显增大，6～7岁时扁桃体增大最为明显。B细胞功能在胚胎期已经成熟，但它要成为分泌抗体的浆细胞需要抗原与T细胞的多种信号辅助刺激（T细胞CD40配体，IL－4、5、6等），因而新生儿B细胞产生抗体能力差。虽然胎儿B细胞对抗原刺激能够产生IgM抗体，但有效的IgG抗体应答要在生后3个月后才出现。小于胎龄儿抗体产生能力更差，其B细胞数量也低于足月儿，这不利于特异性抗体产生，易发生暂时性低丙种球蛋白血症。婴儿期各类Ig产生能力均不足，以后随年龄增长而逐渐达到成人水平。

1. IgG　孕期32周进入胎儿循环的母亲IgG明显增加，出生时脐血IgG水平甚至可高出母亲IgG水平10%，但此时自身合成抗体能力很差。早产儿及小于胎龄儿IgG水平低于母亲。生后3个月虽然自身合成能力增加，但来自母亲的IgG大量衰减，至6个月时全部消失，婴儿血清IgG水平降至最低点。1岁后也仅为成人水平的60%，6～7岁渐近成人水平。IgG含4种亚类成分，婴儿自身合成的IgG1及IgG3早于IgG2及IgG4；IgG1约在5岁达成人水平，IgG3在10岁左右，IgG4和IgG2要在14岁前后才达成人水平。IgG1是主要针对细菌及病毒的蛋白质抗原，IgG2主要是抗多糖成分抗体。IgG1约占总IgG总量70%，IgG2约为20%，IgG3占7%左右，IgG4约占3%；若仅为某一种IgG亚类生成障碍，将会产生比较特殊的病原反复感染。

2. IgM　虽然胚胎12周时已能合成IgM，但因缺乏抗原刺激，胎儿自身合成的IgM量极少，母亲IgM不能通过胎盘，因而出生时脐血IgM水平很低，若发现脐血IgM水平升高（>0.2～0.3g/L），即提示胎儿有宫内感染。在生后3～4个月血IgM水平达成人50%，1～3岁时达成人水平75%。婴儿期低IgM血症，是易患革兰阴性菌感染的重要原因。

3. IgA　脐血IgA水平很低（多<0.05 g/L），若脐血IgA水平升高也提示宫内感染。1岁时血IgA浓度仅为成人水平的20%，要到12岁IgA浓度才达成人水平。分泌型IgA可从母乳中获取，且不易被水解蛋白酶分解，是黏膜局部抗感染分子。婴幼儿期分泌型IgA低下是易患呼吸道、消化道以及尿路感染的原因。不同年龄IgG、A、M及IgG亚类水平。

4. IgD和IgE　两者均难以通过胎盘，在新生儿血清中，IgD和IgE含量极少，IgD生物学功能不清楚，5岁时才达成人水平。IgE参与Ⅰ型变态反应，与过敏性疾病有关。生后可从母乳中获取部分IgE，自身合成IgE的能力并不弱，患过敏性疾病时血IgE水平可显著升高。

（五）补体系统

新生儿各补体成分均低于成人，其C1、C2、C4、C3及C7成分仅为成人水平的35%～80%，C8及C9约为成人10%，B及P因子为35%～70%，补体旁路系统能力约为成人水平49%～65%。补体分子的趋化作用是活化M中的重要因素之一。未成熟儿补体各成分水平更低。在生后6～12个月补体浓度或活性才接近成人水平。

（六）其他免疫分子

血浆甘露聚糖结合蛋白（MBP）又称甘露聚糖结合凝集素（mannose binding lectin，MBL），属于凝集素（collectin）家族。2岁以前的婴儿，获得性抗体反应尚不完善时，MBL在保护宿主免受感染中发挥天然抗感染的重要作用。未成熟儿MBL水平较成人为低，尤以中国未成熟儿更低，随胎龄增长而上升，约在生后10～20周达到足月新生儿水平。

在非特异性免疫系统中很多成分在幼儿期也弱于成人。以纤维连接蛋白为例，纤维连接蛋白具有细胞黏附分子、趋化因子和调理素的功能，新生儿，尤其是未成熟儿水平低下，严重感染、缺氧以及窒息时纤维连接蛋白的水平将进一步下降，其感染的恢复明显不及成人。

（程海霞）

第二节 原发性免疫缺陷病

免疫缺陷病（immunodeficiency diseases，ID）是指免疫系统的器官（如胸腺），免疫活性细胞（如淋巴细胞和吞噬细胞）及免疫活性分子（免疫球蛋白、淋巴因子、补体分子和细胞膜表面分子）发生缺陷引起某种免疫反应能力缺失或降低，导致机体防御能力普遍或部分下降的一组临床综合征。因先天遗传因素，如先天性基因突变（mutation）、缺失（deletion）等所致免疫功能缺陷病称为原发性免疫缺陷病（primary immunodeficiency diseases，PID），若因后天因素（理化因素、感染因素、营养因素、疾病因素、生理发育不成熟以及老年退化等）所致免疫缺陷称为继发性免疫缺陷病（secondary immunodeficiency disease，SID）。SID 可能也受基因影响，但其影响程度较 PID 小，且为多基因共同作用结果。因而 SID 往往表现轻度免疫功能缺陷，且常为可逆性变异，及时去除不利因素之后，有望恢复正常免疫功能。

一、联合免疫缺陷病

联合免疫缺陷病（combined immunodeficiency）该组疾病中 T 和 B 细胞均可能有明显缺陷，临床表现为婴儿期严重致死性感染，细胞免疫和抗体反应均缺陷，外周血淋巴细胞减少，以 T 淋巴细胞为主。

1. 严重联合免疫缺陷　如下所述。

（1）T 细胞缺陷，B 细胞正常 SCID（T^-B^+SCID）：①X 连锁 T^-B^+SCID 病因为定位于 Xq13.1 上的白细胞介素 -2 受体 γ 链（IL-2Rγ）基因突变导致 SCID，且是 SCID 中较常见的病种。近期发现 IL-2Rr 也是 IL-4、IL-7、IL-9 和 IL-15 受体的共同 γ 链（γc），因此又称 IL-2Rγc。临床表现为早期反复、严重真菌、细菌和病毒感染及发生移植物抗宿主反应（GVHR）。外周血 T 细胞缺乏或明显减少，B 细胞可正常或增高，但血清 IgM、IgA 及 IgG 水平低，淋巴细胞增生活性低，多在 1 岁内死于严重感染。病情轻重取决于基因突变位点和性质。骨髓移植在本病的成功率可达 90%，转 rc 基因治疗尚处于试验阶段。②常染色体 T^-B^+SCID 是由于细胞内激酶 Jak3 基因突变。免疫学改变与临床表现同 T^-B^+SCID。

（2）T 和 B 细胞均缺如 SCID（T^-B^-SCID）：①RAG-1/RAG-2 缺陷致 T^-B^-SCID 为重组活化基因-1（RAG-1）或 RAG-2 突变所致，婴儿期即发病，外周血 T 和 B 细胞计数均明显减少，但 NK 活性正常或升高。该病因为位于 11p13 编码 VDJ 基因重组酶的 RAG1/RAG2 突变，使 T 细胞受体（TCR）和 B 细胞表面免疫球蛋白（SIg）的 VDJ 结构重组发生障碍，患者外周血 T、B 细胞均减少，患儿在生后 2~3 个月即发生严重的复发性感染。②腺苷脱氨酶（ADA）缺陷为 ADA 基因突变，ADA 缺乏引起嘌呤旁路和甲基化旁路的中间代谢产物脱氧三磷腺苷（dATP）和 S-腺苷同型半亮氨酸（S-adenosyl homocysteine）堆积，它们具有细胞毒效应，抑制 T、B 细胞增殖和分化。多数病例早年发病，若基因突变位点影响 ADA 功能较少，即可在年长儿和成人发病，症状也轻。

各种 T^-B^-SCID 均为常染色体隐性遗传。

2. 伴高 IgM 的免疫球蛋白缺乏症　高 IgM 综合征（hyper IgM syndrome，HM）70% 为 X 连锁遗传，其余为常染色体隐性遗传；特点为 B 细胞内 Ig 转换障碍，其结果是 IgM 正常或增高，而 IgG、IgA 和 IgE 均减少或缺如。X 连锁高 IgM 血症因 T 细胞表面 CD40 配体基因突变，不能与 B 细胞表面 CD40 结合，使 B 细胞得不到活化刺激，是 Ig 转换障碍的原因。实验室发现 T、B 细胞计数正常，T 细胞增殖反应正常，但依赖 T 细胞的 B 细胞增殖反应低下。体外淋巴细胞培养中 T 细胞表达 CD40L 减少是诊断的要点之一，但要注意常见变异性免疫缺陷病（CVID）等其他一些病也有 CD40L 表达减少。CD40L 基因突变分析可确诊。

3. 嘌呤核苷磷酸化酶（purine nucleoside phosphorylase，PNP）缺陷　PNP 缺乏致毒性中间代谢产物脱氧三磷酸鸟苷累积，对淋巴细胞，尤其是 T 细胞损伤尤为严重。

二、以抗体缺陷为主的免疫缺陷病

抗体缺陷可能是 B 细胞本身发育障碍，也可能是正常 B 细胞未能接受到缺陷 T 辅助细胞的协同信号刺激所致，因而将过去分类中的抗体缺陷病改为以抗体缺陷为主的免疫缺陷病。其主要临床表现是反复化脓性感染。

1. X 连锁无丙种球蛋白血症（X linked agammaglobulinaemia，XLA） 本病又称 Bruton 病，因定位于 Xq12.3 - 22 上的 Bruton 酪氨酸激酶（Btk）基因缺失或突变，使 B 细胞发育受阻于原 B 细胞，极少成熟 B 细胞（$CD20^+$，$CD19^+$，SIg^+ B 细胞少于 2%）。表现为外周血 B 细胞极少或缺如（每计数 1 000 个淋巴细胞，B 细胞数少于 5 个），浆细胞亦缺乏，淋巴器官生发中心缺如，血 IgM、IgG 和 IgA 均明显下降或缺如（IgG < 2g/L，IgA < 0.1g/L）；T 细胞数量和功能正常。因突变位点不同，Btk 蛋白表达功能也各异，临床表现轻重不一，因此凡男孩低 Ig 血症者，均应进行 Btk 基因筛查。多数患儿在生后 6 ~ 12 个月时发生反复化脓性感染，以呼吸道为主，也有全身性感染。Btk 基因分析可确诊本病，有 1/3 患儿找不到阳性家族史。终身 IVIG 治疗本病有效，骨髓干细胞移植可能有效，基因治疗在探索之中。

2. 选择性 IgG 亚类缺陷 血清 1 ~ 2 种 IgG 亚类浓度低于同龄儿童 2 个标准差时可考虑 IgG 亚类缺陷。由于 IgG1 占总 IgG 的 70%，因此 IgG1 缺陷总是伴有总 IgG 下降。在白种人群中 IgG3 水平低下常见于成人病例，而儿童则常伴 IgG2 低下。我国儿童 IgG 亚类缺陷以 IgG3 为主。IgG4 占总 IgG 的 5% 以下，正常儿童有时也难以测出，故不宜诊断单纯 IgG4 缺陷，当 IgG2 和 IgG4 联合缺陷时，不能产生对多糖抗原的抗体，如流感杆菌、脑膜炎球菌和肺炎球菌的抗体。

3. 常见变异型免疫缺陷病（common variable immuno deficiency，CVID） 为一组病因不明，表现为 Ig 低下的综合征。多基因遗传理论有待证实，部分 IgA 缺乏患者可转变为 CVID，提示两病可能源于同一基因位点缺陷。与 XLA 的外周淋巴器官萎缩相反，CVID 患儿外周淋巴结肿大和脾肿大，自身免疫性疾病、淋巴系统肿瘤和胃肠道恶性瘤的发生率很高。CVID 常发病于年长儿或成人，男女均可发病，这些不同于 XLA。反复呼吸道感染为其特征，包括鼻窦炎、肺炎和支气管扩张，可发展为慢性阻塞性肺部疾病。也易患幽门螺杆菌、梨形鞭毛虫等胃肠道感染和肠病毒性脑膜炎。多数 CVID 患儿的外周血 B 细胞数量大致正常，但 B 细胞不能分化为产生 Ig 的浆细胞，少数 CVID 患儿外周血 B 细胞数量减少甚至难以测出，此种情况应与 XLA 鉴别。近年的研究逐渐认识到部分 CVID 的发病机制与 T 细胞调节网络失常有关，部分患儿 $CD8^+$ T 细胞增多或 $CD4^+$ T 细胞减少，CD4/CD8T 细胞比值下降，TH1 和 $CD8^+$ T 细胞分泌的干扰素 γ 可抑制 B 细胞合成和分泌 Ig，CVID 的遗传方式不定，可为常染色体隐性或显性，也可为 X 连锁，但更常见为无遗传家系的散发病例。病变严重度一般低于 XLA。诊断依赖于排除其他原发性免疫缺陷病。IVIG 替代治疗可减轻感染的严重度。

4. IgA 缺陷 IgA 缺陷病是较为常见的 PID，但人群发病率有差异，白种人发病率约 1/500 ~ 1/1 500，日本人为 1/18 500，中国人约为 1/5 000 ~ 1110 000。本病发病机制不明，可能与 TH2 细胞对 B 细胞合成 IgA 调控失调有关，目前没有发现有 IgA 基因缺失或突变，部分病例为常染色体隐性或显性遗传。轻症患儿可无症状或在婴儿期发生反复呼吸道感染及肠道、泌尿道感染。男女均可发病，家族中可有数人发病，多数人能活到壮年和老年，部分病例血清 IgA 可逐渐升至正常水平。可伴发自身免疫性疾病、哮喘和肠吸收不良。血清 IgA 低于 0.05g/L，IgM 及 IgG 正常或升高，分泌型 IgA 也明显减少。应避免使用丙种球蛋白，因其含有微量 IgA，可诱导患儿产生抗 IgA 抗体（属 IgG2 类），但所幸的是相当一部分 IgA 缺陷病患儿同时伴发 IgG2 亚类缺陷，这些人一般不会发生过敏反应。

5. 婴儿暂时性低丙种球蛋白血症 正常婴儿 3 ~ 4 个月时因母体传输来的 IgG 已消失，血清 IgG 呈最低水平，随之自身产生的 IgG 逐渐增多。婴儿暂时性低丙种球蛋白血症（transient hypogammaglobulinemia of infant）患儿不能及时产生 IgG，故血清 IgG 水平持续低下。约 3 岁后才逐渐回升，其机制尚不清楚。

三、以 T 细胞缺陷为主的免疫缺陷病

本组疾病多为新近发现，其分子遗传学和病因学尚不清楚的疾病。

1. CD4⁺T细胞缺陷　外周血CD4⁺T细胞计数减少，细胞免疫功能低下，而血清Ig水平正常或偏高，易患隐球菌脑膜炎及念珠菌等机会感染。

2. CD3⁺T细胞缺陷　外周血CD3⁺T细胞缺乏。

3. IL－2缺陷　IL－2mRNA转录表达障碍。

4. 多细胞因子缺陷　IL－2、IL－4和IL－5缺陷，缺乏活化T细胞的核因子（NFAT）。

5. 信息传递障碍　当给予抗原刺激后，T细胞钙内流和二酰甘油（DAG）表达障碍，临床表现与SCID或CVID相似。

6. 钙内流障碍　T细胞钙内流机制失调，表现为SCID。

四、免疫缺陷并发其他重要特征

这类疾病除免疫缺陷外，尚有非常突出的其他临床表现。

1. 湿疹－血小板减少伴免疫缺陷（Wiskott Aldrich syndrome，WAS）　WAS蛋白（WASP）编码基因位于Xqll.22，WASP存在于造血干细胞及由其分化而来的细胞的胞质中，其功能尚不清楚，可能与细胞内信息传递和细胞骨架再组建等功能有关。WASP基因突变或缺失，使淋巴细胞及血小板功能异常。早期表现为出生后即有出血倾向，皮肤瘀点，血便，颅内出血；湿疹可轻可重，可局限于面部；肝脾肿大及反复或慢性感染是另一特征，淋巴瘤和自身免疫性血管炎发生率高。实验室发现IgM下降，IgA、IgE上升而IgG正常；抗体反应差，抗同族凝集素效价低下，淋巴细胞增殖反应和吞噬细胞趋化功能降低，血小板数量减少，体积变小。本病在采用骨髓移植前，多数患儿在3岁左右因严重出血或感染死亡。

2. 共济失调毛细血管扩张综合征（ataxia telangiectasia，AT）　进行性小脑共济失调和毛细血管扩张为其特点，后者常发生于耳垂和球结合膜。血清甲胎蛋白增高见于95%的病例。早期免疫缺陷不明显，后期约70%病例有免疫功能异常。不同程度血清IgG2、IgG4、IgA和IgE下降甚或缺如，抗体反应下降；T细胞数量和功能多有减弱，逐渐出现反复呼吸道感染。淋巴细胞对放射线非常敏感，其DNA损伤不易修复。患者易患肿瘤，且常为其死因。该病为常染色体隐性遗传。

3. 胸腺发育不全综合征（DiGeorge syndrome）　为一系列基因异常综合征中的一部分，约80%～90%病例伴有染色体22q11－ter缺失。这段连续基因缺失引起心脏畸形（cardiac abnormalities），面部异常（abnormal facies）、胸腺发育不良（thymic hypoplasia）、腭裂（cleft palate）和低钙血症（hypocalcemia），故称为“CATCH22”。胸腺缺如使T细胞，尤其是CD8⁺T细胞数量减少。患儿易于病毒感染；因甲状旁腺功能低下，患儿生后将发生低钙惊厥；Ⅰ～Ⅱ咽弓受累时，出现特殊面容：眼距宽、鼻梁开坦、小嘴及耳位低等；Ⅲ～Ⅳ咽弓发育不良导致先天性心脏病，如大血管转位及法洛四联征。尽管胸腺体积变小或萎缩而代以外胚叶组织，但本病免疫缺陷表现轻，仅约20%的病例出现T细胞功能异常，多数患儿随年龄增长，T细胞缺陷可自行恢复至正常。先心畸形可行手术治疗，早年反复感染可给予抗感染和对症治疗。骨髓和胸腺细胞移植已有成功报告。

五、吞噬细胞数量和功能缺陷

1. 严重先天性中性粒细胞减少症（SCN；Kostmann综合征）　外周血中性粒细胞集落刺激因子（G－CSF）受体基因发生转位，而不能表达G－CSF受体蛋白。一些病例发生粒细胞再生障碍或粒细胞性急性白血病。

2. 慢性肉芽肿病（chronic granulomatous，CGD）　为一种少见的原发性吞噬细胞功能缺陷病，编码吞噬细胞还原型辅酶Ⅱ（NAPDH）氧化酶基因缺陷，导致吞噬细胞不能杀灭过氧化物酶阳性细菌和真菌，临床表现以反复发生严重感染以及在反复感染部位形成肉芽肿为特征。常见病原菌为金黄色葡萄球菌、大肠杆菌、沙门菌属、假单胞菌属和真菌（特别是曲霉菌），近年亦常发现分枝杆菌及结核杆菌感染。卡介苗接种后引起播散性卡介苗病者近年亦不少见，严重者危及生命。2/3的病例于1岁内发病，肺部、皮肤及消化道感染最为常见，脓肿可发生在机体任何部位。吞噬细胞杀菌功能低下形成本病的特有表现；大量淋巴细胞，组织细胞聚集的肉芽肿，位于各个部位，出现相应的临床表现。CGD 可分为 X－连锁和常染色体隐性遗传两类。X－连锁的 CGD 临床表现最重，而常染色体隐性遗传 CGD 则症状轻微。X－连锁 CGD 系 CYBB 基因突变所致，CYBB 基因编码 NADPH 氧化酶的细胞色素 b558 的 gp91phox 基因，突变导致吞噬细胞不能产生超氧根、单态氧和 H_2O_2，部分病例为 Xp21 缺失所致。常染色体隐性 CGD 见于 CYBA、NCF2 及 NCF1 基因突变，分别导致细胞色素 b558 的 p22phox 亚基失活，或 NADPH 氧化酶 p67phox 或 p47phox 亚基缺陷。四唑氮蓝染料试验（NBT）可作为诊断本病初筛，进一步确诊有赖于 NADPH 氧化酶活性测定及基因突变分析。约 50% CGD 患者于 30 岁前死于感染，治疗原则是预防和治疗感染（如磺胺增效剂和其他敏感的抗生素，保持室内干燥，以免发生真菌性感染）。重组干扰素 γ 可提高吞噬细胞氧化酶活性（$50\mu g/m^2$，每周 3 次，皮下注射），骨髓移植治疗已有成功病例报道。

六、补体缺陷

广义的补体系统涉及一组血浆蛋白质，由两部分组成：①补体各活性成分 C1～C9，B 因子和甘露糖结合素（mannose binding lectin，MBL）；②补体调节蛋白，C1 抑制物，C4 结合蛋白，D 因子，I 因子，备解素，H 因子，腐败加速因子（decay accelerating factor，DAF，CD55）和保护因子（protectin，CD59）。

不同补体成分缺陷有不同临床表现，共同特征是反复感染和易患风湿性疾病。

补体上游成分如 C1、C4、C2 及 C3 缺陷，易发生反复化脓性感染，尤其是具荚膜多糖抗原的细菌感染；下游成分 C5～9（也含 C3）缺陷易发生革兰阴性菌感染，尤其是奈瑟菌感染，1%～15%患者发生散发性脑膜炎双球菌感染。

补体缺陷伴风湿性疾病机制不详，尤其是上游成分 C2、C4 及 C3 缺陷，伴风湿性疾病概率高达 80%，远高于下游成分缺陷（C5～9）的发病概率（10%），这些主要是系统性红斑狼疮、皮肌炎、硬皮病、过敏性紫癜、血管炎和膜增殖性肾炎。

雄激素类药物，如 stanozolol 或 danazol 可促进 C1 脂酶抑制物合成，可试用于 C1 脂酶抑制物缺陷，其他补体成分缺陷治疗主要为对症治疗。

（程海霞）

第三节　继发性免疫缺陷病

临床实践中逐步发现很多免疫功能缺陷病为继发性免疫缺陷病（secondary immunodeficiency disease，SID），SID 与原发性免疫缺陷病（PID）的重要区别在于：①PID 几乎都是特定的单基因缺失，导致相应的免疫活性细胞或免疫分子受损，表现出这种功能的完全缺失，且为不可逆的改变；而 SID 常为免疫系统多环节受损，但受损程度较 PID 轻，仅为部分功能受损，表现为免疫功能低下（immunocompromise）；②PID 系关键位基因突变，除非免疫重建，否则其免疫功能缺陷将为终身性，SID 为后天环境因素致免疫功能缺陷，虽也能影响基因表达，但仅系基因不完全性表达障碍，去除不利因素之后，免疫功能将可能恢复正常。人的一生中，都可能在某个特定时期，特定条件下出现这样那样的 SID，因而早期诊断和治疗对 SID 具有重大意义。

一、病因

（一）感染

感染即是免疫缺陷病的临床表现之一，同时也是致 SID 的原因。人类免疫缺陷病毒（HIV）感染致获得性免疫缺陷病（aquired immunodeficiency syndrome，AIDS）是感染引起 SID 的典型例子。事实上任何一次感染都可能在不同程度上引起暂时性免疫损伤。

（二）营养紊乱

营养紊乱是 SID 的另一重要原因，发展中国家尤为突出。我国从 1980 年开始对缺镁引起免疫损伤的机制和治疗进行了广泛研究，1990 年又报告了亚临床维生素 A 等营养素缺乏致免疫缺陷，并发现了维生素 A 缺乏（自然杀伤细胞活性下降、淋巴组织萎缩、$CD4^+$T 细胞减少、B 细胞产生抗体能力下降、黏膜局部免疫反应减弱、总 IgA 和分泌型 IgA 抗体减少）、缺锌（细胞毒性 T 细胞活性下降、巨噬细胞杀菌能力受损、缺乏 T 细胞辅助、B 细胞产生抗体能力下降以及皮肤黏膜屏障功能受损）以及缺铁（淋巴细胞增殖反应减弱、IL－6 和 IL－4 活性下降、中性粒细胞杀菌能力下降、B 细胞抗体合成转换得不到 T 细胞辅助而分泌抗体能力下降以及 IgG 亚类缺陷）等营养障碍带来的有关 SID 的种种问题。中度或重度蛋白质－热能营养不良常伴有多种微量元素和维生素缺乏，从而更进一步影响免疫功能。

（三）临床疾病

一些临床疾病除具本身的病理改变之外，常伴有某些免疫功能低下；如肾病综合征的低 IgG 血症，肿瘤患者的细胞免疫功能低下等。

（四）生理性因素

因新生儿未成熟和老年人的退化，使他们都存在生理性免疫功能低下，这也是 SID 的常见原因。

（五）医源性因素

药物是临床实践中较常见的免疫低下的重要原因，如糖皮质激素、细胞毒性药物及放射性照射等均可引起 SID。在自身免疫性疾病及肿瘤等多种疾病的治疗中采用这些手段均要警惕 SID 的发生。

二、临床表现与治疗

SID 的临床表现与 PID 大致相同，但其程度往往轻于后者，治疗效果也较好，反复感染是突出表现，并发肿瘤与自身免疫性疾病的机会相对较少。SID 治疗原则上是根治原发病及免疫替代治疗和对症治疗，替代治疗和对症治疗均要视免疫缺陷的类型及后果而定，因在何种因素影响下，产生何种特殊免疫异常并不十分明了，故只有根治原发病，才有可能彻底纠正 SID。

（程海霞）

第四节　免疫缺陷病的诊断与治疗

免疫缺陷病（immunodeficiency diseases，ID）的临床表现因病因不同而极为复杂，但其共同表现却较为集中，尤其是反复感染。若存活期长，还易发生肿瘤和自身免疫性疾病。多数原发性免疫缺陷病（PID）有明显遗传趋向，在筛查可疑病例和寻找带病者时更要详细询问家族史，而不利环境因素和其他基础疾病则可能是继发性免疫缺陷病（SID）的重要线索。

一、临床表现

免疫缺陷病的一般性临床表现简略归纳如下（表 12－1）。

表 12－1　免疫缺陷的临床表现

最常见的临床表现
反复呼吸道感染
严重细菌感染
持续性感染对抗感染治疗效果不显
常见的临床表现
生长发育滞缓
多次机会感染

续 表

皮肤病变（皮疹，脂溢性皮炎，脓皮病，脓肿，秃发，湿疹，毛细血管扩张，病毒疣）
顽固性鹅口疮
腹泻和吸收不良
慢性鼻窦炎和乳突炎
复发性支气管炎和肺炎
自身免疫反应的证据
淋巴结和扁桃体缺如
血液学异常（再生障碍性贫血、溶血性贫血、血小板减少性紫癜以及中性粒细胞减少）
较少见的临床表现
体重下降、发热、慢性结合膜炎、牙周炎、淋巴结肿大、肝脾肿大、严重病毒感染、慢性肝病、关节痛或关节炎、慢性脑炎、复发性脑膜炎、皮肤化脓性坏疽、胆道炎或肝炎、疫苗接种扩散、支气管扩张、尿路感染、脐带脱落延迟以及慢性口腔炎

免疫缺陷病表现千变万化，临床医师应根据一些普遍规律进行有目的的筛查，以下常出现的共同表现是筛查的重要线索。

（一）反复或慢性感染

反复和慢性感染是免疫缺陷病最常见表现，患儿常需持久用抗生素。感染以呼吸道最多见，如复发性或慢性中耳炎、鼻窦炎、支气管炎或肺炎；其次是胃肠道感染；皮肤感染可为脓疖、脓肿或肉芽肿。也可见全身感染，如脓毒血症、败血症、脑膜炎和骨、关节炎。大约40% PID患儿反复感染发生在1岁以内，尤其是严重联合免疫缺陷病（SCID）及先天性X连锁无丙种球蛋白血症（XLA）。另有约40%在1~5岁发生复杂感染，15%于16岁内发病，仅5%发病于成年期。抗体为主的免疫缺陷要在母体抗体消失后（生后6个月）才易发生感染。SID发病完全依赖原发疾病或不利的环境因素的状况，因而可发生于任何年龄。

一般规律是，抗体缺陷易发生化脓性感染，T细胞缺陷时则易发生病毒、真菌或原虫感染。补体成分缺陷好发生奈瑟菌素感染。中性粒细胞缺陷时病原体常为金黄色葡萄球菌。在免疫缺陷患者中感染的病原菌毒力往往不强，常为机会感染。多数患者感染后治疗效果不好，用抑菌剂效果更差，必需使用杀菌剂，且剂量大，疗程长。

（二）肿瘤和自身免疫性疾病

免疫缺陷病，尤其是PID患者易患自身免疫性疾病和肿瘤，淋巴系肿瘤的发生率较正常人群高几十倍乃至上百倍。B细胞淋巴瘤最多见，T细胞和霍奇金病也可发生。临床发现伴发淋巴瘤的PID常为SCID、嘌呤核苷磷酸化酶（PNP）缺乏、XLA、X连锁淋巴组织增生症、高IgM血症（HM）、IgA缺乏症、IgG亚类缺陷、常见变异型免疫缺陷病（CVID）、湿疹血小板减少伴免疫缺陷（WAS）、毛细血管扩张共济失调综合征（AT）以及胸腺发育不全等。也有伴发白血病、胶质瘤、肝胆管瘤以及横纹肌肉瘤的报道。PID伴发的恶性肿瘤占淋巴瘤总数的50%，淋巴细胞性白血病的12.6%，腺瘤的9.2%，霍奇金病的8.6%，其他肿瘤的19.2%。

PID还可伴发溶血性贫血、血小板减少性紫癜、系统性血管炎、系统性红斑狼疮、皮肌炎、免疫复合物性肾炎、Ⅰ型糖尿病、免疫性甲状腺功能低下和关节炎等自身免疫性疾病。SID并发自身免疫病及肿瘤的机会较少。

（三）其他特殊临床表现

除反复感染、自身免疫病及肿瘤之外，还有一些常见的临床特征（表12-2），了解这些特征有助于对某些PID的诊断。

二、诊断

诊断PID主要依靠病史、体检和相应辅助检查，尤其是分子遗传学检测方法。

（一）病史与体检

反复感染是本病重要特征，病原菌可能是一些条件致病菌，或同一病菌的反复感染。不同的免疫缺陷病常有特殊的感染类型，如抗体缺陷者，易患细菌性感染；联合免疫缺陷者对病毒、真菌、细菌或原虫的易感性都会增加；补体缺陷者易患奈瑟菌感染；IgG2 亚类缺陷易患肺炎球菌感染，且感染部位并不限于肺部。有反复感染或免疫低下家族史对诊断 PID 也极有意义。发病时间也有鉴别诊断价值，如联合免疫缺陷病多在出生后即有反复感染，而抗体为主的免疫缺陷一般要在出生后 6 个月后才发生反复感染。扁桃体发育不良或缺陷，全身浅表淋巴结难触及或肝、脾大等也是 PID 的常见体征。

表 12 - 2　某些原发性免疫缺陷病的特殊表现

特殊临床表现	PID 诊断
0 ~ 6 个月	
低钙血症、先天性心脏病、面部畸形	胸腺发育不全
脐带延迟脱落，白细胞↑，反复感染	白细胞黏附功能缺陷
腹泻、肺炎、鹅口疮及体重不增	SCID
皮肤斑丘疹、秃发及淋巴结肿大	SCID 伴移植物抗宿主反应
血便，中耳炎及湿疹	WAS
口腔溃疡，中性粒细胞↓，反复感染	高 IgM 综合征
7 个月 ~ 5 岁	
严重进行性传染性单核细胞增多症	X 连锁淋巴组织增生症
口服灰髓炎活疫苗发生软瘫	XLA
反复葡萄球菌皮肤或全身感染	高 IgE 综合征
慢性鹅口疮，指（趾）甲萎缩，内分泌病	慢性皮肤黏膜念珠菌病
短臂，毛发细柔，严重水痘	软骨毛发发育不良伴短臂侏儒
眼部及皮肤白化症，反复感染	Chediak - Higashi 综合征
淋巴结肿大，皮炎，肺炎，骨髓炎	慢性肉芽肿病
>5 岁 ~ 成人	
进行性皮肌炎伴慢性肠病毒脑炎	XLA
反复呼吸道感染，神经系统进行性变，共济失调	AT
复发性奈瑟菌脑膜炎	补体 C6、C7 或 C8 缺乏
复发性呼吸道感染，吸收不良，脾肿大，自身免疫病	CVID

注：SCID：严重联合免疫缺陷病；WAS：湿疹血小板减少伴免疫缺陷；XLA：X 连锁无丙种球蛋白血症；AT：毛细血管扩张共济失调综合征；CVID：常见变异型免疫缺陷病。

（二）实验室检查

免疫缺陷病的病因复杂，其实验室检查手段更为多样，应结合家族史、病史及体检，选择相关项目。总之，凡反复不明原因感染发作，均应考虑免疫缺陷的可能性，当找不到明确诱因，且有阳性家族史，更应想到 PID 的可能性。但无论诊断 PID 或 SID 均应有相应实验室检测依据，以明确免疫缺陷的性质。免疫网络极为复杂，测定全部免疫细胞和免疫分子几乎不可能。有些实验技术在一般医疗机构也无法开展，需在研究中心进行，为避免不必要的检测，在作免疫缺陷病实验室项目选择时，可分为三个层次进行：①过筛试验；②进一步检查；③特殊或研究性实验。

三、治疗原则

（一）一般治疗

要加强宣传与护理，采取有效措施预防感染，并发感染时应用合适的抗生素治疗，针对各种情况进行对症治疗，如 WAS 患者发生血小板减少性严重出血，可输新鲜血小板及维生素 D 或甲状旁腺素。有 T 细胞缺陷患者应禁种活疫苗，以防发生严重感染。有一定抗体反应者可考虑给予死疫苗接种，细胞免疫缺陷患者不宜接种存活的疫苗如口服灰髓炎疫苗，以免感染患儿。有些病例需长期给予抗生素以预防感染。

已确诊为 T 细胞缺陷患儿不宜输新鲜血制品，以防发生移植物抗宿主反应（GVHR），必需输血或新鲜血制品时，应先用射线（2 000 ~ 3 000rad）处理，血制品还要严格筛查 CMV，以防血源性 CMV 感染。PID 患儿一般不作扁桃体和淋巴结切除术，脾切除术视为禁忌，糖皮质激素类药物应慎用。

肺囊虫性肺炎（PCP）是细胞免疫缺陷患者和 HIV 感染重要的并发症，当 $CD4^+$ 细胞计数 1 岁内 < 1 500/μl 或任何年龄组 $CD4^+$ 细胞占总淋巴细胞 <25% 时，均应预防 PCP 感染。

（二）替代治疗

替代治疗的原则是“缺什么，补什么”。大约 80% PID 患儿伴有不同程度 IgG 或其他抗体缺乏，因此补充 IgG（IVIG）是最常见的替代治疗措施。IVIG 治疗指征仅限于低 IgG 血症，对 T 细胞和吞噬细胞缺陷无效。一般剂量为每月静注 200 ~ 400mg/kg，一般不主张大剂量应用，治疗剂量应个体化，以能控制感染为宜。其他替代治疗包括特异性免疫血清，输白细胞，细胞因子（转移因子，胸腺素）。某些市售免疫调节药物对 PID 的疗效并不满意，需要认真分析、利用。红细胞内有大量嘌呤核苷磷酸酶（PNP）和腺苷脱氨酶（ADA），因而用洗涤红细胞可以治疗 PNP 及 ADA 缺陷症患者，输注白细胞可用于治疗中性粒细胞功能缺陷伴严重感染者。IL - 2 可用于治疗 SCID，但仅可能对 IL - 2 表达异常的 SCID 有效。

（三）免疫重建

免疫重建是采用正常细胞或基因片段植入患者体内，使之发挥其功能。以期能持久地纠正免疫缺陷状态。免疫重建的方法有胸腺组织移植、干细胞移植、骨髓移植和基因治疗。

1. 胸腺组织移植　胎儿胸腺组织移植：将 16 周以内的胚胎胸腺植于腹膜下或皮下用于治疗细胞免疫缺陷病，尤其是胸腺发育不全症。胎儿胸腺移植后很快（常在数天内）出现胸腺重建的表现，并持续存在。胎儿胸腺组织来之不易，使胸腺移植的使用受到很大限制。

2. 干细胞移植　脐血干细胞移植：脐血富含造血干细胞，可作为免疫重建的干细胞重要来源。无关供体配型脐血干细胞移植后 GVRH 较无关供体配型骨髓（matched unrelated marrow donor，MUD）移植为轻，也是选用该方法的原因。无关供体配型移植无论是脐血或骨髓，均应进行移植前后免疫抑制治疗，故使免疫功能重建延迟和增大继发感染的机会。同胞纯合子脐血干细胞移植则可不必进行免疫抑制治疗，因此成功率明显增高。外周血干细胞移植将 $CD34^+$ 细胞分离，在体外无菌扩增或定向培养后，再静脉输注患者。

3. 骨髓移植　如下所述。

（1）同种异体同型合子骨髓移植：取自同胞兄弟，HLA - A 和 HLA - B 同源，混合淋巴细胞培养（MLC）无反应的骨髓为供体。若患儿尚存在部分 T 细胞功能，MLC 呈阳性反应时，于移植前后均应给予免疫抑制治疗。移植成功的病列，GVRH 可自行消失，也有呈慢性 GVRH 者。卡氏肺囊虫肺炎的磺胺类药物预防要持续到免疫功能恢复正常为止。应持续监测巨细胞病毒（CMV）抗体，CMV 抗体呈阳性者，可给予抗病毒治疗。

（2）同种异体半合子骨髓移植：在同胞中仅有 1/4 机会为同型合子，非同胞同种异体中，同型合子的机会几乎为零。为此可采用同种异体半合子骨髓供体，常为家庭成员父母或兄弟。B 细胞移植的成功率较 T 细胞移植低，且常发生慢性 GVRH。半合子骨髓移植现已代替胸腺上皮细胞移植和胎肝移植。

（3）无关供体配型骨髓移植（MUD）：随着一些国家和地区骨髓库的建立，无关供体骨髓移植变为可能。在近年已很盛行。MUD 移植可不必移除 T 细胞，但在移植后均应接受免疫抑制治疗。MUD 移植成功率约为 50%，5 岁以内接受移植者，成功率可达 85%。

4. 基因治疗　许多原发性免疫缺陷病的突变基因已被克隆，其突变位置已经确立，这给基因治疗打下了基础。将正常的目的基因片段整合到患者干细胞基因组内（基因转化），被目的基因转化的细胞经过有丝分裂，使转化的基因片段能在患者体内复制而持续存在，并发挥功能。理论上讲，凡骨髓移植成功的疾病均是基因治疗的指征。

（程海霞）

第十三章

儿童营养和营养性疾病

第一节 儿童营养需要

人类的健康主要受遗传和环境这两大因素影响，环境因素中营养则起到了非常重要的作用。人体的生存和活动、小儿的生长发育、各种生理功能的维持、各种合成和分解等代谢过程，每时每刻都在消耗热能，都需要各种营养素的参与。所以，人体必须由外界摄入足够的能产生热能和含有各种营养素的食物，方能达到能量摄入和热能消耗的动态平衡及维持生命活动的整个过程。这些营养素各自都有独特的营养生理功能，在代谢过程中又相互密切联系、共同参与和调节生命活动。除此之外，人体还需要做一些储存，以备饥饿或创伤应激时利用。

一、营养、能量和儿童生长

（一）三大营养素及其能量在儿童生长发育中的重要性

生命首先在于营养，营养是生命的物质基础。人体要不断地从外界摄取食物，经过消化、吸收、运输和新陈代谢以维持人的生命活动。食物可提供人类所需的一切营养素，但自然界中各种食物所含营养素的质和量千差万别，总的可归纳成以下六大类，即蛋白质、脂肪、碳水化合物、矿物质和微量元素、维生素和水。通常指的三大营养素是碳水化合物、脂肪和蛋白质，也是产生热能的物质（或称为能量底物）。其中1g碳水化合物或1g蛋白质在氧化分解中能产生4kcal（1kcal = 4.184kJ）的热能，1g脂肪能产生9kcal的热能。小儿每天摄入的热能被以下几方面所消耗，即基础代谢占60%，生长需要占25% ~ 30%，食物特殊动力作用占基础代谢的6% ~10%，排泄占基础代谢的10%，而体力活动消耗的差异则很大。众所周知，正处于生长发育阶段的儿童，由于新陈代谢旺盛，对热能、蛋白质、脂肪、碳水化合物和其他重要营养素相对地与成人来比，需要量大、质量要求高。目前已有大量研究显示，在生命早期和生长期的儿童，无论是营养缺乏还是营养过剩，或者营养不均衡，都会引起疾病或影响疾病的预后，并且还与成年期的多种疾病的发生、发展，甚至与死亡率密切相关。因此，只有恰到好处地满足了儿童的营养需求，才能保证其体格与智力的正常发育。合理的营养既是小儿某些疾病综合治疗的重要环节，也是防治小儿某些疾病的有效途径。为此，用现代科学医学技术对不同年龄阶段、不同疾病状态下的儿童建立合理的临床营养支持是促进我国儿科医学事业发展、提高我国儿童健康的重要保证，也是社会进步和家庭幸福的基础。

（二）营养素的主要功能和角色

营养素主要功能除了作为能源物质外，其次还作为“建筑”材料，构成和修补机体组织、满足生长发育以及合成机体的免疫物质和激素等。再则，又作为调节物质，维持正常的生理功能和机体内环境的稳定，使机体正常生理活动能协调进行。各营养素主要承担的功能见表13－1。

表 13－1 主要营养素的主要功能

主要营养素	主要功能	担任角色
碳水化合物、脂肪及蛋白质、脂类	提供热能，维持体温，保持正常生理活动和体力满足生长发育、组织更新和修复的需要，合成体内主要活性物质（激素、抗体和酶等）	提供能源 提供原料
维生素、矿物质	参与体内所有代谢过程，维持正常生理功能，是保持内环境稳定协调的重要保证	辅助与调控

二、三大营养素和能量的需要量

从出生体重仅3kg左右的小婴儿渐渐长大成为一个接近成年人体重的健康少男或少女，人体的巨大变化都要以充足的营养物质作为基础。如较长时期的营养摄入不足或营养素摄入不平衡就会导致营养性疾病。蛋白质或热能缺乏可抑制儿童的正常生长发育，包括智力的发育。同样，营养过剩也会对人体构成危险。目前，我国大部分地区儿童肥胖的发生率已超过10%，有些经济快速发展地区已超过30%，儿童肥胖是成人期糖尿病、高血压、冠心病、脂肪肝、痛风等慢性代谢性疾病的潜在危险因素，这将严重影响我国人群的健康素质。因此，合理的营养供给是小儿健康成长的基本保证。

（一）热能的需要

参照我国营养学会2000年制定的膳食营养素参考摄入量（dietary reference intakes，DRIs），按千克体重计算，从出生到1周岁的婴儿所需要的热能要比成人高出3～4倍。初生时最高，以后随着月龄的增加逐渐降低。从初生至1岁以内为95kcal/kg（非母乳喂养增加20%）。而1～10岁儿童的能量与成人相比增加50%～100%，随年龄的增加，热能的需要量从95kcal/kg下降到60kcal/kg。11～18岁男孩每天需2 400～2 900kcal，女孩为2 200～2 400kcal。18岁以后则与成人的热能需要相同。但这个推荐量尤其在青少年阶段不够准确，每天实际的热能供给还需要考虑体力活动情况及静息能量消耗值的差异进行调整，以免引起营养过剩或热能不足而影响健康。

（二）蛋白质的需要

20种氨基酸分子的不同组合、排列构成各种不同种类的蛋白质，不仅是作为构成机体组织的“原料”，如组织、细胞等；同时也是许多生理活性物质的主要成分，如激素、免疫物质和酶等；另外，还作为运输载体，担任着吸收、交换和储存的功能；构成体液的渗透压、维持体液的正常分布；参与遗传信息的传递等重要功能。因此，若蛋白质缺乏，不仅会影响儿童体格和智力的生长发育，还会扰乱生理功能，降低抗病能力。总之，儿童期的蛋白质营养极其重要，是儿童营养的关键。

儿童每天蛋白质的需要量：从初生至1岁的婴儿为1.5～3g/kg，1～2岁为35g，2～3岁为40g，3～4岁为45g，4～5岁为50g，5～7岁为55g，7～8岁为60g，8～10岁为65g，10～11岁为70g（男）和65g（女），11～14岁为75g，14～18岁为85g（男）和80g（女）。提高蛋白质营养价值的措施包括：摄入足量的蛋白质，供给蛋白质的量最好占总摄入能量的12%～15%；动物蛋白占总摄入蛋白的1/2左右（年龄越小比例越高）；设法提高蛋白质的消化和利用，可通过食物加热和充分发挥食物蛋白质的互补作用。

（三）脂肪的需要

广义上脂肪又称脂类，包括中性脂肪（即含有脂肪酸的三酰甘油，如动、植物油）和类脂（包括磷脂、胆固醇和脂蛋白等）。其主要的生理作用有：提供热能；隔热保温和支持保护作用；类脂是多种组织和细胞的组成部分，尤其是脑组织含磷脂最多，是生长发育不可缺少的；膳食中的脂肪能改善食物的感官性状，使食欲增加；促进脂溶性物质和脂溶性维生素的吸收。由于婴幼儿正处于快速生长阶段，如过多的脂肪摄入和累积会同时增加脂肪细胞的体积和数目，很易导致儿童肥胖，乃至成人期的肥胖病。

通常脂肪酸分为饱和脂肪酸（不含双键）、不饱和脂肪酸（含有双键）和多不饱和脂肪酸（含有2个或2个以上的双键）。多不饱和脂肪酸中有些是必需脂肪酸，人体不能合成，如亚油酸。当必需脂肪酸缺乏时会出现脱屑样皮疹、生长迟缓和肝脏、肾脏、神经等多种损害。推荐膳食中亚油酸的含量不少于摄入总热能的1%，以1%～3%为宜，且n-6与n-3多不饱和脂肪酸的摄入比值为（4～6）：1。婴儿每天每千克体重约需脂肪4g，占总能量的35%～50%；幼儿的脂肪供给量占总热能供给量的30%～35%；儿童的脂肪供给量占总热能供给量的25%～30%。

（四）糖类的需要

糖类根据分子结构分为单糖（葡萄糖、果糖、半乳糖和甘露醇）、双糖（蔗糖、乳糖和麦芽糖）和多糖（淀粉、糊精、糖原和膳食纤维）。其主要生理功能是提供生长发育、蛋白质合成所需的热能，其代谢产物（草酰乙酸）又有助于脂肪氧化产能；也是神经组织唯一的供能物质；同时还是体内重要物质的组成成分，如糖蛋白是抗体等免疫物质、激素和某些酶的组成部分，糖脂是细胞膜和神经组织的结构成分之一；膳食纤维有促进胃肠道正常功能的作用。

婴儿出生后即能消化乳糖、葡萄糖和蔗糖，以后各种消化酶功能逐渐完善成熟。由于3个月以内婴儿胃肠道内的淀粉酶是缺乏的，故这时不宜喂淀粉类的食物。

儿童膳食中碳水化合物的提供量占总热能的55%～65%。6个月以前的婴儿主要来源是乳类中的乳糖。

三、矿物质的需要量

人体是一个整体，需要各种营养物质的参与才能完成生命活动过程，缺一不可。占人体重量6%的矿物质就是其中的一大类。这些矿物质还可以分为两大类，一类为组成人体结构和在新陈代谢上含量比较大的矿物质，包括钙、磷、镁、钠和钾等；另一类在代谢上同样重要，同样不可缺少，但其占人体重量万分之一以下，每天需要量在100mg以下者称为微量元素，包括铁、锌、碘、硒、铜、铬等。下面主要介绍一些在小儿生长过程中比较重要的矿物质。

（一）钙

钙是人体内含量最多的元素之一，其中99%的钙集中在骨骼和牙齿，只有1%的钙以游离或结合的离子状态存在于其他组织和体液内，正常情况下，后者与骨骼内的钙维持动态平衡。

钙主要在小肠内吸收，维生素D、乳糖和蛋白质可促进钙的吸收，而植物中的植酸、草酸、膳食纤维和脂肪酸与钙结合可影响钙的吸收。粪便是钙的主要排泄途径，其次是尿液，少量经汗液排出。

钙不仅是小儿骨骼和牙齿生长发育不可缺少的，而且还是维持肌肉神经兴奋性的重要物质，当血钙过低时，小儿容易哭闹和夜惊，甚至于出现手足抽搐等兴奋性增高的现象。另外，钙还能激活体内多种酶的活性，如激活凝血酶原，使之成为凝血酶而发挥凝血功能。

由于我国传统膳食是以含钙量很少的谷类食物为主要来源，其含影响钙吸收的植酸成分高；而含钙量多、吸收率高的奶类及其制品的摄入一直处于较低水平，所以应特别注意钙的补充。我国DRIs提出各年龄每天钙元素的适宜摄入量：出生至6个月为300mg，7～12个月为400mg，1～3岁为600mg，4～10岁为800mg，11～17岁为1 000mg。

（二）磷

磷也是人体内含量很多的一种元素，仅次于钙。体内磷元素约80%存在于骨骼和牙齿中，是构成核酸、磷脂、酶等的原料，参与重要的生理代谢活动。

磷广泛存在于植物或动物性食物中。维生素D有助于磷的吸收。在一般喂养情况下不会发生磷的缺乏，只要摄入的饮食中有充足的蛋白质和钙，那么，磷的摄入量也是不会少的。因此，通常也不强调磷的供应量。我国目前推荐每天磷的适宜摄入量：1岁以内150～300mg，1～6岁450～500mg，7～17岁700～1 000mg。

（三）铁

铁虽然在人体内含量很少（不足体重的0.01%），属微量元素类，但到目前为止，铁缺乏的患病率仍遍及世界各地。我国2000年全国学生体质健康调研显示6～18岁人群中缺铁性贫血的患病率为18.4%～22.4%。2岁以下的婴幼儿患病率则更高。缺铁不仅会引起小细胞低色素性的贫血，不利于儿童正常的行为和生长发育，影响胃肠道的消化吸收功能和机体免疫功能，还易导致铅元素的吸收增加。

新生婴儿由于体内铁元素的储存少，但此期生长发育快，因此，早产儿在出生2个月后，足月儿在出生4个月后，体内储存的铁元素已基本耗尽，再加上母乳中的铁含量低，牛奶中的铁吸收率低，很容易发生缺铁性贫血，故需及时补充铁元素。我国DRIs提出各年龄每天铁元素的适宜摄入量：出生至6个月为0.3mg，7～12个月为10mg，1～10岁为12mg，11～18岁为15～20mg（男）和18～25mg（女）。

（四）锌

微量元素锌分布于人体所有组织、器官、体液和分泌物中，95%以上存在于细胞内。其主要的生理功能有：促进小儿正常的生长发育和组织修复，保护皮肤的健康，促进正常的物质代谢和内分泌功能，增进食欲，维持机体正常的免疫功能。缺锌表现为生长发育落后，性发育障碍，情绪冷漠，厌食、味觉异常和异食癖，皮肤易感染，伤口愈合延迟，母孕期如缺乏锌会引起胎儿畸形等。

锌也主要经小肠吸收，动物食物中的锌比植物食物中的锌容易吸收，铁可与锌竞争肠黏膜细胞上的受体而抑制其吸收。我国营养学会2000年DRIs提出的推荐摄入量：6个月以内的婴儿每天供给量为1.5mg，7个月～1岁为8mg；1～3岁为9mg，4～6岁为12mg，7～10岁为13.5mg；11～17岁为18～19mg（男）和15～15.5mg（女）。食物中海产品和肉类是锌元素的良好来源。

（五）碘

碘是组成甲状腺素的重要成分，甲状腺素有调节人体能量代谢以及三大营养素的合成和分解的作用，促进小儿生长发育。胎儿和新生儿缺碘不仅使生长发育迟缓，还可导致智力低下。

一般人体所需要的碘可从饮水、食物和食盐中获得，但也存在地区土质上的差别，国家已采取食盐中添加碘的措施，通常不会发生碘的缺乏。但生长旺盛期的小儿、青少年、孕妇和乳母、重体力劳动者如不注意补充则会引起缺乏。我国DRIs要求3岁以内的婴幼儿每天碘的适宜摄入量为50μg。每天推荐：7～10岁儿童的摄入量为90μg，11～17岁为120～150μg，成人150μg；孕妇和乳母为200μg。

（六）硒

近20年来，硒被认为是一种人体不可缺少的微量元素。硒广泛分布在脂肪组织以外的所有组织，是机体内一种非特异抗氧化物质谷胱甘肽过氧化酶的重要成分之一，有清除体内过氧化物和自由基的作用，从而保护细胞膜和细胞器（如线粒体、微粒体和溶酶体）的膜。许多动物和临床流行病学研究显示硒对心血管和眼的健康有保护作用；而且与维生素E有重要的协同作用。血硒浓度受土壤、水质和食物中硒含量的影响；海产品、动物肝脏、肾和肌肉及整粒谷类、洋葱等是硒的良好食物来源。我国DRIs制定每天推荐的摄入量：1岁以内为15～20μg（适宜摄入量），1～3岁为20μg，4～6岁为25μg，7～10岁为35μg；11～17岁为45～50μg；成人为50μg，乳母为65μg。

（七）铜

铜也是一种人体不可缺少的微量元素，它的生物学作用也逐渐被揭示。铜的生理功能有：参与结缔组织的合成，对骨骼、血管壁的健全起重要作用；参与铁代谢和造血功能；与中枢神经系统正常结构和功能有关；也与黑色素合成有关。

铜广泛分布在食物中，如动物肝、肾、贝类、坚果类、豆类及谷类等是含铜较丰富的食物，正常膳食的人一般不会缺乏。我国目前提出每天铜的适宜摄入量：1岁以内为0.4～0.6mg，1～6岁为0.8～1.0mg，7～13岁为1.2～1.8mg，大于13岁为2mg。

（八）铬

铬在人体内的含量仅6mg，其主要的生理功能是促进胰岛素的作用，从而影响糖、脂肪和蛋白质的代谢。铬缺乏时会引起生长发育迟缓，糖耐量下降和血脂增高等。食物中的铬来源以动物中的肉类和海产品中含量最为丰富，植物中的谷类、豆类、坚果类和菌藻类中含铬较为丰富，通常饮食一般不会发生缺铬。铬缺乏多发生在蛋白质－能量营养不良的儿童和应用全肠外营养的患者。

我国DRIs提出的每天适宜摄入量为：0～6个月10μg；7个月～1岁15μg；1～3岁20μg；4～10岁30μg；11岁以上至成人为40～50μg。

四、维生素的需要量

维生素是一类能促进生长发育、调节生理功能、维护人体健康和维持人体生命活动过程的有机化合物。它既不参与组织的构成，也不提供热能，但在机体吸收利用大量能源和各种新陈代谢过程中却起到了至关重要的类似酶和激素样的作用。尽管每天的需要量甚微，但由于大多数维生素不能在人体内自身合成，只能由膳食中获得或额外补充。维生素有脂溶性和水溶性两大类，各种维生素的结构不同，各有其特殊的生理功能。近年来，对于维生素的作用又有不少新的发现。发现维生素E、维生素C、维生素A和β－胡萝卜素具有较强的抗氧化作用，可清除体内自由基及其所致的氧化损伤。另外，对机体的免疫功能也有一定促进和保护作用。例如，维生素E是生物膜和脂蛋白最重要的氧自由基清除剂，抑制脂质过氧化作用，对预防动脉粥样硬化和婴幼儿视网膜病变很重要；维生素C可抑制膳食中亚硝胺的致癌作用；许多流行病学调查证明，体内β－胡萝卜素水平的增加，可减少癌症和心血管疾病的危险性。

（一）脂溶性的维生素

包括有维生素A、D、E、K四种。

1. 维生素A　主要功能是促进生长发育、维持表皮的完整性和视觉功能、促进生殖功能和维持骨细胞的代谢平衡等，近年研究表明其还有抗肿瘤作用。自然界中，维生素A只存在于动物食物中，而植物中的胡萝卜素被人体吸收后可转变为维生素A，因此，称其为维生素A的前体。而维生素A和β－胡萝卜素均具有清除氧自由基的抗氧化作用。

1994年，全世界仍有50万学龄儿童的失明是由于维生素A缺乏。另外，随着维生素A强化食品的发展或大量滥用维生素A制剂而导致维生素A中毒的现象也有增多的趋势。

动物肝脏、鱼子、奶油、蛋类是维生素A的很好来源；含β－胡萝卜素丰富的植物有芒果、西兰花、胡萝卜、菠菜、豆苗、橘子和柿子等。DRIs建议每天维生素A的推荐摄入量：0～12个月为400μg；1～11岁为500～700μg；青春期、成人为700～800μg；孕妇为800～900μg，乳母为1 200μg（1μg＝3.3U）。其中1/3～1/2来自动物食物。UL（可耐受最高摄入量，tolerable upper intake level）为2 000μg。

2. 维生素D　主要功能是促进钙和磷在肠道内的吸收［钙和磷的比例为（1～2）：1时吸收最佳］、增加肾脏对钙的重吸收，对骨骼形成极为重要，促使骨的生长和软骨骨化，与甲状旁腺一起维持血钙正常水平，防止骨质疏松和低钙痉挛。维生素D缺乏可致佝偻病、骨软化和骨质疏松；而维生素D中毒则表现为：高钙血症、高尿钙症和软组织内的钙沉积（肌肉乏力、关节疼痛），临床上还表现为消化道症状和烦躁等。

维生素D在海鱼肝脏中含量最为丰富，通常单靠日常食物难以获得足够的需要量，而通过日光照射则很容易在体内获得。我国DRIs建议每天维生素D的推荐摄入量：0～10岁为400U（10μg）；11～18岁为200U（5μg）。

每天2小时的日照，可维持正常的维生素D血液浓度。食物主要是鱼肝油、奶油和动物肝脏等含维生素D较多。但我国的膳食习惯通常不能满足维生素D的需求。

3. 维生素E　又称生育酚，与生长发育、延缓衰老有着密切的关系。其保护血管内皮屏障、改善微循环的作用，有利于预防动脉粥样硬化及相关的心血管疾病；另外，还能保持红细胞膜的完整性和抑制血栓的形成，并有一定的抗风湿和抗癌作用；其抗氧化作用与硒相互协同，共同防止多不饱和脂肪酸被氧化成过氧化脂质。

维生素E主要存在于各种植物油、奶油、乳类、蛋类、谷类和绿叶菜中。天然的维生素E是不稳定的，在储存和烹调加热过程中易发生明显的破坏。与维生素C有协同作用，而当多不饱和脂肪酸摄入增加时需同时增加维生素E的摄入量。适宜摄入量为：1岁以内3mg/d；1～10岁为4～7mg/d；青少年至成人为10～14mg/d。UL值为200～800mg。

4. 维生素K　维生素K是凝血酶原的主要成分，还能促使肝脏合成凝血酶原，临床上常作为止血药应用。一部分维生素K可由人体回肠内细菌合成被吸收利用；另一部分由食物获得，主要来源于绿叶蔬菜、动物内脏、肉类和奶类。估计每天总的需要量为2μg/kg，如肠道功能不正常或长期应用抗生素者，有时需要补充一定量的维生素K来预防出血倾向。

（二）水溶性的维生素

包括维生素C、维生素B_1、维生素B_2、维生素B_6、维生素B_{12}、烟酸、泛酸、生物素和叶酸九种。

1. 维生素C　维生素C又称抗坏血酸，有广泛的生理功能。主要概括为以下方面：促进胶原和神经递质的合成，类固醇化合物羟化，抗体生成，促使叶酸的活化；可防治坏血病，保护细胞膜，提高铁的吸收和利用，无论在治疗缺铁性还是巨幼红细胞性贫血时均有协同作用；有抗氧化和清除自由基作用；另外，还可促进胆固醇的排出，防止动脉粥样硬化形成，并有提高机体免疫、增加白细胞的吞噬功能。新鲜蔬菜和水果中维生素C含量丰富，尤其是猕猴桃之类的野果。小儿推荐的摄入量为每天40～100mg。

2. 维生素B_1　维生素B_1又称硫胺素，是构成脱羧酶的辅酶，参与丙酮酸等的氧化脱羧反应，如缺乏可使丙酮酸在神经组织和末梢血管沉积而致脚气病。含量丰富的食物有全谷类、豆类、酵母、干果、坚果以及动物内脏、瘦猪肉和蛋类等。维生素B_1的需要量与热能摄入有密切的关系，推荐的每天适宜摄入量：7岁以内为0.2～0.7mg，7岁以上0.9～1.5mg，在代谢增高的情况下均应适当提高供给量。

3. 维生素B_2　维生素B_2又称核黄素，其主要功能是构成核黄素辅酶参与体内多种物质的氧化还原反应，是一种重要的营养素，如缺乏将影响物质和能量代谢，会出现多种临床症状，常见的有舌炎、口角炎、口腔溃疡、脂溢性皮炎等。维生素B_2的主要来源是动物性食物，尤其是动物内脏、蛋类和奶类。素食者较易引起维生素B_2的不足和缺乏。其补充剂量也与热能的摄入有关。每天推荐摄入量0～10岁为0.4～1.0mg，10岁以上为1.2～1.7mg。

4. 维生素B_6　维生素B_6又称吡哆素，在体内与磷酸结合构成多种酶的辅酶，参与三大营养素的代谢，并与血红素的合成有关，缺乏时可引起低色素性贫血。正常情况下不会缺乏，但当妊娠、高热和电离辐射等特殊情况下可出现维生素B_6的不足，需注意补充。其在食物中分布较广泛，蛋黄、鱼类、奶类、谷类、豆类中含量较丰富。我国推荐每天的适宜摄入量为：婴幼儿0.1～0.5mg，儿童0.6～0.8mg，11岁以后0.9～1.1mg。

5. 维生素B_{12}　维生素B_{12}又称钴胺素，是唯一含金属的维生素。主要生理功能是提高叶酸的利用率，促进红细胞的发育和成熟；还与神经髓鞘的物质代谢密切相关。故缺乏时可导致巨细胞性贫血并出现神经系统症状。维生素B_{12}主要存在于动物性食物中，人体肠道内细菌也能大量合成，由于其吸收需在胃壁细胞分泌的内因子作用下在回肠部被吸收，故当胃或回肠切除后等胃肠功能减退时会发生缺乏，也可见于严格素食者和老年人中。我国推荐的每天适宜摄入量：婴幼儿为0.4～0.9μg，儿童和少年为1.2～1.8μg，14岁以后2.4μg。

6. 烟酸　又称尼克酸或维生素PP，经小肠吸收后形成脱氢酶辅酶，在体内代谢中起着递氢的作用。严重缺乏时会出现皮炎、腹泻和痴呆的癞皮病典型症状。皮肤症状表现为肢体暴露部位的对称性皮炎，包括急性红斑和褶烂、慢性肥厚和萎缩、色素沉着等；消化系统症状包括舌炎、口角炎、恶心呕吐、慢性胃炎、便秘或腹泻等；神经系统症状可产生精神错乱、神志不清甚至痴呆等。由于抗结核药异烟肼与烟酸拮抗，故应用该药时需注意烟酸的补充。烟酸虽然广泛存在于动植物中，但大多含量较少，以酵母、花生、全谷类、豆类及肉类、肝脏含量较丰富，部分烟酸还可以由色氨酸在体内转化而来。我国最近推荐的每天摄入量：婴儿为2～3mg（适宜摄入量），1～10岁为6～9mg，11岁以后为12～15mg。

7. 泛酸　因其广泛存在于食物中而得名。泛酸是辅酶A的组成部分，与三大营养素的代谢密切相关。除了食物中很易得到外，肠内细菌也能合成，故通常不会缺乏。每天适宜摄入量：婴儿为1.7～1.8mg，1～10岁为2～4mg，11岁以后5mg。

8. 生物素　生物素也称维生素H，是三大营养素代谢的辅酶成分，是作为羟化酶的辅助因子而发挥作用的。生物素也广泛存在于动植物食品中，尤其酵母、肝和肾中含量最高，而且肠内细菌也能合成，故除婴儿外缺乏者非常少见。缺乏时表现为皮炎、舌乳头萎缩、恶心呕吐和食欲减退等。生物素的每天适宜摄入量：婴儿为5～6mg，1～10岁8～16mg，11岁以后20～30mg。

9. 叶酸　在体内的主要生理功能是促进红细胞的生成，缺乏时红细胞的发育和成熟会受到影响，引起巨幼红细胞性贫血；还与胎儿的神经管的发育有关，孕妇叶酸缺乏时可致胎儿神经管的发育畸形。WHO提出孕前及孕后初3个月的每天摄入量达400μg即可预防这种畸形的发生。近年研究发现叶酸缺乏可引起高同型半胱氨酸血症，被认为是心血管疾病的危险因素，可影响胚胎早期心血管的发育。

食物来源广泛，以肝、肾、绿叶及黄叶蔬菜、酵母等含量丰富，婴儿因乳汁中叶酸含量低，易发生缺乏。我国2000年DRIs适宜摄入量<6个月婴儿为65μg/d，6～12个月为80μg/d，1～3岁的推荐摄入量为150μg/d，4～10岁为200μg/d，11～13岁为300μg/d，14岁以后为400μg/d。

五、水的需要量

众所周知，水是生命的源泉，是所有生命的必需物质。它在生命活动中起着重要作用，且必须从日常的饮食中得到。

（一）水在体内的分布

水是人体中含量最多的成分，其含量与年龄和性别有关。成人体重的50%～60%是水分，年龄越小，含水量越多。胚胎含水量可达体重的98%，新生儿约80%，青春期后逐渐接近成人水平。40岁以后随体内肌肉组织的减少，含水量也下降，为体重的45%～50%。

体内水与蛋白质、碳水化合物或类脂相结合，形成胶体状态，主要分布在细胞内和细胞外。其中，细胞内含水量占总水量的2/3，细胞外含水量约为1/3。各组织器官的含水量相差很大，以血液中最多，肌肉其次，脂肪组织中最少。因此，女性体内的含水量不如男性高；肥胖者体内含水量相对较低，而运动员体内的含水量相对较高。

（二）水的平衡

水的来源不仅限于摄入的液体，还来自于固体食物中的水分以及食物氧化和组织细胞代谢所产生的水分（即内生水，混合饮食每100kcal热量产生的水为12g）。

水的排出主要通过肾脏，约占60%；其次由肺和皮肤，约占30%；正常情况下由消化道排出仅占10%以下。随着生长发育的速度不同，尚有0.5%～3%的水分潴留在体内。

（三）水的生理功能

①构成细胞和体液的重要组成部分，是保持每一个细胞外形和组成每一种体液不可缺少的物质。如血液中含水分高达83%，肌肉含水76%，骨骼含水22%，脂肪组织含水10%。②水在体内直接参加物质代谢、促进各种生理活动和生化反应。不溶于水的蛋白质和脂肪分子可形成胶体或乳糜液，有利于营养素的消化、吸收和利用。③作为营养物质的载体。摄入体内的各种营养物质，都必须通过水运送到机体各个部位进行代谢利用。④作为代谢产物的溶剂。通过大小便、汗液以及呼吸等途径把代谢产物和有毒物质排出体外。⑤调节体温。水的比热大，可通过蒸发和出汗使皮肤散热，调节体温保持不变。⑥是机体的润滑剂。水可使皮肤滋润，眼泪、唾液、关节囊液和浆膜腔液则是相应器官的润滑剂。

(四) 水的需要量

水的需要量决定于机体的新陈代谢率和热量的需要。婴儿新陈代谢旺盛，热量需要较多，但因肾脏浓缩功能尚未完善，因此所需的水分相对较多。此外，小儿的活动量、外界气温和食物性质也影响水的需要量；活动量大的小儿散热较多；多食蛋白质和矿物质时，排泄这些物质及其代谢产物需水量增多，这就需要增加水的供应量。年龄越小，每千克体重所需的水分越多。通常情况下，婴幼儿每天需水量为100～155mL/kg，4～6岁的儿童则需90～110mL/kg，7～12岁为70～85mL/kg，13岁以上为50～60mL/kg。假如婴幼儿每天摄入水量少于60mL/kg，即可出现脱水症状。反之，若过多地供给水分，超出心肾功能的代偿能力时，则也会引起水中毒，导致水肿、水和电解质紊乱、抽搐和循环衰竭。

附：【膳食营养素参考摄入量（DRIs)】

DRIs是在RDAs基础上发展起来的一组每天平均膳食营养素摄入量的参考值，包括4项内容：平均需要量（EAR)、推荐摄入量（RNI)、适宜摄入量（AI）和可耐受最高摄入量（UL)。

1. 平均需要量（EAR）　EAR是制定RNI的基础。EAR是指某一特定性别、年龄及生理状况群体中对某营养素需要量的平均值。摄入量达到EAR水平时可以满足群体中50%个体的需要。

2. 推荐摄入量（RNI）　RNI相当于传统使用的RDA。它可以满足某一特定群体中绝大多数（97%～98%）个体的需要。长期摄入RNI水平，可以维持组织中有适当的储备。RNI是健康个体每天摄入该营养素的目标值，RNI = EAR + 2SD。

3. 适宜摄入量（AI）　AI是通过观察或实验获得的健康人群某种营养素的摄入量。AI应能满足目标人群中几乎所有个体的需要，主要用作个体的营养素摄入目标，同时用作限制过多摄入的标准。

4. 可耐受最高摄入量（UL）　UL是平均每天摄入营养素的最高限量。“可耐受”指这一剂量在生物学上大体是可以耐受的，但并不表示可能是有益的。健康个体摄入量超过RNI或AI是没有明确益处的。

（程海霞）

第二节　儿童膳食要求

人类从出生到青春期的最大特点是处于生长发育阶段，因此需要提供充足的营养物质来维持身体组织的更新及生长发育。营养状况的好坏直接影响着小儿的健康及其正常的生长，而且对将来成人期的健康也有潜在的影响，合理的营养有助于预防成人期的疾病。如儿童期的钙摄入充足，可使成人期的骨质疏松和骨折的机会减少。下面从各个不同的生长阶段的生长特点、营养需要来讨论合理的膳食安排。

一、婴儿期（0～1岁）的膳食特点

(一) 婴儿期的营养需要

此期的生长发育是一生中最快的，一年内体重增加3倍，身长增加50%，故各种营养素的需求量大，但此时胃肠功能不成熟，存在矛盾；肝脏功能不完善，氨基酸要求高；肾脏功能不全，负担不能过大。

热能需要高于成人3～4倍，1岁以内的婴儿母乳喂养70～85kcal/（kg·d)，人工喂养75～90kcal/（kg·d)。蛋白质2～4g/（kg·d）（母乳2g/kg，牛乳3.5g/kg，大豆蛋白4g/kg)。由于肝脏不成熟，某些氨基酸（如组氨酸）不能合成，胱氨酸、酪氨酸合成低下；另外，由于支链氨基酸不增加肝脏负担；精氨酸有促进生长的作用，防止高氨血症，提高免疫功能；牛磺酸参与胆汁酸的代谢，且是神经系统及视网膜发育不可缺少的成分。所以，氨基酸品种需要多，必需氨基酸的需要量明显高于成人。脂肪提供的热能占总热能的35%～50%，必需脂肪酸不低于1%～3%。婴儿（尤其是早产儿）不能从亚油酸、亚麻酸合成花生四烯酸和二十二碳六烯酸，而这些成分也是神经细胞膜和视网膜发育不可缺少的，

所以，必须由食物中补充。碳水化合物一般不少于5g/kg。其他营养素需要量参见第一章节内容。

（二）婴儿期的喂养特点

1. 乳类是婴儿最好的食物　一岁以内的小儿，乳类是他们的主食。乳类包括母乳、牛乳、羊乳和婴儿配方乳。母乳是婴儿首选的最佳食品，现公认4～6个月内婴儿应采用纯母乳喂养。

（1）母乳喂养

1）人乳的优点：人乳的优越性是其他任何乳类所不能比拟的，其所含的营养素一般都能满足婴儿的需求，对婴儿的生长发育最有利。各期人乳所含营养成分见表13－2。人乳中乳清蛋白比酪蛋白多，且以人乳清蛋白为主，在胃中形成的凝块小，易消化，不易引起过敏。人乳所含的氨基酸比值恰当。牛磺酸含量是牛乳的10倍，它具有促进大脑发育的作用。此外，还含有乳铁蛋白、分泌型IgA（SIgA）、溶菌酶等抗感染的蛋白质。人乳含不饱和必需脂肪酸较多，还含卵磷脂和鞘磷脂，对婴儿中枢神经系统发育极为重要。乳糖含量高，且以乙型乳糖为主，有助于类脂物的完全氧化及肝糖原的贮存，可促进乳酸杆菌生长，使pH值降低，有助于钙的吸收和抑制大肠杆菌生长，人乳乳糖较葡萄糖更易合成脑苷脂类，有利于大脑发育。人乳中矿物质的总量比牛乳低，对于肾功能尚未发育完善的初生婴儿是有利的。钙磷比值适宜（2∶1），有利于钙的吸收。铁的吸收率高达38%～50%。初乳含微量元素锌和铜较高，但人乳中维生素D和维生素K的含量较少，故应及时补充。另外，人乳中含有大量免疫物质，能增进婴儿的抗感染能力。人乳含有IgA、IgG、IgM及IgE等免疫球蛋白，尤以初乳中SIgA量最多，它具有抗肠道微生物的作用以及抗呼吸道病毒的作用。人乳含有各类免疫细胞，其中大多数为巨噬细胞，约占90%；其余是中性粒细胞、T和B淋巴细胞、浆细胞。母乳喂哺不易污染，温度适宜，方便经济，不易引起婴儿过敏；可增进母婴感情，使婴儿获得满足感及安全感，也有利于教养，促进婴儿的心理发育。大量的研究资料证明母乳喂养的婴儿患病率、死亡率低于非母乳喂养的婴儿。

表13－2　各期人乳的成分（g/L）

	初乳	过渡期乳	成熟期乳	晚乳
蛋白质	22.5	15.6	11.5	10.7
脂肪	28.5	43.7	32.6	31.6
糖	75.9	77.4	75.0	74.7
矿物质	3.08	2.41	2.06	1.98
钙	0.33	0.29	0.35	0.28
磷	0.18	0.18	0.15	0.13
钠	0.34	0.19	0.11	0.10
钾	0.78	0.59	0.45	0.48
锰	0.06	0.03	0.05	0.04
氯	0.7	0.58	0.35	0.44

母乳喂养对早产儿来说更重要，早产儿母乳中的成分与足月母乳又有不同，其营养价值和生物学功能更适合早产儿的需求（表13－3）。如蛋白质含量高，利于早产儿的快速生长；乳清蛋白与酪蛋白的比例为70∶30，脂肪和乳糖含量偏低，易于吸收；钠盐较高，利于补充早产儿钠的丢失；长链多不饱和脂肪酸，如二十二碳六烯酸（DHA）、花生四烯酸（AA）和牛磺酸，是足月成熟乳含量的1.5～2倍，对促进早产儿中枢神经系统和视网膜的发育有着积极的意义。早产儿母乳还可为早产儿提供最理想的免疫防御并对免疫功能的发育起调节作用。但由于极低出生体重儿的特点，纯母乳喂养不能满足其对蛋白质及多种营养素的需求，单纯喂养时生长速度较慢；母乳内钙磷含量较低，这些矿物质的不足会刺激骨的重吸收以保证血清钙浓度的正常，具有造成早产儿骨发育不良和代谢性骨病的危险。目前，国际上推荐母乳喂养的低出生体重早产儿添加含蛋白质、矿物质和维生素的母乳强化剂（HMF）以确保满足预期的营养和生长需求。但在国内这一产品尚未问世，需从发达国家进口获得，故还未普及。

表 13 - 3　早产母乳与足月母乳的主要成分（U/L）

成分	早产儿过渡母乳（产后 6 ~ 10d）	早产儿成熟母乳（产后 22 ~ 30d）	足月成熟母乳（产后≥30d）
蛋白质（g）	19 ±0.5	15 ±1	12 ±1.5
脂肪（g）	34 ±6	36 ±7	34 ±4
碳水化合物（g）	63 ±5	67 ±4	67 ±5
能量（kcal）	660 ±60	690 ±50	640 ±80
钙（mmol）	8.0 ±1.8	7.2 ±1.3	6.5 ±1.5
磷（mmol）	4.9 ±14	3.0 ±0.8	4.8 ±0.8
锌（μmol）	58 ±13	33 ±14	15 ~46
钠（mmol）	11.6 ±6.0	8.8 ±2.0	9.0 ±4.1
氯（mmol）	21.3 ±3.5	14.8 ±2.11	2.8 ±1.5

2）哺乳技术：正常新生儿生后 0.5 ~1 小时可开始哺乳。最初按婴儿需要不定时喂，1 个月后约每 3 小时 1 次，夜间停 6 小时；3 个月后约每 4 小时 1 次，夜间停 7 小时；5 个月后每 4 ~5 小时 1 次，夜间停 8 小时。两侧乳房喂哺先后应相互交替，利于乳汁充分吸空，保持下次乳汁的分泌。授乳时间每侧 10 分钟左右，共 20 分钟左右即可。

正确的哺乳姿势首先要在母亲体位舒适的前提下，确保婴儿口腔与母亲乳头的正确含接。正确的乳头含接姿应该让婴儿含入乳晕的大部分，将乳晕下的乳房组织（包括储存乳汁的乳窦部位）也含入口内，此时婴儿的舌头向前伸出盖住牙龈，两侧向上卷曲裹住乳窦部位，这样婴儿吸吮的是母亲部分乳房而不是乳头（图 13 - 1A），如果婴儿吸吮乳头而没有含住乳晕，此时婴儿的舌头挤压不到储存乳汁的乳窦部位，吸不到乳汁，常常表现为哭闹，实际上是乳头含接不良（图 13 - 1B）。从外观上判断正确的含接姿势：婴儿的下颌接触乳房，口张大，下唇外翻，婴儿口上方露出的乳晕比口下方多（图 13 - 1C）。含接不良的姿势：下颌不接触乳房，口张得不大而向前噘，下唇不向外翻，口上下方露出的乳晕一样多（图 13 - 1D）。

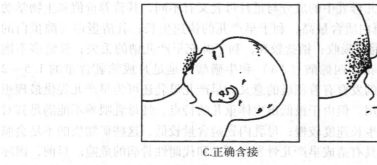

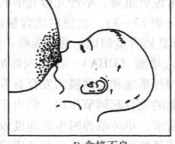

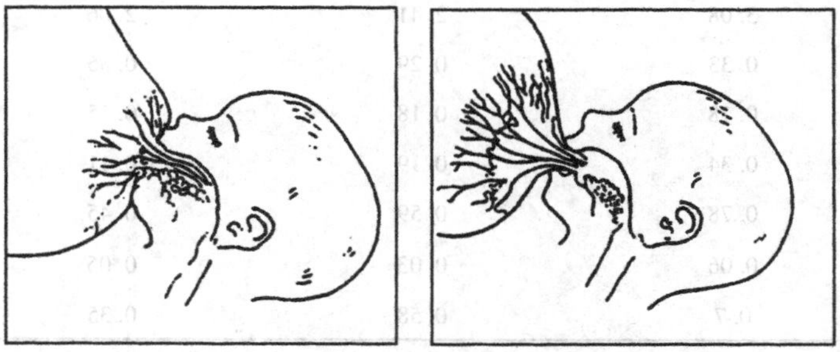

A.正确含接　　B.含接不良

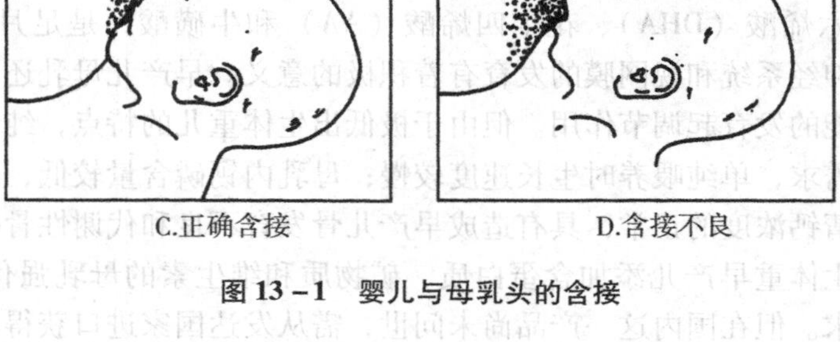

C.正确含接　　D.含接不良

图 13 - 1　婴儿与母乳头的含接

哺乳期母亲应少吃刺激性食物，不饮酒、不抽烟，忌服或慎服能从乳汁排出的药物，如红霉素、氯霉素、链霉素、溴化物、碘化物、水杨酸盐、抗甲状腺药、抗凝血药、阿托品等，以免婴儿发生药物中毒或不良反应。

3）哺乳禁忌证：有活动性结核、急性传染病、艾滋病、严重心肾疾病、恶性肿瘤及精神病者以及接受放射性核素治疗或服用前述药物的母亲，不宜给婴儿哺乳。急性呼吸道感染时，乳母宜戴口罩。一侧患乳腺炎，应暂停患侧直接哺乳，但仍应按时挤出或吸出乳汁，以免病愈后无奶。

4）断乳：通常婴儿在10～12个月可以完全断奶，这是因为随着婴儿成长，营养素需要的总量也相应增加，而母奶量及其营养成分已不能满足婴儿生长发育的需要。断奶是一个逐渐进行的过程，随着辅食的添加，原则是先从减少1次哺乳开始，以辅食替代该顿喂奶，以后逐渐减少喂奶次数，同时增加辅食的添加次数，逐渐以半流质或半固体食物来替代奶类。由于乳牙的萌出数增加和消化功能的进一步成熟，此时已完全能适应较多品种的半固体食物及某些固体食物。

由于夏季时婴儿特别容易发生消化不良和腹泻，因而，如断奶时间正好遇到夏季，建议推迟至秋季再断奶。另外，在婴儿患病期间，最好不要断奶，待疾病康复后再采取逐渐断奶的措施。

（2）人工喂养：由于各种原因母亲不能亲自哺喂婴儿时，可选择各种适合其婴儿的配方奶粉或动物乳（如牛、羊、马乳）之类。婴儿配方奶粉在制造时参照母乳的营养成分，在普通奶粉中增加、减少或置换某些营养素的含量，使其更适合婴儿的生理功能和营养需要特点，这种经过改良后的奶粉比普通奶粉和鲜奶更符合婴儿生长的需要，但与母乳相比还是逊色得多。总而言之，人工喂养不如母乳喂养质优、经济、方便，又易污染。足月婴儿可选择普通婴儿奶粉，而对于早产儿来说，由于其生长要求更高，消化道功能不成熟，需要更多易消化吸收的营养素，故需要喂养早产儿配方奶。早产儿配方奶的特点是：①蛋白质含量高，2.7～3.0g/100kcal，这种蛋白/能量比值（P ： E）有利于早产儿的体重增长和体质结构接近于其宫内生长发育的情况。乳清蛋白与酪蛋白比例为60 ： 40或70 ： 30。②足量、易吸收的脂肪酸提供，有助于满足生长所需的高热量，同时辅助其他重要营养成分（如钙、脂溶性维生素）的吸收。中链脂肪酸（MCT）占40%，易于消化吸收。必需脂肪酸（包括亚油酸和亚麻酸）的含量和比例适宜，并强化了长链多不饱和脂肪酸，使其达到母乳含量，利于早产儿神经系统的发育。③包括40%～50%乳糖和50%～60%右旋糖酐－70组成的碳水化合物混合体，供给所需要热量，而不增加渗透压。④强化了多种维生素和钙、磷、铁、钠、铜、硒等矿物质，以满足其快速生长和骨骼矿化的需要。另外，为了保证低出生体重早产儿在出院后的营养需求，自20世纪90年代国外开始研制了早产儿出院后配方奶。这种配方奶中各种营养素和能量介于早产儿配方奶和标准婴儿配方奶之间，以帮助早产儿实现追赶性生长，适用于人工喂养的早产/低出生体重儿或作为母乳的补充（表13－4）。

表13－4 不同配方奶的主要成分（单位/100mL）

营养成分	婴儿配方奶	早产儿配方奶	早产儿出院后配方奶
能量（kcal）	67～68	80～81	72～74
蛋白质（g）	1.45～1.69	2.20～2.40	1.85～1.90
蛋白/能量比（g/100kcal）	2.2	2.5	2.8
脂肪（g）	3.5～3.6	4.1～4.3	3.4～4.1
碳水化合物（g）	7.3～7.6	8.6～9.0	7.7～8.0
钙（mg）	51～53	134～146	77～90
磷（mg）	28～36	67～73	46～49
铁（mg）	1.0～1.2	1.2～1.4	1.3～1.4
钠（mmol）	0.71～1.17	1.3～1.5	1.0～1.1
钾（mmol）	1.74～1.89	2.1～2.7	1.9～2.2

续表

营养成分	婴儿配方奶	早产儿配方奶	早产儿出院后配方奶
氯（mmol）	1.13～1.44	1.9～2.0	1.5～1.7
维生素 A（U）	200～204	250～1 000	330～340
维生素 D（U）	40～41	70～192	52～59
维生素 E（U）	1.35～1.36	3.2～5.0	2.6～3.0
维生素 K（μg）	5.4～5.5	6.5～9.7	5.9～8.0

（3）混合喂养：由于母乳量不足，需加喂配方奶或其他乳品者称混合喂养。6个月以内的婴儿混合喂养时，母乳喂哺次数一般不变，可先哺母乳，将乳房吸空，再补授人工乳品，这样可维持母乳一定的分泌量。

2. 及时添加辅食　无论是接受母乳喂养，还是人工喂养的婴儿，从第4～6个月起就需要及时添加辅食。此时，母乳分泌量往往也相对不足，随着婴儿月龄的增长，单纯乳类喂养已不能满足婴儿的生长需求；而且，小儿体内的储备铁已消耗完，而乳类中所含维生素及铁的量均不能满足生长发育的需要，如不及时补充，易患缺铁性贫血，还会造成以后喂养的困难。添加辅食的顺序见表13－5。添加辅食的量宜由少到多，由细到粗，由稀到稠，次数逐渐增加，待适应数天后再换或增加新品种。正常适时的辅食添加能为断乳做好准备。通常断乳时间在1岁左右，夏季或小儿患病期间暂缓断乳。断乳前应添加辅食，逐渐减少哺乳次数，以致最后断乳。建议断乳后每天仍应摄入250～500mL配方奶或牛奶为宜。

表13－5　添加辅食顺序

月龄	添加的辅食	主要供给的营养素和功能训练
4～6	米糊、乳儿糕、婴儿营养米粉、烂粥等	能量（训练用匙喂养时的吞咽能力）
	蛋黄、嫩豆腐、	蛋白质、铁、钙和各种维生素
	菜泥、水果泥	各种维生素、矿物质和纤维素
7～9	粥、烂面、面包、烤馒头片、饼干	能量（开始训练咀嚼功能）
	鱼、全蛋、肝泥、肉末、豆制品	蛋白质、铁、锌等矿物质和维生素
	菜泥、水果泥	各种维生素、矿物质和纤维素
10～12	厚粥、软饭、挂面、馒头、面包	
	能量	
	鱼、全蛋、碎肉、碎肝、豆制品、油	蛋白质、铁、锌等矿物质和维生素
	碎菜、水果	各种维生素、矿物质和纤维素

二、幼儿期（1～3岁）的膳食特点

（一）幼儿期的营养需要

此期生长速度较1岁以前有所缓慢，但仍是脑和机体各个器官、系统生长发育较为迅速的时期。在生后第2年内体重增加2.5～3kg，身高增加10～12cm，以后体重每年递增2kg，身高每年递增5～7cm。婴儿期丰满的皮下脂肪开始逐渐减少，肌肉开始逐渐发达起来，20个乳牙约在2.5岁出齐，咀嚼和消化能力明显加强。

此期的营养需求仍明显高于成人，每天需要能量1 100～1 200kcal，蛋白质所供能量占总膳食供能的12%～15%，我国营养学会推荐幼儿的每天蛋白质参考摄入量为35～40g，其中1/2应提供动物蛋白，另1/2为植物蛋白，但也应强调足够的豆类蛋白。脂肪和碳水化合物供给分别占总膳食能量30%～35%和50%～60%。此阶段幼儿的钙元素供给量为600mg，钙磷比例在（1.2～2）：1为宜。

1～3 岁幼儿的铁和锌的膳食供给量分别应达到 12mg 和 9mg。

（二）幼儿期的膳食特点

幼儿的咀嚼和消化功能较婴儿期成熟，但乳牙尚未出全，还在陆续萌出，胃肠消化吸收功能仍不完善，而其饮食正从乳类为主过渡到以谷类为主食，再配加鱼、肉、蔬菜等混合饮食。为保证小儿能获得充足的营养，安排膳食应遵循以下原则：①供给营养丰富的食物、充足的热能和优质蛋白质以保证生长发育的需要。以食物为主，适量奶类。1～2 岁小儿每天供给 500mL 配方奶或牛奶，2～3 岁可减至 300～400mL。②食物种类应多样化，烹调方法适合幼儿的特点。从半流质到软饭，食物应以细、软、烂为主。③由于幼儿期的胃容量和消化酶的分泌有限，但需要量相对较大，因而，进食次数要多于成人，每天5 次，即 3 餐加上午、下午点心各 1 次。以后逐渐减为 3 餐加午点。每晚可适当补充配方奶或牛奶。④培养良好的饮食习惯能使小儿保持正常的食欲，特别要注意避免小儿养成挑食、偏食和多吃零食的不良饮食习惯，防止营养素不均衡而造成单个营养素缺乏性疾病的发生。饮食中需注意选择含丰富的铁、钙、维生素（A、B、C、D 和叶酸）等的食物，必要时可添加这一类的补充制剂。

随着小儿乳牙的逐渐长出和消化能力的增强，可适当调整烹饪方式，并在蔬菜的选择上放宽范围，这对增进幼儿的咀嚼能力、锻炼胃肠道功能、获得全面而均衡的营养非常有益。但需要注意饮食安全，当咀嚼能力还未完善时，要禁止给予整粒葡萄、圣女果、果冻、花生、各种豆类、话梅和含有鱼刺、碎骨的食物，避免不慎进入气管引起窒息以及刺伤咽部和食管。另外，幼儿期易患龋齿，这虽然与牙齿的本身健康有关，但与牙齿的保健意识和方法也有很大关系。甜又黏的食物对牙齿构成的威胁最大。

幼儿期是生活习惯的形成时期，已养成的习惯一般不易改变，所以，培养小儿良好的饮食习惯是非常重要的，对其一生的健康都会产生有益的影响。要使小儿养成良好的饮食习惯，必须要求家长遵循以下要点，否则将事倍功半：家庭成员的观点要统一；丰富孩子的生活内容，不让各种零食充满儿童的生活空间；营造温馨的就餐环境；父母要做到言传身教，起到榜样作用；宽严结合，循序渐进。

三、学前期（4～6 岁）的膳食特点

（一）学前期的营养需要

学龄前期相当于目前的“幼儿园”阶段，该期体重增加减慢（平均每年体重增加 2kg），身高平均每年增加 5～7cm，头围增长减慢（平均每年增加 <1cm），四肢增长较躯干迅速，自主活动能力明显加强，同时智力发育也非常迅速，模仿能力很强，对周围的生活环境产生好奇性，对事物有一定的认识力和想象力，个性逐渐形成，是培养良好生活习惯和品德的最佳时期。5～6 岁时已开始长出第一恒磨牙（又称六龄齿），咀嚼能力进一步增强，消化吸收能力基本接近成人。膳食基本可与成人相同。每天需能量1 400～1 700kcal，蛋白质 45～55g，占总热能的 12%～15%，脂肪供给量应占总热能的 25%～30%，必须脂肪酸占总热能 1%～2%。碳水化合物品种要多样化，并作为能量的主要来源。此期小儿骨骼肌发育迅速，即将进入换牙阶段，同时也是视力和智力发育的关键时期，除了注意全面营养摄入外，应特别重视蛋白质、卵磷脂、脑磷脂和铁、钙和维生素 A、维生素 D、维生素 B_2 等的缺乏。

（二）学前期的膳食特点

这时期的膳食要求与成人基本相同，仅正餐中的粮食摄入量较成人为少。各种食物都可选用，但仍需继续保证足够的优质蛋白质（如蛋、乳和肉类等动物性食物）的供给。饮食安排仍应注意膳食平衡，花色品种多样化，荤素菜搭配，粗细粮交替，软硬适宜，不宜多食刺激性食物。膳食制作宜采用蒸、煮、氽、炖和卤的烹饪方式，保证食物的新鲜，尽量防止在膳食制备过程中损失过多的营养素。培养和巩固良好的饮食习惯，避免养成吃零食、挑食、偏食或暴饮暴食、饥饱不均等坏习惯。餐次以一天 4～5 餐为宜，3 次正餐，2 次加餐（其中 1 次为牛奶）。三餐占全天的热能比值分别为早餐 30%、午餐 35%、晚餐 25%、加餐点心 10% 左右。每天膳食中的食物分配如下：主食（谷麦薯类）每天 150～200g，荤食（畜、禽和鱼类）100～125g，鸡蛋 1 个，乳类 250～400mL，蔬菜 150～200g，豆制品 50g，水果 1～2 个。

四、学龄期（7～12 岁）的膳食特点

（一）学龄期的营养需要

此期通常为小学生阶段。这一阶段的小儿体格生长速度较前趋于减慢。活泼好动，活动范围增大，大脑思维能力明显增强，智力发育迅速，是学习知识和培养生活自理能力的良好阶段。此期的身高开始受父母身高的遗传影响，个体之间的差距拉大，女孩进入青春期比男孩早，所以体格发育较男孩为快。目前，小学生的学习生活较繁忙紧张，智力发育大大加快，同时体力活动也增多，虽然对营养素的需要量较婴儿期相对减少，但仍较成人为多，每天需要能量 1 700～2 400kcal，蛋白质 60～75g，占总热能的 12%～14%，脂肪占总能量的 25%～30%，各年龄段详见表 13－6。此期仍要注意其他各种重要营养素的平衡摄入。

表 13－6　我国小儿各年龄膳食能量和蛋白质推荐摄入量（RNIs）及脂肪供能比

年龄（岁）	能量（MJ/d）		能量（kcal/d）		蛋白质		脂肪占能量百分比（%）
	男	女	男	女	男	女	
1～	4.60	4.40	1 100	1 050	35	35	35～40
2～	5.02	4.81	1 200	1 150	40	40	30～35
3～	5.64	5.43	1 350	1 300	45	45	30～35
4～	6.06	5.83	1 450	1 400	50	50	30～35
5～	6.70	6.27	1 600	1 500	55	55	30～35
6～	7.10	6.67	1 700	1 600	55	55	30～35
7～	7.53	7.10	1 800	1 700	60	60	25～30
8～	7.94	7.53	1 900	1 800	65	65	25～30
9～	8.36	7.94	2 000	1 900	65	65	25～30
10～	8.80	8.36	2 100	2 000	70	65	25～30
11～	10.04	9.20	2 400	2 200	75	75	25～30
14～18	12.00	9.62	29.00	2 400	85	80	25～30

注：摘自《中国居民膳食营养素参考摄入量 Chinese DRIs》。

另外，要保证充足的睡眠，合理安排静坐学习和体育锻炼的交替，避免学习负担过重、活动机会减少而影响健康。

（二）学龄期的膳食特点

此期间的儿童活动量明显增大，能量消耗多，因此需注意足够的能量和蛋白质的供给，以满足新陈代谢的需要。仍需强调膳食的平衡供给，以保证生长中的机体健康。这时的儿童胃容量进一步增大，混合性食物在胃内 4 小时排空，因而可定时、定量进餐，每天可安排早、午、晚三次主餐和上午课间增加一次点心加餐。此期的儿童易缺乏的营养素为钙、铁、锌、维生素 A 和维生素 B_2 等，而且正值乳牙更换期，充足供给钙质可保证恒牙的正常生长。

学龄期的儿童开始进入有规律的作息生活，故不仅应注意膳食营养平衡，还应使膳食制度适合体力发展的需要。首先要合理分配热能：早餐必须摄入足够的能量，才能胜任上午主课集中的特点，三餐能量分配早餐占总能量的 30%，午餐占 35%～40%，晚餐占 30%～35%。但大部分学生由于早晨时间紧张，常常不能保证吃到足量的早餐，因此，最好学校给予一次课间加餐。其次要做到合理的膳食结构：每餐最好都有荤素搭配，注意膳食多样化，既要美味可口，又要营养丰富。另外，注意保证富含钙、铁、锌、维生素 A、维生素 B_2 和维生素 C 的食物的足量摄入，强调必须每天摄入 200～400mL 的鲜奶和一定量的绿叶或黄红色蔬菜，以保证各种维生素和矿物质的供给，同时注意烹饪方式，尽量使营养素不被破坏太多。继续鼓励养成良好的饮食习惯，纠正偏食和挑食行为，培养细嚼慢咽和饥饱适度的好习惯。

五、青少年期（13～18岁）的膳食特点

（一）青少年期的营养需要

开始进入青春发育期，此期的生长速率仅次于婴儿期，是人类整个生长发育期的第二个飞跃，也是儿童最后的发育高峰期。此期生长发育特点：①男孩骨骼肌肉系统增长大于女孩，女孩的脂肪组织多于男孩；②女性的第二性征出现常早于男孩；③同性别的不同个体的生长发育速率各不相同；④此期的大脑思维能力非常活跃，从家庭走向学校和社会，适应能力和独立意识增强。因此，青少年期各种营养素（蛋白质、热能、维生素、无机盐和微量元素）的供给量必须与青春发育过程的变化相适应。

由于个体的差异、男孩和女孩的不同，甚至同一个人的不同发育阶段、生长发育速度和持续时间以及能量消耗情况都存在很大的差异，热能的供给需根据实际情况适当调整。既要保证他们充足的热能，又要科学安排膳食，避免盲目节食或进食无节制，造成热能不足或热能过剩而影响健康。

（二）青少年期的膳食特点

青春期是第二次生长高峰，除了要供给充足的蛋白质、能量和各种营养素以外，特别要注意某些成分（如钙、铁和锌等）的特殊补充。此期身高的增长主要是长骨的生长，骨骼的生长要有充足的钙质，每天需从膳食中摄取钙元素1 000mg才能满足机体的需要。钙的最好食物来源是奶及其制品、虾皮、豆及豆制品等，必要时口服补充钙剂。青春期女性开始月经来潮，铁的丢失明显增多，在膳食中要注意补充富含血红蛋白的食物，如红色瘦肉、动物肝脏和动物血等，同时还要指导多食含维生素C丰富的新鲜水果和蔬菜以增进铁的吸收利用。青春期微量元素锌的每天推荐摄入量男孩为15～19mg，女孩为11.5～15mg，故要保证富含锌的食物（如海产品、瘦肉和坚果等）的摄入。另外，由于目前许多处于青春发育期的青少年（尤其是男孩）食欲很好，长期过多食用高热能的食品而发生肥胖，从而增加了成人期患心血管和代谢性疾病的隐患。因而，要想给身体打下良好的基础，就应重视青春期的合理营养。

（程海霞）

第三节　儿童营养状况的评价

临床上对小儿进行营养状况评估的主要目的在于及时发现小儿生长发育上的异常、指导合理营养支持等。通过营养状况评价可以发现儿童是否存在营养缺乏或过剩，尤其是原发性的缺乏；也可明确儿童是否存在由于疾病而继发营养不良的可能，同时尚能了解疾病与营养之间的内在联系，为用营养支持方法治疗或辅助治疗疾病提供科学依据。对小儿（尤其婴幼儿）更为重要，因为相对储备少，易发生营养不良，且营养不良所致的危害也大，甚至为不可逆的，如影响脑的发育而造成永久性的智力发育落后等。常用的评价方法有膳食和疾病史的调查、体格测量和实验室检查。

一、膳食和疾病史的调查

膳食和疾病情况调查的意义在于通过详细了解被调查小儿在日常饮食中食物种类和数量的摄入情况以及最近饮食营养情况的变化，是否发生了与营养摄入、吸收和需要量改变的疾病和症状，如呕吐、腹泻、发烧、出血等情况，分析其营养素的供给质量和数量，为及时诊断营养性疾病、制定解决这些问题的方案提供重要信息。

（一）膳食调查

膳食调查是营养调查的一个基本组成部分。通过膳食摄入量和种类的详细调查和分析，对照推荐每天膳食中营养素的参考摄入量（DRIs）进行比较，来评定该调查者的营养需要是否得到满足或满足的程度。通常，膳食调查的方法有称重法、查账法、回顾询问法或饮食记录法。实施时可根据调查的目的和实际条件选择单一或混合的方法。每次调查时间一般不应少于3天，周末可有可无，但不包括节假

日。由于食物供应有季节上的差异，故需了解全年膳食营养情况时，最好在每个季度进行1次调查，如条件有限，至少分别在夏秋和冬春进行2次调查。

1. 称重法　是一种比较精确的膳食调查法。具体方法是：将被调查对象（集体伙食单位或个人）的每天每餐每种菜肴的实际消耗量，通过各种食物的生重、熟重和剩余量的精确称重计算出营养素的摄入量，调查的时间可以是3天、5天或7天。在调查期间，被调查对象在食堂或家庭以外增加的零食或点心等均要详细记录和计算。此膳食调查方法较为准确，可了解到每天饮食的变动情况和各餐次的食物分配情况。但此法费时费力，不适合进行大规模的群体调查。

2. 查账法　本法简单易行，可用于食堂或营养室账目清楚的机构。查阅某一时期内各种食物的消费总量及同时期的进餐人数，根据进餐人数的年龄、性别和活动强度综合计算出每人每天各种营养素的摄入量。时间通常为一个学期或一整年。但由于一些非可食部分及未摄入的剩余量均未除去，故此方法不够精确，只能作为机构就餐人员的一般营养状况的调查。为使查账法的数据尽可能达到准确，故对餐饮公司或食堂的账目要求做到：①每种食物的消耗量需分门别类逐天逐餐登记，写明具体食物名称和生重；②每餐用餐人数应按年龄、性别分类登记；③自制食品（如豆浆、糕点等）应分别记录其原材料品种和消耗量以及食用数量；④如食品为市售成品（如饼干等），可按《食物成分表》来计算。

3. 回顾询问法或饮食记录法　本法方法简单、使用方便，但结果出入量较大，不够准确，故应努力使所收集的资料和数据尽量准确完整，通常用于称重和查账两种方法不能进行时，作为对一般营养概况的估计，由于操作性强，故常被采用。通过询问被调查者每天所摄食物的种类和数量，还可了解其饮食习惯，以及有忌食、偏食和挑食等情况。该法适用于散居儿童的膳食调查，营养门诊或咨询时也通常采纳此法。有24小时、3天或1周的膳食摄入量的回顾性询问或饮食记录方法进行摄入营养素的计算。另外，因小儿的生长发育受到长期饮食习惯的影响，可通过询问既往食物摄入种类、频数和估量来获得被调查对象的膳食构成和模式，即称为食物频数法。通常同时回顾调查前24小时的膳食情况，以了解和评估既往食物构成。

4. 化学分析法　收集被调查者的一天全部熟食备份，通过实验室的化学分析法，测定其中的各种营养素的含量和能量的方法。此种方法结果精确，但因操作步骤复杂，需要有一定的实验设备，除非特殊情况需要验证或比较，通常不采纳此法。

（二）疾病询问

了解是否存在引起能量消耗、丢失过多或摄入不足的疾病。①能量消耗增加：如甲状腺功能亢进、肿瘤、发热、心动过速、呼吸急促、呼吸窘迫、支气管肺发育不良、先天性心脏病、败血症、外科手术等；②损失增加：如慢性腹泻、反复呕吐或通过胃肠减压、各种引流管、瘘的丢失等；③禁食或饮食不足：包括持续时间、营养支持的方式、剂量以及肠道耐受性等。

二、体格测量

体格测量因方法简便、无创而成为获取客观数据的最有效方法，体格生长参数是评价小儿营养状况的重要指标，它能快速评估人体生长以及短期、长期营养状况。精确测量获取真实的生长数据是正确评价的基本要素。体格测量指标包括体重、身高、头围、肱三头肌皮褶厚度和上臂中围等。

（一）测量指标和方法

1. 体重　体重是评定营养状况的一项重要的、可靠的依据。体重是最容易测量获得的，应该在每次体检中进行。在评估营养状况的变化中，2次随访之间体重增长是很重要的。体重测量可用婴儿秤、杠杆秤、电子秤等。无论使用哪种秤，在使用前需要调至零点，每周校正。体重测量时尽量穿很少的衣服，脱去外衣和鞋子，婴儿除去尿布。婴儿称重应精确至0.01kg，儿童至0.1kg。

2. 身长或身高　常规3岁以下用婴儿量床测量卧位身长，3岁以上用身高计测量立位身高，测量读数精确到0.1cm。但需注意，如果2~3岁测量身高，在与生长标准图表比对时，需要加上0.7cm进行调整。如果3岁后仍不能很好地独立站立，也可测量身长，但需要将测量值减去0.7cm。身长和身高的测量必须采用标准化的测量工具及测量方法。

3. 头围　头围表示头颅的大小和脑的发育程度。由于头围在出生后头3年反映快速的脑发育，应常规测量头围至3岁。要用带有厘米和毫米刻度的、不易热胀冷缩的软尺测量头围。小于2岁的婴儿要抱坐在母亲膝部，较大的儿童可独自站或坐着。测量读数精确到0.1cm。

4. 肱三头肌皮褶厚度及上臂围　皮褶厚度是测定身体皮下脂肪的指标，可用于衡量儿童营养状况及肥胖程度。单独使用，在评价消瘦程度上价值有限，因为无法考虑肌肉块的变化。测量工具为皮褶计，以压力10g/cm^{2}时为标准，肱三头肌皮褶厚度测定部位选择在肩胛骨喙突和尺骨鹰嘴突之间的中点处，上肢自然放松下垂，左右臂均可。检测者用拇指和示指捏起皮肤和皮下组织，使皮肤皱褶方向与上肢长轴相平行，用皮褶计分别测量3次，取平均值后对照正常小儿的参考值进行评价。

上臂围的测量可同时反映肌肉和脂肪的含量，5岁以下小儿的上臂围比较恒定，故常用此方法粗略了解该年龄段小儿的营养状况。具体测量方法：被测者左上肢放松下垂，测处系肩峰与尺骨鹰嘴连线中点，周径与肱骨成直角。注意测量时只需软尺紧贴皮肤即可，勿压迫皮下组织。

5. 其他指标　如坐高、上臂长及小腿长等，用于身体比例的评估，有助于某些内分泌疾病、遗传代谢性疾病、骨骼发育异常等疾病的识别及鉴别诊断。

（二）评价标准和方法

1. 评价标准和方法的选择　临床上对个体儿童的生长与营养评价，建议选择我国根据2005年九省市儿童体格发育调查数据制定的中国儿童生长标准。对于群体儿童的营养评价，尤其5岁以下儿童，为了进行国际比较，也可采用WHO标准。学龄儿童（尤其青春期少年）用国际生长标准评价的结果，解释时需谨慎。

通常采用百分位数法和标准差单位（Z－score）两种方法。由于百分位数法简单、易于理解和解释，在临床工作中对个体儿童的生长评价建议采用百分位数法，但对群体营养评价应选择标准差单位法。通常，百分位数法将$P_3 \sim P_{97}$视为正常范围，标准差单位法以中位数±2个标准差（SD）为正常范围。

2. 评价指标及标准

（1）年龄别体重（weight－for－age）：年龄别体重反映与实际年龄相关的体块重量，它受儿童身高和体重的双重影响，与近、远期的营养状况均相关，是评价儿童营养与健康状况的常规指标。年龄别体重低时（<－2SD或P_3）可能涉及能量和营养素供给不足、器官功能紊乱或慢性疾病导致的营养摄入障碍或吸收异常。年龄别体重高时（>＋2SD）提示可能超重肥胖，但很少用于营养评价（尤其是群体评价）中，因为"身高的体重"指标比其更有价值。

（2）年龄别身高（height－for－age）：身高是反映人体骨骼生长的重要指标，常用来表示全身线性生长的水平和速度。如果身高增长缓慢或停滞则反映有较长时间的营养供应不足或疾病等阻碍生长发育的危险因素存在。年龄别身高低时（<－2SD或P_3）提示身材矮小，可能是正常变异，也可能是由病理因素造成的"生长迟缓"，后者反映了长期、累积的健康状况不佳和（或）营养不足使生长潜力受到损害。年龄别身高高时（>＋2SD）提示身材高大，在临床上对某些内分泌疾病的诊断（如分泌生长激素的肿瘤）可能有意义，但公共卫生的意义不大。

（3）年龄别头围（head circumference－for－age）：头围主要用于筛查婴幼儿潜在脑发育或神经功能异常的常用指标。在婴幼儿期定期测量头围，可以及时发现头围过大或过小的异常现象，以便进一步的医学检查，以明确病因、及早干预治疗。除婴儿外，头围很少单独用于营养评价。

（4）身高别体重（height－for－weight）：身高别体重提供的是体重相对于目前身高的营养状况，其优点是不依赖于年龄。该指标是判断儿童营养不良和超重、肥胖最常用的指标之一。如果仅仅是单次测量，身高别体重比年龄别体重更有意义。它可以区分是否消瘦、生长迟缓或两者均有。对学龄前儿童筛查健康状况用身高别体重标准化生长曲线十分有用，当<－2SD或P3时，提示营养低下即"消瘦"，可能是急性饥饿或严重疾病导致近期严重的体重丢失，也可能是长期摄入不足或慢性疾病造成的。>＋2SD

或 P_{97} 则提示可能营养过剩即超重、肥胖。

（5）体重指数（BMI）：是另一种利用身高、体重评价营养的方法，其实际含义是单位面积中所含的体重数。由于BMI与身体脂肪存在高度的相关性，对青春期超重、肥胖的判断优于身高别体重，而且是儿童期、青春期及成年期均可使用的营养监测指标。因此，近年来，在年长儿童及青少年超重和肥胖的筛查与监测中被愈来愈广泛地应用。由于儿童的BMI随年龄而变化，因此判定儿童超重、肥胖其BMI应分别大于相应年龄标准值的 P_{85} 和 P_{95}（表13－7）。

表13－7　年龄别体重、年龄别身高和身高别体重评价指标的营养不良分级标准（中位数百分比）*

分级	年龄别体重	年龄别身高	身高别体重
正常	90～110	>95	>90
轻度营养不良	75～89	90～94	80～90
中度营养不良	60～74	85～89	70～79
重度营养不良	<60	<85	<70

注：* Nutritional evaluation and treatment. Pediatric nutrition handbook. 6th ed. American Academy of Pediatrics，USA，2009：615－622。

三、实验室检查

通过实验室检查来进行营养评价的内容包括血浆（清）蛋白质水平测定、免疫功能测定和其他各种营养素的特殊检查等。

（一）蛋白质营养状况测定

血浆（清）蛋白测定是临床医疗中评价蛋白质营养状况的常用生化指标。大多数血浆蛋白由肝脏合成，其对蛋白质营养状况变化的灵敏度受其代谢周期、代谢库的大小影响。凡半衰期短、代谢库小者，则比较灵敏。以往常用总蛋白和清蛋白指标，但由于总蛋白本身代谢库大，而且受球蛋白变化的影响，其灵敏度不够，故目前已不列为评价蛋白营养状况的主要指标了。近年来，随着放射免疫、免疫酶标和免疫比浊等技术的开展，已较普遍采用运铁蛋白、前清蛋白与视黄醇结合蛋白作为评价指标，由于这些蛋白的半衰期明显短于清蛋白，故其灵敏度也明显高于清蛋白。各蛋白的具体标准和意义介绍如下：①清蛋白是目前评价蛋白营养状况的常用生化指标，正常参考值为35～50g/L。持续低清蛋白血症是判断营养不良最可靠指标之一。其半衰期为18～20天，当短期蛋白质摄入不足时，机体可通过分解肌肉释放氨基酸，提供合成蛋白质的基质，同时伴有循环外清蛋白向循环内转移，使血浆内清蛋白维持在一定水平，因此，不能发现边缘性蛋白营养不良。②转铁蛋白：正常参考值为2～4g/L。半衰期为8～9天，作为营养不良指标比清蛋白敏感，但铁缺乏（如缺铁性贫血）时，转铁蛋白会代偿性增加，故不宜在不同铁营养状况的人群间进行比较。③前清蛋白：正常参考值为200～500mg/L。半衰期仅为2～3天，其作为营养不良指标比转铁蛋白更敏感，但它受创伤、感染等影响，在疾病稳定期或长期营养支持时，它是一个较理想的动态观察指标。④视黄醇结合蛋白：其半衰期短至12小时，故对蛋白质的营养评价敏感性更高，正常参考值为40～70μg/L。因会受机体维生素A营养状况的影响，故在临床应用时需加考虑。

除了血浆蛋白外，还有氮平衡、血清游离氨基酸浓度、尿3－甲基组氨酸、尿羟脯氨酸、肌酐身高指数和血红蛋白等指标也可用于蛋白质营养状况的评价。

（二）免疫功能测定

现代营养学研究证明，营养状况与免疫功能的关系十分密切，大多数营养素缺乏对免疫功能有着不可忽视的影响。免疫功能评价可分为特异性和非特异性免疫功能指标，两者又可进一步分为体液免疫和细胞免疫两大类。常用的特异性细胞免疫功能指标有胸腺重量、组织结构与细胞数，外周血T淋巴细胞计数及其转化反应试验和相关的细胞因子等；特异性体液免疫功能指标可以选用外周血B淋巴细胞计数及其转化反应试验、溶血空斑试验和免疫球蛋白水平等。常用的非特异性细胞免疫功能指标有吞噬试验和廓清试验；非特异性体液免疫功能指标可以选用补体、溶菌酶含量等。

当长期蛋白质－能量营养不良时，可表现为血清免疫球蛋白，如 IgA、IgG、IgM 等的下降。若外周血总淋巴细胞计数（total lymphocyte count，TLC：TLC = 淋巴细胞% × 白细胞计数/L）在（1.2～1.5）$\times 10^9$/L 时为轻度营养不良，TLC 在（0.8～1.2）$\times 10^9$/L 时为中度营养不良，TLC $< 0.8 \times 10^9$/L 时则考虑重度营养不良。迟发性皮肤过敏试验也是一种常用的细胞免疫功能测定方法，常用的致敏剂有链激酶－链球菌 DNA 酶，流行性腮腺炎病毒和白假丝酵母，经皮内注射后 24～48 小时测量皮肤红肿硬结大小，若直径小于 5mm 时，提示至少有中度营养不良。

（三）其他营养素的相关生化测定

1. 血浆脂肪酸测定　严重的营养不良常伴有必需脂肪酸缺乏。目前，临床常用的指标有血清总胆固醇、血清总三酯甘油、游离脂肪酸、不同密度的脂蛋白胆固醇和磷脂等的测定，有助于了解机体对各种脂类的代谢和利用情况。

2. 微量元素和维生素测量　目前，临床常用的微量元素指标有锌、铜、铁、硒等的测定，通常采用原子吸收法；常用的维生素指标有维生素 B_{12} 叶酸、维生素 D_3、维生素 A、维生素 E 和 β－胡萝卜素等的测定，可采用比色法、荧光法、分光光度法或高效液相色谱法等测定。

（程海霞）

第四节　蛋白质－能量营养不良

蛋白质－能量营养不良（protein－energy malnutrition）简称营养不良，是指由于各种原因引起蛋白质和（或）热能摄入不足或消耗增多引起的营养缺乏病，多见于 3 岁以下的婴幼儿。根据发病年龄，可分为胎儿期营养不良、新生儿营养不良、婴儿营养不良及 3 岁以上小儿营养不良。根据临床表现，可分为热能营养不良（营养不良性消瘦或消瘦型营养不良）、蛋白质营养不良（营养不良性水肿或水肿型营养不良）和混合型营养不良（消瘦－水肿型营养不良）。根据病因可分为原发性营养不良与继发性营养不良。我国以热能营养不良多见，混合型营养不良次之，蛋白质营养不良罕见。近年来抽样调查，5 岁以下儿童营养不良患病率有下降趋势，重度营养不良已很少见，主要为轻、中度营养不良。

一、病因

根据引起蛋白质和能量缺乏的发病原因分为原发性和继发性两种。

（一）原发性蛋白质－能量营养不良

原发性蛋白质－能量营养不良是因食物中蛋白质和（或）能量的摄入量不能满足身体的生理需要而发生的。其主要原因为饮食不当和摄入不足，如婴儿期母乳不足，而未及时和正确地采用混合喂养；如奶粉配制过于稀释；未按时和适当添加辅食；骤然断奶，婴儿不能适应或拒绝新的食品。较大小儿常见饮食习惯不良，偏食或素食，多食糖果，厌食奶类、肉类、蛋类，长期食用淀粉样食品（如奶糕、粥），饮食中长期食物成分搭配不当，热能不够或蛋白质太少。以上原因均可造成摄入不够致热能－蛋白质不足。

（二）继发性蛋白质－能量营养不良

继发性蛋白质－能量营养不良多与疾病有关。主要由于食欲减低、吸收不良、分解代谢亢进、消耗增加、合成代谢障碍所致。多见于消化道感染（如迁延性腹泻、慢性痢疾、严重寄生虫感染等）、肠吸收不良综合征、消化道先天性畸形（如唇裂、腭裂、先天性肥厚性幽门狭窄等）、慢性消耗性疾病（如结核、肝炎、长期发热、恶性肿瘤等）等。

二、病理生理

由于热能和蛋白质供应不足，机体首先动用贮存的糖原，继而动用脂肪，出现脂肪减少。最后致使蛋白质氧化供能，使机体蛋白质消耗，形成负氮平衡。随着全身脂肪大量消耗和血浆蛋白低下，全身总液体量相对增多，使细胞外液呈低渗性。如有呕吐、腹泻，易出现低渗性脱水和酸中毒，出现低钠、低钾、低镁及低钙血症。重度营养不良对消化系统、心肾功能以及中枢神经系统均有影响。

（一）消化系统

胃肠黏膜变薄甚至萎缩，上皮细胞变形，小肠绒毛失去正常形态。胃酸减低，双糖酶减少。胰腺缩小，胰腺的分泌酶活性降低。肠蠕动减慢，消化吸收功能下降，菌群失调，易引起腹泻。

（二）心脏功能

严重病例引起心排血量减少，心率减慢，循环时间延长，外周血流量减少，心电图常常无特异性改变，X 线示心脏缩小。

（三）肾功能

严重者肾小管细胞浑浊肿胀，脂肪浸润。肾小球滤过率和肾血流量减少，浓缩功能降低，尿比重下降。

（四）中枢神经系统

营养不良对大脑和智力发育有很大影响。营养不良如发生在脑发育的高峰期，将影响脑的体积和化学组成，使脑的重量减轻、磷脂减少。表现为想象力、知觉、语言和动作能力落后于正常儿，智商低下。

三、临床表现

临床上根据体重，皮下脂肪减少的程度和全身症状的轻重将婴幼儿营养不良分为轻度、中度和重度。重度营养不良在临床上又分为消瘦型（marasmus）、水肿型（kwashiorkor）及消瘦－水肿型（marasmus－kwashiorkor）。

Marasmus 是以消瘦为主要特征。儿童体重明显下降，骨瘦如柴，生长发育迟缓，皮下脂肪减少，皮肤干燥松弛，多皱纹，失去弹性和光泽，头发稀松，失去固有光泽，面若猴腮，体弱无力，缓脉，低血压，低体温，易哭闹。

Kwashiorkor 是以周身水肿为主要特征。轻者见于下肢、足背，重者见于腰背部，外生殖器及面部也见水肿。儿童身高可正常，体内脂肪未见减少，肌肉松弛，似满月脸，眼睑水肿，可出现易剥落的漆皮状皮肤病，指甲脆弱有横沟，表情淡漠，易激惹和任性，常发生脂肪肝。

四、诊断

（一）病史要点

1. 现病史　对于母乳喂养的婴儿，要看是否有母乳不足并未及时添加其他乳品，或婴儿仅吃母乳而拒吃其他乳品与辅食，或突然断奶后拒吃其他乳品与辅食。对于人工喂养的婴儿，要看有无长期以淀粉类食品（粥、米粉、奶糕、麦乳精）为主食，或奶粉配制过稀。对于幼儿及年长儿，要看有无长期食欲不振、偏食、挑食、吃零食多或早餐过于简单，或有无精神性厌食、再发性呕吐的表现。

2. 过去史　有无慢性腹泻、反复呕吐、长期发热史，是否曾患麻疹、伤寒、肝炎、结核病、肠道寄生虫病、糖尿病、甲状腺功能亢进、恶性肿瘤等。对于婴儿，要看是否有患宫内感染。

3. 个人史　对于婴儿，是否是双胎或多胎之一，或早产儿。

4. 家族史　有无肝炎、结核病、血吸虫病等慢性传染病病史。

（二）查体要点

（1）准确测量体重与腹壁皮褶厚度，测量身高。注意有无脉搏细弱、体温低、心音低钝、肌张力低下、皮肤干燥、弹性差及毛发干枯。注意有无水肿，精神反应如何。5 岁以上小儿测量血压，可测定基础代谢率，可见基础代谢率降低。

（2）注意有无唇裂、腭裂，有无肝炎、结核病、血吸虫病、甲状腺功能亢进、恶性肿瘤等病的体征。

（三）辅助检查

1. 常规检查　可有血红蛋白、红细胞减少。人血白蛋白、前白蛋白、转铁蛋白、必需氨基酸、淀粉酶、脂肪酶、转氨酶、碱性磷酸酶、三酰甘油、胆固醇、血糖降低。

2. 其他检查　维生素A结合蛋白、甲状腺结合前白蛋白、胰岛素样生长因子、尿羟脯氨酸降低。

（四）鉴别诊断

1. 糖尿病　糖尿病有消瘦的表现，但还有多食、多饮、多尿的表现，血糖升高。

2. 其他慢性消耗性疾病　如肝炎、结核病、肠道寄生虫病、甲状腺功能亢进、恶性肿瘤等均可伴有营养不良，为继发性营养不良，有原发病的表现。

五、治疗

1. 一般治疗

（1）去除病因、治疗原发病：及早纠正先天畸形，控制感染性疾病，根治各种消耗性疾病等。

（2）合理喂养、加强护理：大力提倡母乳喂养，及时添加辅食，保证优质蛋白质的摄入量。合理安排生活制度，保证充足的睡眠时间，培养良好的饮食和卫生习惯。改进喂养方法，增进食欲，防治并发症。

（3）调整饮食、补充营养

1）轻度营养不良：热量从每日502kJ（120kcal）/kg、蛋白质从每日3g/kg开始，逐渐增至每日热量628kJ（150kcal）/kg、蛋白质3.5～4.5g/kg。体重接近正常后，再恢复至热量460～502kJ（100～120kcal）/kg、蛋白质3.5g/kg，同时补充多种维生素。

2）中度和重度营养不良：热量从每日167～251kJ（40～60kcal）/kg、蛋白质从每日2g/kg、脂肪从每日1g/kg开始，逐渐增至热量502～628kJ（120～150kcal）/kg、蛋白质3.5g/kg、脂肪3.5g/kg，体重接近正常后，再恢复到正常生理需要量。同时还要补充各种维生素、微量元素等。热量、蛋白质、脂肪调整速度按具体情况而定，不宜过快，以免引起消化不良。

2. 基本药物治疗

（1）给予各种消化酶（胃蛋白酶、胰酶等）以助消化。

（2）口服各种维生素及微量元素，必要时肌内注射或静脉滴注补充。

（3）血锌降低者口服1%硫酸锌糖浆，从每日0.5mL/kg开始逐渐增至每日2mL/kg，补充锌剂可促进食欲、改善代谢。

（4）必要时可肌内注射蛋白质同化类固醇制剂，如苯丙酸诺龙，每次10～25mg，每周1～2次，连续2～3周，以促进机体对蛋白质的合成、增进食欲。

（5）对进食极少或拒绝进食者，可应用普通胰岛素2～3U/次，肌内注射，每日1次，在肌内注射前须先服20～30g葡萄糖或静脉注射25%葡萄糖溶液40～60mL，以防发生低血糖，每1～2周为一疗程，有促进食欲作用。

3. 其他治疗

（1）针灸、推拿、捏脊等疗法可起一定促进食欲作用。健脾补气等中药可以帮助消化，促进吸收。

（2）病情严重者，可给予要素饮食或进行胃肠道外全营养。酌情选用葡萄糖、氨基酸、脂肪乳剂、白蛋白静脉滴注。

（3）进行对症治疗：脱水、酸中毒、电解质紊乱、休克、肾衰竭和自发性低血糖常为患儿致死原因，如出现应予紧急抢救，并处理随之出现的并发症，如维生素A缺乏所引起的眼部损害和感染等。贫血严重者可少量多次输血，或输注血浆；有低蛋白血症者可静脉输注清蛋白；不能进食者应静脉滴注高价营养液。

六、预防

近年来，反复呼吸道感染所致的慢性消耗、食欲缺乏已成为婴幼儿营养不良的重要原因。反复呼吸道感染有多种原因，如免疫功能缺陷、锌缺乏、维生素 A 缺乏、腺样体肥大、先天性心脏病、佝偻病、缺铁性贫血、支气管异物、鼻后滴流综合征、胃食管反流、慢性铅中毒等，应注意寻找原因并积极治疗。

（程海霞）

参考文献

[1] 李秋．儿科临床手册．北京：人民卫生出版社，2014.

[2] 苏林雁．儿童神经医学．长沙：湖南科技出版社，2014.

[3] 江载芳．实用小儿呼吸病学．北京：人民卫生出版社，2010：23－57.

[4] 毛萌．中国儿童保健专科：特色与发展．中华儿科杂志，2015（12）：881－883.

[5] 中华医学会儿科学分会．儿科呼吸系统疾病诊疗规范．北京：人民卫生出版社，2015.

[6] 罗小平，刘铜林．儿科疾病诊疗指南．第3版．北京：科学出版社，2017.

[7] 童梅玲．儿童视力筛查．临床儿科杂志，2016，34（2）：159－160.

[8] 吴洁．0～6岁儿童健康检查服务与管理．江苏卫生事业管理，2015，26（1）：153－154.

[9] 秦珊珊．不同年龄期内儿童心理健康保健重点分析．当代医学，2014，20（24）：159－159.

[10] 许峰．实用儿科危重病抢救常规和流程手册．北京：人民卫生出版社，2016.

[11] 申昆玲．儿科临床操作技能．北京：人民卫生出版社，2016.

[12] 赵祥文．儿科急诊医学．第4版．北京：人民卫生出版社，2015.

[13] 邵肖梅，叶鸿瑁，丘小汕．实用新生儿学．第4版．北京：人民卫生出版社，2011：901－905.

[14] 洪庆成，王薇．实用儿科新诊疗．上海：上海交通大学出版社，2011.

[15] 中华医学会儿科学分会．儿科心血管系统疾病诊疗规范．北京：人民卫生出版社，2015.

[16] 廖清奎．儿科症状鉴别诊断学．第3版．北京：人民卫生出版社，2016.

[17] 王卫平．儿科学．北京：人民卫生出版社，2013.

[18] 丁媛慧，孙中厚．维生素A缺乏与儿童感染性疾病．中国儿童保健杂志，2016，24（1）：48－50.

[19] 杜文冉，王平，崔立华，等．儿童佝偻病与微量元素的关系．中国妇幼保健，2012，27（2）：231－233.

[20] 吴希如，林庆．小儿神经系统疾病基础与临床．第2版．北京：人民卫生出版社，2009：651－711.

[21] 陈辛峦．儿童生长发育过程中的营养与膳食．养生保健指南：医药研究，2015（18）：136－136.

[22] 张彬彬．儿童保健对婴儿生长发育影响的研究．中国医药指南，2016，14（4）：123－123.

[23] 季冬．健康教育在儿童保健门诊的应用．生物技术世界，2015（7）：55.